新编消化系统疾病治疗精要

孙文慧 编著

上海交通大学 出版社
SHANGHAI JIAO TONG UNIVERSITY PRESS

内容提要

本书首先简要介绍了消化系统疾病的常见症状，然后从疾病的病因、发病机制、临床表现、辅助检查、诊断要点、治疗的基本原则、各种治疗方案的实施等方面详细讲解了食管疾病、胃十二指肠疾病、小肠与大肠疾病、肝胆疾病、胰腺疾病。本书可作为临床医师了解消化系统疾病相关知识的有益读物。

图书在版编目（CIP）数据

新编消化系统疾病治疗精要 / 孙文慧编著. --上海：上海交通大学出版社，2023.10
ISBN 978-7-313-29010-6

Ⅰ.①新… Ⅱ.①孙… Ⅲ.①消化系统疾病－治疗 Ⅳ.①R570.5

中国国家版本馆CIP数据核字（2023）第120597号

新编消化系统疾病治疗精要
XINBIAN XIAOHUAXITONG JIBING ZHILIAO JINGYAO

编　　著：孙文慧

出版发行：上海交通大学出版社　　　　地　　址：上海市番禺路951号
邮政编码：200030　　　　　　　　　电　　话：021-64071208
印　　制：广东虎彩云印刷有限公司
开　　本：889mm×1194mm 1/32　　　经　　销：全国新华书店
字　　数：215千字　　　　　　　　　印　　张：8
版　　次：2023年10月第1版　　　　　插　　页：2
书　　号：ISBN 978-7-313-29010-6　　印　　次：2023年10月第1次印刷
定　　价：198.00元

编者简介

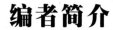

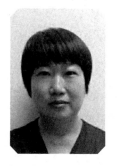

女，毕业于潍坊医学院临床医学专业，现就职于淄博市淄川区中医院，担任科室主任，现任淄博市中西医结合学会消化内镜专业委员会第一届委员会常务委员，淄博市医学会消化病学专业委员会青年学组委员，淄博市医学会消化道早癌诊断与治疗学组委员等职务。擅长消化内科疾病，消化内镜、内镜下诊断及治疗（尤其是对消化道早癌的诊疗有深入的研究）。曾获"优秀医师""先进工作者""三八红旗手"等荣誉称号。发表论文6篇，获国家专利2项。

前　言
FOREWORD

　　消化系统是人体八大系统之一,其基本功能是负责食物的消化和吸收,提供机体所需的物质和能量,所以,身体的健康与否与自身的消化系统功能是否健全有直接的关系。消化系统疾病(食管、胃、肠、肝、胆、胰等脏器的功能性及器质性疾病)是临床常见病、多发病,且种类繁多。消化系统疾病与遗传、环境、生活方式、社会-心理等多种因素有关,严重威胁人类的健康,影响人们的生活质量。近年来,我国消化系统疾病的发病率有明显的上升趋势,在此背景下,广大消化内科医师只有不断学习消化内科的相关知识,才能在临床工作中更好地了解消化内科疾病,提高临床诊治水平,拓展临床诊治思路,积累临床诊治经验。为此,编者结合自身多年临床经验编写了《新编消化系统疾病治疗精要》一书。

　　本书广泛参考消化系统疾病临床诊治指南,以消化内科临床需要为内容取舍标准,对消化系统疾病的主要知识进行了较为全面和深入的阐述。首先简要介绍了消化系统疾病的常见症状,然后从疾病的病因、发病机制、临床表现、辅助检查、诊断要点、治疗的基本原则、各种治疗方案的实施等方面详细讲解了食管疾病、胃十二指肠疾病、小肠与大肠疾病、肝胆疾病、胰腺疾病。本书内容翔实、通俗易懂，突出了消化系统疾病临床实践中的重点知识，能够最大限度地帮助临床医师提高对疾病的正确认识，以便更好地对患者进行检查和治疗，促进其康复。本书可作为临床医师了解消化系统疾病相关知识的有益读物。

由于患者病情复杂，且存在个体差异，临床医师应根据具体情况，对本书提供的资料酌情参考并作出自己独立的判断。另外，鉴于编者的经验、水平有限，书中难免存在不足之处，恳请读者在阅读过程中提出宝贵意见。

孙文慧

淄博市淄川区中医院

2023 年 2 月

目 录
CONTENTS

第一章

消化系统疾病的常见症状

第一节 咽下困难

咽下困难是指食物由口腔进入胃贲门受到阻碍的一种症状,表现为胸骨后疼痛、梗噎感、食物停滞或通过缓慢等。咽下困难可由中枢神经系统疾病、食管炎症或肿瘤所致梗阻,亦可由吞咽肌肉的运动障碍引起。假性咽下困难并无食管梗阻的基础,而多为一种咽颈部堵塞感,进食时有的反而减轻,应予以区别。

一、病因及分类

(一)机械性咽下困难

1.腔内因素

食团过大或食管异物。

2.管腔狭窄

(1)炎症:咽炎、扁桃体炎、口咽部损伤及食管炎。

(2)食管良性狭窄:良性肿瘤如平滑肌瘤、脂肪瘤、血管瘤、息肉;食管炎症如反流性食管炎、放射性食管炎、腐蚀性食管炎、结核、霉菌感染等。

(3)恶性肿瘤:食管、贲门癌、肉瘤、淋巴瘤等。

(4)食管蹼:缺铁性咽下困难(Plummer-Vinson 综合征)。

(5)黏膜环:食管下端黏膜环。

3.外压性狭窄

(1)咽后壁包块或脓肿。

(2)甲状腺极度肿大。

(3)纵隔占位病变:如纵隔肿瘤、脓肿、左房长大、主动脉瘤等。

(4)食管裂孔疝。

(二)运动性咽下困难

1.吞咽启动困难

吞咽、口咽肌麻痹,口腔咽部炎症、脓肿;唾液缺乏,如干燥综合征。

2.咽、食管横纹肌功能障碍

运动神经元疾病、重症肌无力、肉毒毒素中毒、有机磷中毒、多发性肌炎、皮肌炎、甲状腺毒性腺瘤等。

3.食管平滑肌功能障碍

进行性系统性硬化、糖尿病或酒精中毒性肌病、食管贲门失弛缓症、食管痉挛等。

二、诊断方法

(一)病史

详细询问咽下困难的起病、病程及进展、梗阻的部位、对不同食物(固体、液体)和温度的反应,以及伴随的症状,如疼痛、反食,有利于区分病变的性质和部位,确定咽下困难的类型。口咽性咽下困难主要由吞咽中枢至控制口咽部横纹肌的运动神经节病变引起,如脑血管病变、帕金森病、脑干肿瘤、脊髓前角灰质炎等引起;食管性咽下困难则主要由肿瘤、狭窄或痉挛等引起。食管癌的咽下困难病程较短,进行性经过,从干食发噎到半流质、流质亦难以下咽;食管良性肿瘤引起的咽下困难症状较轻,或仅为一种阻挡感;反流性食管炎的咽下困难不重,且多伴有反食、胃灼热、胸痛等反流症状;贲门失弛缓的咽下困难病程偏长,反复发作,发病多与精神因素有关,进食时每需大量饮水以助干食下咽,后期有反食症状。

(二)体征

一般体征不明显,但口咽性吞咽障碍者可能发现局部的蓄食、

软腭或咽后壁瘫痪等;有反流物上溢者可有肺部感染的体征;严重
咽下困难患者有营养不良及失水等表现。

(三)实验室检查和特殊检查

1.X 线钡餐检查

X 线钡餐检查为最常用的重要检查方法,有助于确定机械性梗
阻狭窄或动力性咽下困难、腔内梗阻或腔外压迫。连续摄片或录像
可显示由咽部至食管下部的运动状况。

2.内镜检查

内镜检查可直接发现狭窄、肿瘤,并取活检确定黏膜或黏膜下
病变性质,对狭窄者还可进行扩张治疗,良性肿瘤亦可进行摘除。
超声内镜可以帮助确定病变范围和深度。

3.食管脱落细胞学检查

食管脱落细胞学检查对早期食管癌的诊断极有价值。

4.胸部 X 线检查及 CT 检查

胸部 X 线检查及 CT 检查可确定肺、纵隔的原发病变或并
发症。

5.食管测压或 pH 监测

食管测压或 pH 监测可确定 LES 功能及有否胃食管反流。

三、鉴别诊断

(一)食管癌

老年男性居多,咽下困难为早期症状,进行性加重,后期伴以反
食及呕吐黏液等,X 线钡餐检查可见不规则充缺、黏膜中断、管腔狭
窄或管壁僵硬,胃镜可直接观察到早期黏膜变化,活检或食管脱落
细胞学检查均有助于发现组织学依据。

(二)食管良性狭窄

常有吞服腐蚀药剂(如强酸、强碱)、长期胃内置管、食管手术等
历史,虽有咽下困难,但病程漫长,缓慢进展,反食多见,X 线钡餐可
见不同程度狭窄,管壁整齐,比较对称,近端食管扩张明显。胃镜可
以确定诊断。

(三)食管贲门失弛缓症

为食管贲门结合部肌间神经丛缺乏,致使迷走张力相对增高,LES 不能松弛,食物通过受阻。可由情绪紧张等加重。患者以年轻女性居多,咽下困难呈慢性进程,间歇发作,重者呈持续性狭窄,上段食物扩张形成巨食管,可因反流而致肺部并发症。X 线可见典型鸟喙样狭窄,胃镜可见食管上段扩张、下段狭窄,胃镜通过后应特别注意贲门下肿瘤致继发性食管贲门失弛缓症,食管测压可呈典型高压带。

(四)反流性食管炎

由于 LES 功能失常,抗反流屏障功能降低,胃内容物反流入食管引起黏膜损伤,甚至溃疡。患者表现为胃灼热、反酸、胸骨后疼痛,甚至可反食和咽下困难。后期可致出血、狭窄、Barrett 食管等并发症,后者为食管腺癌的癌前病变,应予认真治疗,密切随访。

(五)膈肌裂孔疝

由于胃底经膈肌裂孔滑入膈上,形成滑动性食管裂孔疝,促成胃食管反流发生,咽下困难不重。如为食管旁疝则咽下困难较重。患者多因腹内压升高而出现症状,如胃灼热,反食,咽下困难。X 线钡餐检查可以确诊。

(六)延髓麻痹所致运动性吞咽困难

延髓灰质炎引起延髓性麻痹,患者咽下困难常伴呛咳、构音障碍。进流质饮食或饮水时较固体食物咽下困难更重,出现呛咳,甚至自鼻孔溢出,检查时可发现舌咽部肌肉麻痹。咽异感症(或称癔球):患者常述吞咽困难,其实咽下并无困难,仅为一种咽部异物、吞咽不适、阻挡感觉,有称假性咽下困难。多由胃食管反流病引起,亦可由咽喉部炎症所致,患者以年轻女性多见,除上述症状外,常伴胃灼热、胸痞,可因情绪或刺激性食物引起,病情不重,预后良好,食管镜检查多无重要发现。

第二节 食欲缺乏

食欲是对食物的一种欲望,是由过去进食经验的条件反射所形成。良好的食欲是健康标志之一。食欲缺乏或称食欲减退,是指对食物缺乏需求欲望,缺乏进食欲望,是临床上最常见的症状之一。症状可轻可重,可以是不良情绪引起的一过性不适,也可是严重疾病的表现之一,严重的食欲缺乏称为厌食。

一、病因

(一)器质性疾病

1.胃肠疾病

急、慢性胃炎、幽门梗阻、胃大部或全切术后、急性肠炎、胃癌、阑尾炎、炎性肠病等。

2.肝胆胰疾病

急、慢性肝炎、肝癌、胆道系统炎症和结石、慢性胰腺炎、胰腺癌。

3.内分泌疾病

甲状腺功能减退症、垂体功能减退症、肾上腺皮质功能减退症。

4.感染性疾病

结核性腹膜炎、肠道寄生虫病。

5.晚期恶性肿瘤

如胃癌、肝癌、胰腺癌、膀胱癌等,也可以是某些癌肿比较早期出现的症状之一,如胃癌。

6.肾衰竭

食欲缺乏可以是其主要症状之一。

7.代谢紊乱

如严重低钠或低钾血症、氮质血症、甲状旁腺功能亢进症、高钙血症、维生素 D 摄入过多等。

8.药物不良反应

如强心苷、奎宁、氯喹、磺胺类、四环素、各种抗癌化疗药等。

9.其他

过度吸烟、慢性酒精中毒等。

(二)功能性障碍

功能性障碍主要指一些情绪因素,如忧郁、恐吓、发怒、沮丧等不良情绪,使食欲减退。神经性厌食则是精神异常所致摄入显著减少的一种病理状态。另外,一些外界因素,如食物味道很差、就餐环境恶劣等均可使食欲减退,但这不属于病理范畴。

二、诊断要点

食欲减退在临床上很常见,功能障碍和多种器质性疾病都可引起,还有许多一过性不良情绪引起者,其症状本身对诊断和鉴别诊断缺乏特征性意义,必须深入仔细询问病史、搜集其他伴随症状、全面查体,配合各种检查才能作出诊断。

(一)病史

如果就餐条件和食物调味改善食欲即恢复,多是外界因素所致。有明显心理和精神因素为诱因,食欲随情绪改善而迅速恢复,则是一过性情绪不良,也不属于疾病范畴,追踪观察即可明确此判断。但如果症状持续存在,或超过2周,则应考虑可能是某些疾病的表现。如患者有严重精神障碍或曾有要减轻体重的强烈欲望,有明显体重减轻,而又未能发现器质性疾病存在,要警惕神经性厌食的可能。

中年以上的男性患者,不明原因的顽固性厌食,要注意胃癌的可能,女性患者则更多考虑到神经性厌食。食欲缺乏缓慢发生,病程长,考虑如慢性萎缩性胃炎等,而病程短、进展迅速,则更多想到胃癌的可能。

伴随症状可提示食欲缺乏的原因。伴有呃气、上腹饱胀、上腹隐痛,多考虑上消化道疾病如胃炎、功能性消化不良等;伴明显厌油、乏力、发热、黄疸,首先考虑肝胆系统疾病;伴右上腹疼痛,可能是胆道感染;伴乏力、怕冷、性功能下降,要怀疑一些内分泌疾病,如甲状腺功能减退症、肾上腺皮质功能减退症,女性要考虑席汉综合征。因为许多药物可引起食欲缺乏,因此,必须强调深入仔细地询问患者的用药史。停药后食欲即恢复,可证明食欲减退是由药物不良反应所致。

(二)体征

出现胃型和振水声,多由幽门梗阻所致。厌食伴黄疸、肝大、肝区叩痛者,首先考虑黄疸型肝炎;有肝脾大、蜘蛛痣者,多见于慢性肝炎或肝硬化;伴周身水肿,尤颜面部为主者,多见于慢性肾功能不全;水肿以下肢明显、心脏扩大、肝大者,是充血性心力衰竭的表现。皮肤黏膜色素沉着,应注意慢性肾上腺皮质功能减退症。

(三)辅助检查

1.血常规

了解患者有无贫血及其程度,白细胞计数与分类对感染的诊断有意义。

2.粪便检查

了解有无肠道感染,粪便隐血阳性,提示消化道出血,若持续阳性,应注意胃肠道恶性肿瘤。

3.尿常规

低比重尿见于肾功能不全,尿 pH 低见于酸中毒,pH 高多见于尿路感染。

4.生化检查

AFP 有助于原发性肝癌的诊断,CEA 升高则见于多种胃肠道肿瘤。肝功能试验可协助诊断急慢性肝炎、肝硬化。

(四)器械检查

胃镜对胃炎、消化性溃疡、胃癌等具有重要诊断价值,超声波等影像学检查有助于肝硬化、肝癌、胆道和胰腺疾病的诊断。

三、鉴别诊断

(一)畏食

畏食指患者食欲正常,仅由于摄入时口咽部疼痛、咽下困难或进食后引起上腹疼痛等而不愿意进食,见于口咽炎症、溃疡、牙病、食管梗阻、急性胃炎、胃大部切除术后倾倒综合征等。耐心询问,让患者理解畏食与食欲缺乏的区别后回答提问,并仔细查体,可作出畏食的判断。

(二)急性肝炎

食欲缺乏是早期即出现的主要症状之一,可出现于黄疸发生之前,伴有明显厌油、恶心、乏力,查体有黄疸、肝区叩痛、肝大,结合实验室检查肝功能试验不难诊断。

(三)慢性肝炎和肝硬化

有慢性肝病史,除长期不同程度食欲缺乏外,常见乏力、肝区隐痛不适,查体发现皮肤晦暗,可有黄疸、蜘蛛痣、肝掌,肝脏轻度大或缩小,质地充实感,脾大,结合实验室、影像学检查有助于诊断。

(四)胃癌

中年以上,男性更常见,食欲缺乏可先于其他症状,进行性加重,逐渐伴有体重下降、上腹不适、黑便或大便隐血持续阳性,中、晚期患者查体可发现腹部包块,左锁骨上淋巴结肿大,及时胃镜检查可明确诊断。

(五)神经性厌食

神经性厌食是一种较严重的神经症,女性多见,患者多伴有严重的精神障碍,如强迫观念、抑郁、妄想等,对于肥胖和体形常过分担心,有或曾经有要减轻体重的异常欲望,其主要特征是查不出器质性疾病,但厌食严重伴体重减轻。有些患者的异常表现还有阵发性疯狂进食,偷吃食物后又诱发呕吐或欲使食物泻掉而服泻药的行为。尽管患者已营养不良,却常常表现得兴奋、警觉性强、精神状态尚好。需要注意鉴别的是,一些严重的食欲缺乏也可引起精神障碍,因此,在诊断神经性厌食前,务必仔细检查排除器质性疾病。

四、治疗

(1)治疗原发病。

(2)对一时未找到原发疾病者,密切观察随访,在未明确诊断前,不要滥用消食片、胃酶等药物。

(3)停用或调整某些药物,消除药物不良反应所致食欲缺乏。

(4)对晚期癌肿或不良情绪、忧郁等患者,精神治疗辅以助消化药物,适当体育活动,改善食品调味等对增加食欲有一定帮助。

第三节　恶心与呕吐

恶心与呕吐是临床常见症状,恶心为上腹部不适、紧迫,欲吐伴以迷走神经兴奋的一系列症状如苍白、冷汗、流涎、心动过缓等;呕吐则是胃内容物甚至部分小肠内容物经食管至口腔再排出体外的症状。恶心多为呕吐的先兆,二者均为一复杂的反射动作,且由多种原因引起。多数为消化系统疾病所致,少数由全身疾病引起,须全面、系统问诊、查体方能作出诊断。反复持续的呕吐尚可引起严重并发症,故应予重视。

一、病因及分类

由于发病机理不完全清楚,恶心呕吐尚无满意分类,一般分为反射性和中枢性两类。

(一)反射性呕吐

1.咽部受到刺激

如吸烟、剧咳、鼻咽部炎症或溢脓等。

2.胃十二指肠疾病

急慢性胃肠炎、消化性溃疡、急性胃扩张或幽门梗阻、十二指肠壅滞等。

3.肠道疾病

急性阑尾炎、各型肠梗阻、急性出血坏死性肠炎、腹型过敏性紫癜。

4.肝胆胰疾病

急性肝炎、肝硬化、肝淤血、急慢性胆囊炎或胰腺炎。

5.全身性疾病

如肾输尿管结石、急性肾盂肾炎、急性盆腔炎、异位妊娠破裂等。心肌梗死、内耳迷路病变、青光眼、屈光不正等亦可出现恶心呕吐。

(二)中枢性呕吐

(1)颅内感染、各种脑炎、脑膜炎。

(2)脑血管疾病:如脑出血、脑栓塞、脑血栓形成、高血压脑病及偏头痛等。

(3)颅脑损伤:脑挫裂伤或颅内血肿。

(4)癫痫,特别是持续状态。

(5)全身疾病,可能因尿毒症、肝性脑病、糖尿病酮症酸中毒或低血糖累及脑水肿、颅压改变等而致。

(6)药物:某些药物可因兴奋呕吐中枢而致呕吐。

二、诊断方法

(一)病史

1.呕吐的特点

先有恶心继而呕吐多为反射性呕吐,由消化系统疾病、药物、中毒等引起;恶心缺如或很轻,呕吐剧烈呈喷射状为中枢性呕吐的特征,多由于颅内高压引起,患者常有头痛、脉缓;精神性呕吐,恶心轻微,呕吐不费力。

2.呕吐的时间

晨起恶心呕吐见于早孕、尿毒症、酒精中毒及鼻窦炎;晚上呕吐则见于幽门梗阻,呈朝食暮吐特征;餐后即吐、群体发病多为食物中毒;餐后或数餐之后呕吐见于胃储留、胃轻瘫。

3.呕吐物性质

含隔顿隔夜食物者提示幽门梗阻,一般不含胆汁;含大量胆汁则梗阻平面多在十二指肠乳头以下或空肠梗阻,量大带粪臭提示低位肠梗阻或胃、小肠结肠瘘；呕吐大量酸性胃液见于活动期溃疡或卓艾综合征。呕血者见于上消化道出血病例。

4.呕吐伴随症状

伴头痛、眩晕应考虑到颅内高压、青光眼、偏头痛等，伴眩晕者应考虑迷路病变，如迷路炎或氨基糖苷类药物的毒性；伴腹痛者多为消化系疾病所致，溃疡病、胃炎、肠梗阻等于呕吐后腹痛减轻，而胆囊炎、胰腺炎呕吐后不能缓解；伴腹泻者多为急性胃肠炎或各种原因的急性中毒；伴黄疸、发热及右上腹痛者多为胆道感染所致。

5.其他病史

有神经衰弱综合征一般情况尚好者注意精神性呕吐；有腹部手术史者应考虑粘连、梗阻之可能；因其他疾病用药者（抗生素、抗肿瘤药、性激素类等）应考虑到药物的毒副作用；有其他消化道症状如厌食、厌油等应注意病毒性肝炎的黄疸前期。

（二）体征

应注意患者精神面貌、神志状态，疑有中枢性原因者应常规检查眼底有否视盘水肿，有否脑膜刺激征，另外应注意异常的呼吸气味，如肝臭、尿味、丙酮味等，注意有否充血性心力衰竭体征。腹部检查注意有否肝脾大、上腹压痛、肠型、蠕动波、振水声，以及肠鸣改变。

（三）实验室检查和特殊检查

根据上述资料的分析进行有选择性的，有的放矢的辅助检查，如对颅压升高者涉及头颅CT、血压等检查；对疑有肝炎者的肝功能检查；早孕的妊娠试验等。

呕吐物的检查应注意量、性状，有否胆汁、血液等，必要时做细菌培养、毒物分析，可能提供重要的病原学诊断依据。

三、鉴别诊断

恶心与呕吐鉴别涉及全身各系统许多疾病鉴别，根据其各自临床特点应无困难，兹不一一赘述。但临床实践中应特别注意器质性呕吐与神经性呕吐的鉴别（表1-1），前者又应注意中枢性呕吐与反射性呕吐的鉴别(表1-2)。

表1-1　器质性呕吐与神经性呕吐的鉴别

鉴别要点	器质性呕吐	神经性呕吐
基本病变	存在	缺乏
精神因素	无	常伴怠倦、失眠、神经过敏、忧郁、焦虑等症状
恶心与干呕	一般较明显	缺乏
呕吐运动	较剧烈、费力	较轻,不费力
与进食的关系	不定	餐后即吐
呕吐量	多	少
食欲	减退	正常
全身情况	差	尚好或稍差

表1-2　中枢性呕吐与反射性呕吐的鉴别

鉴别要点	中枢性呕吐	反射性呕吐
基本病变	神经系统疾病	消化系统疾病,药物毒物等
举例	颅内肿瘤	幽门梗阻
发作因素	咳嗽、弯腰等颅压升高因素	溃疡或肿瘤病变加重
恶心、干呕	不明显	明显
呕吐特点	喷射性,量不定	反射性,量偏大或储留性
伴随症状体征	头痛或眩晕、脉缓视盘水肿或神经系统异常	腹痛、腹胀胃、肠型或振水声等

四、处理原则

(一)病因治疗

初步判断神经性、器质性疾病的可能性,予以病因治疗。

(二)注意水盐平衡和营养支持

输液、输血,必要时 TPN 或胃造瘘、胃肠营养等。

(三)止吐药

1.抗胆碱能药

可阻断迷走神经冲动传入呕吐中枢,可用阿托品、普鲁本辛或莨菪碱等。

2.抗组胺类药物

可作用于迷路和化学受体促发带,或抑制 5-HT 活性,可用苯海拉明、异丙嗪或赛庚啶等。

3.吩噻嗪类药物

主要作用于呕吐中枢,可用氯丙嗪、奋乃静等药。

4.多巴胺受体阻滞剂

可使迷走神经兴奋性相对加强而促进胃排空,可用甲氧氯普胺、多潘立酮。

5.西沙必利

选择性地作用于胃肠道肌间神经促进胆碱能神经递质传递,促进胃肠蠕动,防止恶心呕吐,应用时应防心律失常。

6.高选择性 5-HT 受体拮抗剂

康泉、恩丹西酮,多用于肿瘤的化学治疗前或治疗中静脉推注或滴注,亦有片剂用于长期罹病的慢性恶心呕吐患者。

第四节 腹 痛

腹痛为最常见消化系统疾病症状之一,不仅为腹腔脏器疾病的主要表现,亦为某些腹腔外、全身性疾病常见症状;根据起病缓急、病程长短可分为急性与慢性腹痛;腹痛的机理极其复杂,可能因空腔脏器张力改变或穿孔;实质器官损伤与被膜牵张,腹膜或腹膜后组织炎症、浸润,以及胃肠道缺血等引起。尚可因腹腔外脏器的炎症牵涉到腹部或因精神神经因素诱致。因此,腹痛的诊断与鉴别涉及复杂的病理生理改变,常需依靠医师渊博的学识和丰富的临床经验。

一、病因

(一)急性腹痛

1.腹膜炎症

多由胃肠穿孔引起,少部分为自发性腹膜炎。

2.腹腔器官急性炎症

如急性胃炎、急性肠炎、急性胰腺炎、急性出血坏死性肠炎、急性胆囊炎等。

3.空腔脏器阻塞或扩张

如肠梗阻、胆道结石、胆道蛔虫症、泌尿系统结石梗阻等。

4.脏器扭转或破裂

如肠扭转、肠绞窄、肠系膜或大网膜扭转、卵巢扭转、肝破裂、脾破裂、异位妊娠破裂等。

5.腹腔内血管阻塞

如缺血性肠病、夹层腹主动脉瘤等。

6.胸腔疾病所致的腹部牵涉性痛

如肺炎、肺梗死、心绞痛、心肌梗死、急性心包炎、胸膜炎、食管裂孔疝。

7.腹壁疾病

如腹壁挫伤、脓肿及腹壁带状疱疹。

8.全身性疾病所致的腹痛

如腹型过敏性紫癜、腹型风湿热、尿毒症、铅中毒、血卟啉病等。

(二)慢性腹痛

1.腹腔内脏器的慢性炎症

如反流性食管炎、慢性胃炎、慢性胆囊炎及胆道感染、慢性胰腺炎、结核性腹膜炎、慢性溃疡性结肠炎、克罗恩病等。

2.空腔脏器的张力变化

如胃肠痉挛或胃肠、胆道运动障碍等。

3.溃疡

如胃、十二指肠溃疡。

4.腹腔内脏器的扭转或梗阻

如慢性胃、肠扭转。

5.脏器包膜的牵张

实质性器官因病变肿胀,导致包膜张力增加而发生的腹痛,如肝淤血、肝炎、肝脓肿、肝癌等。

6.中毒与代谢障碍

如铅中毒、尿毒症。

7.肿瘤压迫及浸润

以恶性肿瘤居多,可能与肿瘤不断长大,压迫、浸润与累及感觉神经有关。

8.胃肠神经功能紊乱

如胃肠神经症。

二、诊断方法

(一)病史

1.一般资料

年龄不同引起腹痛的原因亦不同,如幼年期以肠蛔虫、肠套叠、疝嵌顿等肠道病变为主;青年期以溃疡病、胆道蛔虫、阑尾炎多见;中老年则以胆囊炎、胰腺炎、恶性肿瘤及血管病变居多。女性尚应注意盆腔器官的炎症与肿瘤。

2.腹痛的特点

应通过问诊归纳出腹痛的病因与诱因,腹痛的性质和程度,腹痛的定位与放射部位,腹痛的病程与时间,特别是与进食、排便等的关系;同时注意腹痛伴随的症状,如发热、呕吐、腹泻等。

(二)体征

1.全身检查

体温、脉搏、呼吸、血压等可以反映病情严重度,神态、体位、面色、表情、出汗等更有助于病变性质、程度的判断。卧位屈膝、不愿移动多为腹膜炎;双手捧腹、辗转不安多为腹绞痛,黄染、紫癜、淋巴结肿大、直肠指检等对诊断均有重要价值。

2.腹部检查

腹部视听叩触是诊断的重要方法,应注意观察腹部外形及腹式呼吸;听诊肠鸣至少1分钟,注意异常血管杂音;叩诊应了解移动性浊音和局限性叩浊,肝浊音是否消失;触诊应注意压痛、肌张力、反跳痛,并可了解受损的脏器部位及腹膜激惹状态,确定有否包块、腹水、直肠和腹股沟的检查,必须强调防止病变遗漏。

(三)实验室检查和特殊检查

腹痛涉及的病因复杂,诊断性检查应根据病史、查体等临床资料综合分析之后进行部署。

1.三大常规

白细胞计数和分类在急性腹痛时多有升高,明显的中性粒细胞计数升高提示细菌感染或化脓性病变。嗜酸性粒细胞升高提示寄生虫感染或变态反应性炎症。尿常规检查对泌尿道病变最有价值,尿糖及淀粉酶检查对原发疾病诊断意义重大。大便隐血检查对消化道出血疾病亦十分重要,镜检发现阿米巴、寄生虫卵对腹痛鉴别诊断亦有价值。

2.影像学检查

X线检查,立位腹部照片可显示游离气体,确定胃肠穿孔;肠腔积气提示肠梗阻,胰腺区或腹腔内钙化影对诊断慢性胰腺炎或腹腔结核有利,而腹脂线消失应考虑腹膜炎;X线钡餐及灌肠可检出消化道病变;B超图像对肝、脾、肾脏及胰腺病变的诊断可提供重要线索;胃肠内镜检查常对胃肠病变有确诊价值。

3.其他

血生化检查如血卟啉加尿卟啉检查对血卟啉病有确诊意义,各种肿瘤标记物中以AFP诊断肝癌意义最大,CA19-9对胰腺癌次之,CA125对腺瘤及卵巢癌亦属重要,其他如CEA亦有参考意义。腹腔穿刺液检查对腹痛、腹水常有确诊意义,诸如结核性腹膜炎、腹膜癌肿,以及内出血等;B超介导下的各种穿刺亦可用于肝、胰等器官疾病的诊断。

三、鉴别诊断

(一)急性腹痛

一般需要及时、正确的诊断，以确定内科或外科治疗的方向。

1.内脏急性炎症或肿胀

起病不一定急剧，但进展较迅速，腹痛部位与炎症部位相当，多为钝痛、胀痛伴以器官受累的相应体征。有感染的全身症状和血象升高等，常见疾病有急性阑尾炎、急性胆囊炎、胆石症、胆道蛔虫，以及急性胰腺炎、肠道憩室炎（如 Mechel 憩室炎）、急性盆腔炎等。

2.内脏急性穿孔或破裂

典型者起病急骤，进展迅猛，多迅速累及全腹形成全腹膜炎。腹痛多剧烈而持续，呈剧烈刀割样疼痛，常伴全身中毒症状及休克、腹膜激惹征、腹腔积气及移动性浊音。X 线可及时发现空腔脏器穿孔所致膈下游离气体，常见疾病有胃十二指肠溃疡穿孔、伤寒或 Mechel 憩室或肠淋巴瘤穿孔、肝癌破裂、脾破裂、宫外孕破裂及卵泡破裂等。

3.空腔脏器急性梗阻或扭转

起病急骤，阵发性绞痛，伴以恶心、呕吐、腹胀，腹部压痛明显，可触及包块或肠型，持续而严重者可能有腹膜激惹征与休克。主要有肠梗阻、肠扭转、套叠、输尿管结石及卵巢囊肿扭转等。

4.急性缺血

多为腹中部内脏性疼痛，持续发展可致躯体性疼痛，腹痛部位变得与器官病变相当。伴恶心、呕吐甚至便血，可有腹膜激惹及肠麻痹，主要有肠系膜动脉栓塞和肠系膜血栓形成。

(二)慢性腹痛

鉴别诊断极为复杂，应特别注意腹腔外全身性病变引起的腹痛，应特别注意器官性与功能性疾病的鉴别。

1.慢性炎症或溃疡

起病缓慢，反复发作，程度一般不重。空腔脏器病变多为阵发性、节律性的规律，而实质脏器则为持续性隐痛或钝痛。常见疾病有胃十二指肠溃疡、炎症,肠结核、肠憩室炎、克罗恩病、溃疡性结肠炎,应特别注意宫内膜异位、盆腔炎、肠系膜淋巴结炎等。

2.肿瘤性病变

肿瘤持续生长可致空腔脏器梗阻、实质脏器包膜伸张,以及神经受压症状,伴以相应功能障碍。常见肿瘤如胃癌、结肠癌、肝癌、胆道肿瘤及胰腺癌,多有明显消瘦、食欲缺乏,腹痛多为持续性,后期可触及包块。

3.慢性缺血性病变

可因动脉硬化导致胃肠道供血不足,形成肠绞痛或缺血性肠病,典型者老年男性多,呈阵发绞痛,餐后加重,症状显而体征少,可伴有腹泻、便血等症状,硝酸甘油类药物可使缓解。

4.胃肠功能紊乱

多由胃肠动力障碍引起,亦可由精神紧张、抑郁诱发,一般腹痛缺乏规律性及典型性,无症状期与有症状期不确切,病程长而一般情况尚好,有的有特殊食物不耐受或诱发因素。胃、肠镜、B超与X线对比检查等为阴性。常见者有非溃疡性消化不良、肠易激综合征、肝脾曲综合征及内脏抑郁症。

5.全身性疾病

糖尿病酮症酸中毒及尿毒症,腹痛可累及全腹甚至肌紧张类似急腹症;腹型紫癜(Henoch 紫癜)可以反复腹痛为主要表现,患者多为儿童、青年,腹痛伴恶心、呕吐及腹泻、便血;腹型荨麻疹亦可以腹痛为主要表现,患者多可询得特殊过敏史,有的有皮肤荨麻疹伴随;血卟啉病多系先天性尿卟啉原Ⅰ合成酶缺陷所致卟啉代谢紊乱,致使血红蛋白在代谢过程中卟啉前体或卟啉产生过多,在体内积聚而引起全身各器官的症状,除皮肤黏膜出疹、发炎外,可有反复发作的腹痛部位不定,持续时间长短不一。某些药物和饮酒可诱发和加重,伴以恶心、呕吐,体检腹软,压痛部位不定。尿色带红色,曝晒后更明显,检查可发现血、尿卟啉增多可确诊;带状疱疹为病毒感染性疾病,多表现为肋间皮肤偏身的带状疱疹,由胸壁延及背部及腹部,多呈灼痛伴以感觉过敏,有时疱疹晚发最易误诊。

四、处理原则

（1）病因治疗：及时确定内、外科治疗的限度，初步判断功能性、器质性疾病的可能性，予以病因治疗。

（2）诊断不清勿用镇痛药，禁用吗啡、哌替啶等麻醉剂，并密切观察，根据轻重缓急予以相应处理，切忌大而化之，听之任之，或因患者呻吟而徒生厌烦情绪。

（3）有全身中毒表现、休克伴腹膜激惹征者，肠梗阻及内出血者应及时纠正休克及水、电解质紊乱，并紧急外科会诊。

（4）估计为空腔脏器病变引致腹痛者，可用抗胆碱能药物，如阿托品肌内注射。

（5）诊断不清的腹痛缓解者，应提出适合患者的随访方案，如定期门诊、随时急诊、复诊及进一步检查措施。

第五节 腹 胀

腹胀是一种腹部胀满、膨隆的不适感觉，可由胃肠道积气、积液、腹水、实质性占位病变等引起，以胃肠道积气引起者为最多，当胃肠道产生的气体超过其吸收与排出的总量时，患者即有腹胀感，诊断时应注意排除器质性疾病。

一、病因

（一）胃肠疾病

急慢性胃炎、功能性消化不良、胃扩张、幽门梗阻、胃溃疡、胃癌；急、慢性肠炎、部分性或完全性肠梗阻（机械性、麻痹性）、肠系膜上动脉压迫综合征、吸收不良综合征、习惯性便秘、巨结肠、肠寄生虫病等。

（二）肝胆胰疾病

急慢性肝炎、肝硬化、原发性肝癌；胆囊炎、胆石症；急慢性胰腺炎、胰腺癌等。

（三）腹膜疾病

急慢性腹膜炎、腹膜原发或继发肿瘤，各种原因的腹水等。

（四）心血管疾病

充血性心力衰竭、心绞痛、心律失常、肠系膜血管栓塞或血栓形成等。

（五）急慢性感染性疾病

败血症或各型毒血症、伤寒、中毒性肺炎等。

（六）电解质紊乱

如低盐综合征、低钾等。

（七）其他

腹部外科手术后的粘连、糖尿病、硬皮病、甲亢所致肠蠕动障碍，药物使用如抗胆碱能药物、钙通道阻滞剂所致肠道平滑肌收缩减少。

二、诊断方法

（一）病史

胀气者多有腹部胀满、呃气、排气过多；每伴有各部位腹痛或恶心、呕吐、早饱、口臭、腹泻、便秘等症状，甚至影响睡眠和休息。一般排便后症状可稍减轻，某些食物如豆类、奶类，某些药物如麻醉剂、抗胆碱能药物可加重症状，部分患者可能有腹部外科手术病史，尚应注意询问其他疾病症状如糖尿病、甲状腺功能减退、硬皮病或肌营养不良等疾病的相应症状。注意如有发热、贫血、黄疸、呕吐、体重减轻、腹水、脂泻或血便等病史，提示器质性疾病。

（二）体征

有的并无阳性体征，有的可有腹部胀气、叩诊鼓音或腹胀局部的积气征。器质性疾病引起者可能发现发热、贫血、黄疸、腹水等相应的体征。动态观察腹胀的演进过程与饮食、排便及其他症状、体征的关系，对诊断甚有帮助。

（三）实验室检查和特殊检查

可视病情安排三大常规，胃、肠镜与 X 线腹部平片或钡剂对比检查。

三、鉴别诊断

(一)胃肠道梗阻

如幽门梗阻、肠梗阻等,患者多有相应部位腹痛、膨胀或胃肠型、振水声及高调肠鸣等,严重者呕吐大量宿食,根据病史一般诊断不难。必要时可做腹部平片、胃镜检查。

(二)胃肠道肿瘤

患者除表现胃肠道梗阻外,多有明显消瘦、贫血、排便障碍、大便隐血阳性或显性出血等,在肿瘤好发的年龄,根据病史、体征一般临床作出拟诊不难,胃、肠镜或X线对比检查可以确诊。

(三)腹腔结核

多有顽固的腹胀,伴或不伴明显腹水。患者每有低热、盗汗、纳呆、恶心、呕吐、腹泻、便秘等症状伴随,可能尚有其他部位结核,可根据临床表现、X线腹部平片、胃肠钡剂检查、肠镜予以确诊,有腹水者,腹水的检查更为重要。

(四)肝硬化、肝癌

即使早期患者,由于消化功能障碍、小肠细菌增生,可出现顽固性腹胀,伴以纳呆、厌油、腹泻、消瘦、乏力等症状,对脂餐厚味饮食耐受性差。如有腹水则更为明显,可通过临床表现及肝功检查等确诊。

(五)腹腔外器官引起腹胀

顽固性心力衰竭、心律失常、电解质紊乱,如低钾血症、代谢性疾病、糖尿病、胃轻瘫、甲状腺功能低下等,以及神经系统疾病等均可引起。

(六)消化吸收不良

各种原因消化不良(如慢性胰腺炎)和吸收不良(如成人乳糜泻),由于提供肠道细菌过多的产气基质,均可表现腹胀。国人对乳糖不耐受者多,进乳制品后亦易引起腹胀。腹胀亦可见于无器质性疾病的消化不良或肠道易激综合征。患者多有腹痛和其他消化不良症状,在排除器质性疾病后才能诊断。

四、处理原则

腹胀病因纷繁,程度各异,因此处理上应力求针对病因予以治疗,症状性腹胀,主要是由于胃肠积气和运动障碍引起,可针对此两方面进行。

(一)调整饮食成分

限制乳类、豆类、高糖食物,特别是乳糖酶缺乏者应限制牛奶量或在牛奶中加入乳糖酶制剂。

(二)避免吞气

减少嚼咀口香糖、吸烟,吞气症患者可进行教育,并嘱采取口咬一筷子或铅笔的简便方法,以防不自主吞气。

(三)祛风消胀药物

祛风剂可用豆蔻酊、陈皮酊、复方龙胆酊及薄荷水;消胀药物可用二甲硅油、活性炭等。

(四)促进胃肠蠕动

可用多潘立酮、西沙必利等药物。

(五)清利大便

可用大黄苏打、硫酸镁、甘露醇等口服,对便秘伴腹胀者有良好效果。亦可用高纤维膳食及大便容量扩张剂,以达到通便消胀之效。传统食品魔芋有同样功效,已有成药"通泰胶囊"上市。

第六节 腹 泻

腹泻指排便次数增多,粪质稀薄,容量增加或排脓血便而言,以大便性状及容量改变最为重要。腹泻有轻重缓急之分,轻者自行处理,无须就医,重者可危及生命;急性腹泻指病程3周之内,3周以上有可能发展为慢性,慢性腹泻指病程2个月以上者。从病理生理的角度,腹泻可由肠黏膜分泌增加、渗出增加、腔内渗透压增高、肠道运动功能障碍或吸收不良等机制引起,具体的病因极其复杂。

一、病因

(一)急性腹泻

1.肠道疾病

肠道疾病包括由病毒、细菌、霉菌、原虫、蠕虫等感染所引起的肠炎及急性出血性坏死性肠炎、克罗恩病或溃疡性结肠炎急性发作、急性肠道缺血等。

2.全身性感染

如败血症、伤寒或副伤寒、钩端螺旋体病等。

3.急性中毒

服食毒蕈、河豚、鱼胆及化学药物如砷、磷等引起的腹泻。

4.其他

如变态反应性肠炎、过敏性紫癜、服用某些药物,如氟尿嘧啶、利血平及新斯的明等引起腹泻。

(二)慢性腹泻

1.消化系统疾病

(1)胃部疾病:慢性萎缩性胃炎、胃萎缩及胃大部切除后胃酸缺乏等。

(2)肠道感染:如肠结核、慢性细菌性痢疾、慢性阿米巴性痢疾、血吸虫病、梨形鞭毛虫病、钩虫病、绦虫病等。

(3)肠道非感染性病变:Crohn病、溃疡性结肠炎、结肠多发性息肉瘤、吸收不良综合征等。

(4)肠道肿瘤:结肠癌、结肠其他恶性肿瘤、小肠淋巴瘤、腺瘤性息肉等。

(5)胰腺疾病:慢性胰腺炎、胰腺癌、囊性纤维化、胰腺广泛切除等。

(6)肝胆疾病:肝硬化、胆汁淤滞性黄疸、慢性胆囊炎与胆石症。

2.全身性疾病

（1）内分泌及代谢障碍疾病：如甲状腺功能亢进、肾上腺皮质功能减退、胃泌素瘤、类癌综合征及糖尿病性肠病等。

（2）药物不良反应：如利血平、甲状腺素、洋地黄类、考来烯胺等。

（3）神经功能紊乱：如肠易激综合征、神经功能性腹泻。

（4）其他：系统性红斑狼疮、尿毒症、硬皮病、糖尿病、放射性肠炎等。

二、诊断方法

（一）病史

患者年龄、性别有助诊断，如肠道感染、炎性肠病以青壮年为多，而肠癌、胰腺癌以中老年多见；功能性腹泻及滥用泻剂者以女性为多。起病方式及病程极有价值，急性腹泻多有感染、中毒等流行病学史；腹泻持续 2 年以上多非肠癌；时发时愈可能为 UC 及阿米巴痢疾；晚间腹泻致觉醒多非功能性；禁食仍腹泻提示分泌过多或有渗出；大便＞500 mL/d 多非 IBS，而＜1 000 mL/d，不像胰性霍乱；粪便性状有助于区别小肠性与结肠性腹泻；慢性脓血便者应考虑慢性菌痢、阿米巴痢疾、溃疡性结肠炎、血吸虫病及结肠癌；腹泻以便血为主者应考虑肠结核、肠癌及肠道恶性淋巴瘤；大便量多、油腻、泡沫状，带恶臭提示脂肪吸收不良，水样便则为分泌性腹泻，如结合胆酸缺乏、胃泌素瘤等，仅见透明黏液者多为结肠过敏。腹泻伴随的症状如发热、贫血、消瘦、腹痛及腹块等亦有助确定疾病性质及部位。

（二）体检

应详尽而全面。如消瘦贫血者提示吸收不良、结核、甲亢、肠道肿瘤等；压痛指向病变部位，脐周多为小肠，下腹部多为结肠；腹内肿块应注意与痉挛的肠曲鉴别，并排除腹腔内脏器；肛周瘘管支持克罗恩病，指检有肿块或狭窄提示直肠癌，压痛提示可能有阑尾周围炎、盆腔炎症等。黄疸、腹水、肝脾大等提示腹泻与肝病有关；关节、皮肤损害常提示炎性肠病及肠源性脂代谢障碍。

(三)实验室和特殊检查

1.粪便

常规检查可初步确定有否炎症。Wright 染色观察白细胞对判断急性腹泻性质有助,仅毒素作用于黏膜者无白细胞;碘染色查阿米巴包囊,苏丹Ⅲ染色可发现 90% 的脂肪泻。致病菌培养是诊断细菌感染的关键。24 小时大便重量、大便电解质及渗透压测定有助于分泌性及渗透性腹泻的鉴别。

2.放射学检查

腹部平片对胰腺钙化、局限性肠充气有助;钡餐对慢性腹泻有重要提示,而钡灌肠每有炎性肠病的特殊发现。

3.内镜检查

急性腹泻 1 周内勿常规做结肠镜检查,慢性结肠性腹泻者应常规做乙状结肠镜检查;纤维及电子结肠镜可达回肠末段 20～30 cm,对回、结肠病变可直接观察及提供活检标本;小肠镜及活检对部分病例也特别重要。如麦胶病时的黏膜萎缩,Whipple 病时 PAS 染色阳性的巨噬细胞。

4.有关吸收不良的检查

(1)粪脂定量测定:患者每天摄入 100 g 脂肪,连续 3 天,测定粪便脂肪,每天排出量 6 g 以上为吸收不良。

(2)右旋木糖吸收试验:摄入 5 g 木糖,5 小时小便排出 1 g 以上,或 2 小时血中不少于 1 mg;低于血及尿木糖水平提示肠黏膜病变如麦胶病,使吸收减少。

(3)乳糖耐量试验:给 50 g 乳糖,测定 2 小时血糖浓度,正常人应提高 20 μg/dL,乳糖酶缺乏者低于此值。

(4)维生素 B_{12} 吸收试验:口服同位素标记的维生素 B_{12},测定小便排出量,正常人 24 小时为口服量的 7%;回肠病变、回肠切除者或小肠细菌增生过长者下降。

三、鉴别诊断

(1)通过以上病史、体检及特殊检查,可以确定腹泻为急性或慢性,有否血性,有否脂泻,有否分泌性腹泻。同时对腹泻作出初步定位,如小肠性还是大肠性腹泻。最重要的是初步鉴别器质性还是功能性腹泻。

(2)如确定为器质性疾病,即当患者有血性腹泻、体重下降、夜间腹泻及大便失禁等,应及时酌情进行血象、血沉、电解质、粪便脂肪测定及苏丹Ⅲ染色等检查,以及安排结肠镜或钡餐检查,以助疾病的进一步定性、定位。特别是鉴别炎性、感染性腹泻。

(3)腹泻而无脓血、无失禁及夜间惊扰,体重保持,可能为功能性腹泻。如大便常规、血象、血沉、乙状结肠镜检查等均正常则功能性可能更大。但应注意鉴别甲亢、糖尿病、饮食不节、乳糖酶缺乏引起的腹泻。

(4)鉴别消化与吸收不良性腹泻:腹部平片、B超、ERCP可了解肝胆与胰腺病变,木糖试验及维生素 B_{12} 吸收试验可了解小肠吸收功能,必要时经小肠镜做黏膜活检。

(5)如疑有分泌性腹泻,可做 24 小时粪便定量,观察饥饿时腹泻有否减少,有助于诊断。

(6)如经上述检查,腹泻诊断仍不明者,应注意滥用泻剂、特发性胆盐吸收不良,以及胶原性结肠炎等少见疾病的可能。

四、处理原则

(一)急性腹泻

以维持水盐平衡最为重要,无恶心、呕吐者以口服补液盐(ORS)最好。

(二)病因处理

针对病因的治疗最为有效,但急性腹泻者多不可能,明确的细菌感染性腹泻抗生素治疗至关重要,常用者有诺氟沙星、环丙沙星、磺胺及甲硝唑等,感染控制后 2～3 天停药,勿随意更换或过早停用。慢性腹泻者明确病因后再予适当处理。

（三）止泻剂的合理使用

1.吸附剂

白陶土、活性炭、思密达用于轻症腹泻。

2.收敛剂

碱式碳酸铋、碱式硝酸铋、鞣酸蛋白用于分泌性腹泻。

3.阿片类

勿用于感染性腹泻，可用罂粟碱、樟脑酊、可待因，老年体弱者应注意呼吸及中枢抑制作用，现多用复方地芬诺酯 1～2 片临时口服。

4.钙通道阻滞剂

可用硝苯地平、硫氮唑酮、匹维溴铵，以选择性胃肠平滑肌作用者为最好。

（四）其他药物治疗

抗胆碱能药物用于有腹痛者及功能性腹泻者；可乐定可通过 α_2 肾上腺素受体兴奋、抑制 cAMP，从而治疗分泌性腹泻；小檗碱除抗菌作用外，有抑制腺苷环化酶（AC）的作用而治疗分泌性腹泻；赛庚啶可能通过 5-HT 抑制作用而止泻。盐酸咯哌丁胺具有钙通道阻滞和抑制乙酰胆碱释放的作用而止泻，用于分泌性、动力性腹泻效佳，可每次2～4 mg。

第七节　呕血与黑便

呕血与黑便是上消化道出血的主要表现，病变部位包括屈氏（Treitz）韧带以上的消化道出血。呕血与黑便的外观与出血病变的部位、出血量的大小及在消化道停留的时间长短有关。

一、病因

（一）溃疡病

占上消化道出血的 $50\%～60\%$。溃疡侵袭血管及伴随的炎症，致血管破溃即可导致出血。

（二）门静脉高压，食管、胃底静脉曲张破裂

占上消化道出血的 20％～30％，且多数表现为大出血。肝硬化是其主要原因，其他原因的门静脉阻塞或肝静脉阻塞、继发门静脉高压亦可引起大出血。静脉曲张破裂时出血量大，来势凶猛，血色偏红，不易自止，为其重要特点。

（三）食管、胃黏膜病变

食管贲门黏膜撕裂（Mallory-Weiss 综合征）、药物（如 NSAIDs）、异物或酸碱等化学刺激物对黏膜的损伤，都可引起食管、胃黏膜出血。

（四）胆道出血

胆道结石、管壁受压损伤伴炎症可致出血。肝癌、肝脓肿等破入胆管，亦可引起胆道出血。

（五）血管异常

特别是恒径动脉破裂（Dieulafoy 综合征）可致剧烈的上消化道出血。病变多在胃体上部。动、静脉畸形、血管发育不良等亦可致出血。

（六）全身疾病

血液病或肝脏病致凝血机制障碍，急性溃疡如灼伤、头伤、全身感染引起强烈应激性胃黏膜损伤，可致出血；尿毒症、血管疾病、结缔组织疾病引起胃十二指肠黏膜血管损伤，亦可致出血。

二、诊断方法

（一）病史与体征

过去胃肠肝胆疾病史、出血史、摄入药物或食物史、主要临床表现与体征对出血的部位、程度和出血量的判断，以及出血病因的分析都有重要意义，如出血的性状、是否伴随头晕、心慌、出汗、黑蒙，甚至晕倒的情况。查体中注意脉搏、血压等生命体征、腹部压痛、肠鸣、腹水，以及肝脾大小等。大出血时由于病情紧急，需依据简要的病史查体，及时作出判断与抢救，再在处理过程中不断完善。

（二）实验室检查

出血后 3～4 小时血红蛋白检查才能反映贫血的程度，而动态观察有助于活动出血的判断。白细胞在出血期间亦有增高，但少有超过 $15×10^9$/L 者，肝硬化出血患者则多无升高。血尿素氮于出血数小时后升高系因肠源性氮质血症所致，一般不超过 14.2 mmol/L，且 3～4 天才降至正常，肌酐一般不升高，可据此监测有否继续出血。

（三）安置胃管

小量至中量出血不必安置胃管，大出血者一般主张安置胃管，以便监测出血，在减压同时局部给药。但应注意抽吸引起黏膜的损伤，抽吸负压勿超过 6.7 kPa（50 mmHg）。勿安置过久，以免黏膜损伤。

（四）胃镜检查

急诊检查（出血 24 小时内）可使诊断准确率达 95％，可以发现出血的部位、病因，估计再出血的危险性。对食管静脉曲张破裂出血、溃疡病及血管畸形等均可同时进行治疗。如有休克，一般在循环稳定后都应尽可能进行紧急（6 小时以内）或急诊内镜检查。如无休克，一般主张在出血后 24～48 小时内进行。

（五）其他的特殊检查

X 线钡餐、^{99m}Tc 标记红细胞核素扫描、选择性肠系膜血管造影等在消化道出血时都可用，但对上消化道大出血价值都不如胃镜。

三、诊断程序

（一）确定是否上消化道出血

呕血者应排除鼻咽部出血和咯血，黑便或褐色大便者应排除铁剂、铋剂、活性炭、动物血、草莓及甘草等摄入的影响，吞下的血及抗凝剂使用亦有可能出现黑便，应予鉴别。短期内大出血者有可能先出现休克而尚无呕血、黑便时，应高度警惕，注意与其他原因休克鉴别。及时的直肠指检可查及黑便。

（二）失血量的估计

仅依据呕血和黑便的量估计失血量常不可靠，主要根据血容量减少所致循环改变来判断。①失血量在血容量 10%（400 mL 左右）以下时可无循环功能不全的全身表现；②失血量短期内达到血容量 20%（1 000 mL 左右）即可发现手掌横纹红色消失，血压测量收缩压在 13.3 kPa（100 mmHg）以下，坐位较卧位血压下降 1.3 kPa（10 mmHg）以上，且脉搏增快 20 次/分以上；③失血量更大时即致明显失血性休克。

(三)确定有否活动出血

(1)呕血与黑便的性状：呕血鲜红而持续，黑便稀薄或转暗红，伴以肠鸣活跃、腹痛、急迫等症状。

(2)补充血容量后循环不稳定，甚至恶化者。

(3)血红蛋白、血细胞比容持续下降。

(4)血尿素氮在循环稳定，尿量充足时仍持续不降或再度上升提示活动出血。

(四)出血的病因诊断

应特别注意有无慢性上腹痛的病史、肝病的病史与体征、应用抗炎药、皮质类固醇等药物史；过去有否出血等。约 60%的患者可以明确诊断。配合上述检查措施，特别是胃镜检查，95%以上的出血可以确诊。常见的病因为溃疡病、食管胃底静脉曲张破裂、各种胃黏膜病变、食管贲门黏膜撕裂、胃癌、息肉、胃黏膜脱垂、憩室、食管裂孔疝、血管瘤与血管畸形及胆道出血等。

四、处理原则

(一)紧急抢救措施

卧床休息，头低位，加强护理。保持呼吸道通畅，有条件者应入监护室监护。密切观察出血情况、神志改变、生命体征、血象及 BUN、肌酐等变化，立即配血。对老年、重要器官病变者更应密切监护。

(二)及时补充血容量

及时建立大孔静脉通道，输液开始宜快，各种血浆代用品有利稳定血压，右旋糖酐-40 24 小时内用量不宜超过 1 000 mL。输血指征:①血红蛋白<70 g/L;②出现休克征象;③大量呕血、便血及黑便者。必要时中心静脉压监测及心电监护。

(三)止血药物

用去甲肾上腺素 8 mg 加入生理盐水 250～500 mL;硫糖铝、凝血酶适量加入生理盐水经胃管灌注或口服;亦有用中药白芨、五倍子、阿胶酌量加水灌入或口服止血。

(四)提高胃内 pH

提高胃内 pH 对溃疡病并发上消化道大出血特别重要。用抑酸剂如奥美拉唑 40 mg 静脉推注每天 2～3 次,或 80～120 mg 静脉滴注;亦可用西咪替丁 200 mg 或法莫替丁 20 mg 缓慢静脉注射,继以维持剂量静脉滴入,前者 800～1 200 mg/d,后者 20～40 mg/d。

(五)食管静脉曲张破裂出血

用垂体后叶素、生长抑素拟似剂降低门静脉压;插入胃镜,确定出血部位,直视下于曲张静脉注射硬化剂或橡皮圈圈套止血;无内镜下止血条件者可置入三腔双囊管压迫止血,如乙氧硬化醇或油酸乙醇胺,或用橡皮圈、尼龙圈套扎止血效果最佳。

(六)非食管静脉曲张破裂出血的紧急处理

内镜下在出血部位喷洒止血药物如凝血酶、孟氏(Monsell)溶液和去甲肾上腺素溶液,后者一般用 8 mg 加入生理盐水 250 mL。可直视下在出血局部注射 0.1‰肾上腺素溶液 2～3 mL(0.1％肾上腺素 1 mL 加入生理盐水 9 mL),甚为简捷有效。亦可酌用 95％酒精或硬化剂适量注射。直视下用电凝、热探子、激光、微波等治疗亦可获立竿见影之效。

(七)外科手术指征

(1)对个别出血部位、病因不清者做剖腹探查。

(2)食管静脉曲张破裂出血者,内科止血无效。

(3)内镜治疗后又反复再发出血者。

(4)在急诊处理之后考虑分流手术解除门静脉高压。

第八节 便 血

便血指血液自肛门排出,可为全血,或兼有粪质或呈脓血黏液便等。便血一般为下消化道出血的表现,但上消化道出血量大,血液在肠道停留时间短,亦可表现为便血。便血的颜色与出血部位的高低、出血量的多少,以及在肠道停留时间有关,因此可为鲜红、暗红、酱红甚至柏油样。便血的病因较为复杂,除因下消化道的肿瘤、炎症、血管病变等外,还可由于全身疾病,如某些急性传染病(伤寒、钩端螺旋体病等)、血液病、结缔组织疾病等引起。

一、病因

(一)消化道病变

便血一般为下消化道出血表现,其颜色主要取决于出血部位、出血量的多少,以及血液在肠内停留的时间,虽然部位高,如出血量大,排便快,亦可呈暗红或鲜红,部位低、出血少、停留时间长,颜色亦可偏暗,主要病因如下。

(1)各种肠道炎症,如溃疡性结肠炎(UC)、克罗恩病(CD)、结核、伤寒、肠寄生虫感染、阿米巴等。

(2)肿瘤:肠癌肿或息肉最常见,分别居便血第一、二位。

(3)血管病变:各种血管畸形、血管结构不良、血管瘤。

(4)痔、肛裂、憩室或损伤,亦可致便血。

(二)全身性疾病

1.血液系统疾病

凝血因子缺乏、血小板减少性紫癜、白血病、恶性淋巴瘤或再生障碍性贫血等。

2.结缔组织病

如系统性红斑狼疮、结节性多动脉炎或皮肌炎等亦可能因血管病变或血小板降低而致出血。

3.感染

伤寒、流行性出血热、钩端螺旋体病和重症肝炎等亦可致便血。

二、诊断方法

（一）病史

年龄不同引起便血原因不同，儿童以大肠息肉或肠道憩室为多；青年以炎性肠病为多，中老年以肿瘤、血管畸形为多；注意血色、血量及出血与粪便的关系，对诊断十分有助，出血量少，血色鲜红，附于大便表面，多为直肠肛门病变；出血渐多、间断变持续伴大便变形、腹痛、包块应注意大肠肿瘤；脓血、黏液便伴腹痛、里急后重者为下段结肠炎症；如为果酱样或洗肉水样血便，应注意近段结肠或小肠病变，如阿米巴痢疾或出血坏死性小肠炎。肿瘤溃烂伴以感染则临床表现与感染性结肠炎无法区别。反复血便伴发热、腹痛者应注意肠道结核、克罗恩病或肠道淋巴瘤等疾病。

（二）体征

便血伴以皮肤紫癜可能为出血性疾病或凝血异常引起；伴皮肤黏膜毛细血管扩张则可能为遗传性毛细血管扩张症出血；伴口唇、指端色素沉着多为 Peutz-Jegher 综合征；有腹部包块、肠型应注意肠道肿瘤或慢性炎症致肠粘连、肠狭窄；肠鸣活跃者提示便血活动；肛门直肠检查可发现局部病变（痔、肛裂或肿瘤等）。

（三）实验室检查和特殊检查

1.粪便检查

黏液脓血便多为细菌性痢疾，应做粪便培养，亦可能为阿米巴痢疾，应注意认真检查阿米巴滋养体；慢性病程则可能为溃疡性结肠炎或肠癌伴感染；血吸虫流行区应注意查虫卵或孵化毛蚴。

2.血象及凝血检查

可了解和监测贫血程度，有否凝血机制异常。

3.结肠镜检查

结肠镜检查为诊断的最重要手段。可在肠镜所及范围内直接观察有否便血原因，并取活检做组织学诊断。疑有血吸虫病者可做直肠黏膜压片;便血而镜检阴性者,应考虑到有否在肠曲锐弯或肠袋近端遗漏病变,有否结肠血管病变(如结构不良)镜下不能显示,亦可能为更高部位出血,应布置进一步检查。

4.X线钡剂对比检查

对不愿或不能做结肠镜者,钡剂灌肠检查观察全结肠形态和运动,对发现息肉、溃疡、肿瘤很有帮助,但观察到的病变是否便血原因应仔细分析,但对黏膜血管病变无法作出诊断,亦有可能遗漏病变,应予注意;疑小肠病变出血者,应做小肠钡餐或插管造影以助诊断。

5.核素扫描

^{99m}Tc标记红细胞的核素扫描可对活动性出血的部位作出准确判断,但一般要出血量>0.1 mL/min时才能显示。

6.选择性动脉造影

用于经内镜及核素扫描未能确定便血及部位时,或为手术和介入治疗做准备,经股动脉插管可按临床表现预计出血部位,分别选择肠系膜上、下动脉造影,如出血量在0.5 mL/min以上,可以清楚显示出血部位造影剂外渗。无活动出血者有可能显示血管的畸形或病变,必要时亦可考虑进行该项检查。

三、鉴别诊断

(一)痔与肛裂

男性为多,可有肛门异物、疼痛感,出血与排便有关,排便时喷射状出血或便后滴血,或手纸染有鲜血,肛门直肠检查时可见病变,嘱做排便动作可使病变更清楚。

(二)直肠癌

中年以上男性多见,便血可为首发症状,亦可伴排便习惯改变,大便性状改变(变形、变细等),可为间歇或持续发生,可误认为痔、肛裂、结肠炎。约50%的大肠癌在直肠,其中大约半数又在指检可及范围,因此,直肠指检可触及距肛8 cm的肿块或发现血迹、黏液。乙状结肠镜检查则可直接观察及取活检确诊。

(三)结肠癌

患者多为中年男性,左侧结肠癌便血多伴以腹痛、腹块及排便习惯改变,右侧者常有贫血、腹泻、腹块等。可疑患者,及时做大便隐血及结肠镜检查十分重要。过去有结肠息肉者,或结肠息肉、癌肿家族史者应予重点筛查。

(四)炎性肠病

溃疡性结肠炎较克罗恩病(CD)便血多见,出血与疾病严重度成比例,常有腹泻、腹痛、里急后重伴随。结肠镜检查每有典型炎症改变。CD之病变在小肠,腹痛、腹泻、腹块较常见,血便可多可少,必要时应做小肠钡餐确诊。急性出血坏死性小肠炎、伤寒等起病偏急,均有明显感染的全身症状,与炎性肠病不难鉴别。

(五)肠道憩室

Meckel憩室多见于儿童或少年病例,一般位于末段回肠距回盲瓣100 cm范围之内。便血多为果酱色,伴以右下腹痛,甚至包块、压痛或肠套叠表现。结肠憩室在西方国家常见,50岁以上患者约占人群10%以上,多位于乙状结肠,可因溃疡、炎症反复出血,伴有炎症时则有腹痛、腹泻、发热等。做结肠镜检或钡灌肠照片均可诊断,但应特别注意结肠镜检查时勿误入憩室引致穿孔。

(六)肠道息肉及息肉病

引起便血常见,但量不大,息肉体积大者可伴腹痛、肠梗阻等表现,结肠镜检查及活检可以确诊,部分病例亦可同时做电凝摘除而根治。

(七)肠道血管病变

血管瘤、血管炎、缺血性肠病等均可引起出血,近年发现老年人便血,血管结构不良居多,为血管壁退行性改变,主要损害在脾曲或右侧结肠,表现为不同程度的便血,性状随病变部位及程度而不同,结肠镜检查有可能发现枯枝状、蜘蛛痣样血管扩张,血管造影可更精确显示出血病灶,对小肠病变者尤为有用,必要时剖腹探查。

(八)小肠肿瘤

虽然少见,但引起便血者不少,一般以平滑肌瘤、肉瘤或淋巴瘤为多,便血同时多有腹痛、腹块,如能提高警惕,及时进行小肠钡餐照片或选择性血管造影或血管数字减影检查,将及时明确诊断。

四、处理原则

(1)监测患者生命体征,注意血液循环系统的稳定。

(2)及时补充血容量,防治休克,必要时输血或输红细胞。

(3)若循环稳定,可考虑急诊或择期结肠镜检查,最有助于诊断。对息肉、血管病变有可能同时进行内镜治疗,包括暂时的喷洒或注射止血剂、电凝等治疗。

(4)无条件进行上述治疗或病情严重的大出血患者,亦可静脉滴注血管收缩剂,如垂体加压素 0.2~0.4 U/min,以减轻出血。

(5)严重病变可外科治疗,术中可配合内镜检查协助诊断。

第九节 黄 疸

黄疸是由于血清中胆红素升高致使皮肤、黏膜和巩膜发黄的症状和体征。正常胆红素最高为17.1 μmol/L(其中结合胆红素3.42 μmol/L,非结合胆红素 13.68 μmol/L),胆红素在 17.1~34.2 μmol/L 为隐性黄疸,超过 34.2 μmol/L 时出现黄疸。黄疸的诊断较为复杂,正确的诊断取决于对胆红素代谢紊乱的理解;黄疸的分类一直沿用溶血性、肝细胞性、梗阻性黄疸的分类方法,晚近倾向于根据增高的胆红素性质来分类,即首先区别非结合型胆红素(UCB)增高为主型和结合型胆红素(CB)增高为主型黄疸,再根据临床及生化异常,结合可能的病因与病变部位,作出病因诊断。但有时临床表现每有交叉,甚至两种胆红素均升高而形成混合型高胆红素血症,在判断上必须结合临床表现,并密切随访,逐步深入检查才能明确诊断。

一、病因

(一)非结合型胆红素增高为主的黄疸

1.胆红素形成过多

胆红素形成过多是超过肝细胞代偿功能的负荷而形成。

(1)溶血性黄疸:红细胞内在缺陷及红细胞外界因素所致溶血。①红细胞内在缺陷:红细胞膜、酶及血红蛋白病。②红细胞外因素:免疫性(自身免疫性贫血、输血血型不合);药物(磺胺类、伯氨喹啉、苯、苯胺、苯肼、砷化氢、非那西汀、呋喃类等);感染(败血症、恶性疟疾、疟疾、梭状芽胞杆菌、溶血性链球菌);生物(蛇、蜂毒);其他(脾亢、烧伤、高热、X线照射)等。

(2)旁路性高胆红素血症:地中海贫血、铅中毒、铁粒幼红细胞性贫血等。

2.肝脏摄取、结合功能障碍

(1)摄取功能障碍。①先天性:先天性非溶血性高胆红素血症(Gilbert综合征)。②获得性:肝炎后高胆红素血症;药物(碘化造影剂、驱绦药、棉麻油树脂等)

(2)结合功能障碍:由于葡萄糖醛酰转换酶的缺乏、减少或受抑制。①先天性:酶缺乏(Crigler-Najjar综合征I型、Ⅱ型);酶减少(Gilbert综合征、新生儿生理性黄疸)。②获得性:酶抑制(哺乳性黄疸)。

(二)结合型胆红素增高为主的黄疸

1.胆汁淤积性黄疸

肝细胞的排泌器病变或胆管系排泄功能障碍。

(1)非梗阻性胆汁淤积:淤胆性病毒性肝炎、妊娠肝内胆汁淤积、良性特发性复发性黄疸、全胃肠道外静脉高营养、手术后胆汁淤积;药物性胆汁淤积(甾体避孕药、甲基睾酮、氯丙嗪、磺胺丁脲、氯磺丙脲、硫氧嘧啶、他巴唑、利福平、异烟肼、PAS、呋喃坦啶等)。

(2)梗阻性胆汁淤积。

1)肝外梗阻性胆汁淤积。①结石——总胆管结石。②胆瘤——胰头、壶腹、乳头周围癌、胆总管癌、淋巴结癌性转移、淋巴瘤。③胆管狭窄——急慢性炎症或周围病变所致。④寄生虫病——蛔虫、华支睾吸虫病等。

2)肝内梗阻性胆汁淤积。原发性胆汁性肝硬化、肝内胆管结石、原发性硬化性胆管炎、华支睾吸虫病、胆管细胞性肝癌、继发性肝癌、淋巴瘤、恶性组织细胞病等。

2.选择性有机阴离子排泌功能障碍

如 Dubin-Johnson 综合征、Rotor 综合征。

3.肝细胞病变

病变过程影响摄取、结合和/或排泌功能障碍。

（1）病毒（病毒性肝炎、传染性单核细胞增多症）；螺旋体（钩端螺旋体、回归热、梅毒）；细菌（败血症、肝脓肿、布氏杆菌、伤寒、败血性沙门菌感染、大叶性肺炎、肺结核、军团菌病等）；寄生虫病（阿米巴肝脓疡、血吸虫病、棘球蚴感染、恶性疟疾）。

（2）化学物质药物：扑热息痛、氟烷、利福平、甲基多巴、异烟肼、PAS、他巴唑、别嘌呤醇、呋喃坦啶、磺胺、四环素等）；氯化碳氢化合物（四氯化碳、氯甲烷、二氯乙烯、666、223）；其他化学品：苯肼、三硝基甲苯、萘；金属类：汞、铋、金、铬、锑、锰、硒、铍。

（3）生物毒素：蕈毒、鱼胆。

（4）肿瘤：肝癌、霍奇金病、恶性组织细胞病、白血病。

（5）肝脏阻滞性淤血：充血性心衰、柏查综合征。

（6）营养代谢障碍：肝硬化、脂肪肝、甲亢、糖尿病等。

二、诊断方法

（一）确定有否黄疸

轻微的黄疸极易忽略，关键在于诊断的警觉性。检查应在自然光线下进行，仔细观察巩膜，特别是眼穹隆部的巩膜，注意与结膜下脂肪沉着相区别，药物（如阿的平）的黄染一般皮肤发黄而巩膜不黄，结合尿色、尿二胆的检查及血清胆红素测定，一般判断不难。

（二）黄疸的类型与病因

按习惯，仍普遍应用溶血性、肝细胞性、梗阻性黄疸的分类，在此基础上尽可能确定病因。

1.病史、体征

有重要提示意义，年龄不同病因各异，如新生儿多为新生儿黄疸、先天性胆道闭锁及 Criglar-Najjar 综合征（核黄疸），青少年易患肝炎，中年人的肝硬化、肝癌及胆石症；胆石症、胆汁性肝硬化以女性为多,而肝硬化、肝癌、胰腺癌男性较多。流行病学资料对诊断极为重要,如肝炎接触史、输血史者应想到病毒性肝炎;收割季节疫水接触应想到钩端螺旋体病;进食生鱼者应想到华支睾吸虫病;药物中各种止痛剂、镇静剂、抗精神分裂药、避孕药及某些化学治疗剂,亦有可能引起黄疸。黄疸的进程及程度,有否发热、贫血,肝脾大小、质地,有否腹水、胆囊肿大等,对诊断亦有重要价值。

2.实验室检查

对判断黄疸类型与病因有决定性意义,通常作血、尿、粪、肝功能等检查即可作出判断。

此外,各项肝功能检查结果的仔细分析。有利于黄疸类型鉴别,特别是肝细胞损害抑或胆汁排泄障碍的鉴别。如凝血酶原时间测定虽然在肝细胞性与胆汁淤积性黄疸均延长,但若肌内注射维生素 K_1 可纠正者多非肝细胞性黄疸。

3.特殊检查

B 型超声简单易行,为梗阻型黄疸的首选方法,对肝内、外胆管结石的诊断准确性可达 80%;CT 可用于进一步判断胆道梗阻水平,并对肝胰病变性质,特别是癌肿作出判断;肝活检及腹腔镜下观察肝胆情况与肝活检对肝细胞性及肝内梗阻性黄疸(如 Dubin-Johnson 综合征)有重要意义。ERCP 可了解梗阻性黄疸的部位,且有助于病因诊断。此外,X 线钡剂对比、核素肝胆显像以及肝胆胰细针穿刺活检亦可视病情及诊断需要安排。

4.治疗性试验

泼尼松 30 mg/d,用 5~7 天,胆汁淤滞型肝炎时黄疸明显下降,胆红素下降 50% 以上,但梗阻性黄疸则无变化;苯巴比妥 90~180 mg/d,用 5~7 天,因对肝细胞微粒体、酶与 Na^+、K^+-ATP 酶有诱导作用,促进胆汁的运送和排泄,可减轻肝内胆汁淤滞,用后黄疸明显下降可能为 Gilbert 综合征、非梗阻型胆汁淤滞等,而非肝细胞性黄疸。但均可有假阳性及假阴性结果,判断时应慎重。

三、鉴别诊断

先确定黄疸类型,再确定黄疸病因。

(一)溶血性黄疸

轻度黄染,皮肤无瘙痒,脾脏肿大。急性发作时有发热、腰背酸痛、面色苍白,尿呈酱油色。血清胆红素一般不超过 85.5 μmol/L,非结合胆红素明显增高,尿胆红素阴性,尿胆原增加,网织细胞增多,骨髓增生旺盛,血清铁及尿内含铁血黄素增加,红细胞脆性试验可阳性。见于各种溶血性贫血,如遗传性球形细胞增多症、血红蛋白病、自身免疫溶血性贫血、误输异型血、蚕豆病、恶性疟疾、蛇毒中毒、毒蕈中毒及某些药物如伯氨喹啉、磺胺类引起的溶血。

(二)肝细胞性黄疸

黄疸可深可浅,可有瘙痒,尿色深,结合性与非结合性胆红素均增高。尿胆红素阳性,尿胆原增加,转氨酶明显增高,碱性磷酸酶、胆固醇轻度升高或正常,血清铁增高。出血倾向不能用维生素 K 纠正。见于急、慢性病毒性肝炎、肝硬变、肝癌、传染性单核细胞增多症、钩端螺旋体病、伤寒、布氏杆菌病、败血症、肝结核,以及化学物品及药物中毒,如乙醇、氯仿、重金属盐、异烟肼、利福平、6-巯基嘌呤、砷剂、锑剂、苯巴比妥、四环素、安妥明、烟酸、毒蕈、有机磷中毒等。

(三)梗阻性黄疸

肤色呈暗黄、黄绿或绿褐色,皮肤瘙痒,尿色深,大便呈浅灰色或白陶土色。血清胆红素明显增高,以结合性胆红素增高为主,尿胆红素阳性,尿胆原或粪胆素减少或缺如,血清胆固醇、碱性磷酸酶明显增高,脂蛋白 X 阳性,出血倾向用维生素 K 可纠正。根据梗阻部位可分为肝外梗阻和肝内梗阻。

1.肝外梗阻

见于胆总管内结石、胆道蛔虫、胆囊炎症及肿瘤、手术后胆管狭窄、壶腹周围癌、胰头癌、肝癌、慢性胰腺炎、十二指肠球后溃疡、先天性胆总管囊性扩张、肝门或胆总管周围淋巴结转移癌等。

2.肝内梗阻

即肝内胆汁淤滞性黄疸。见于某些药物或病毒所致的毛细胆管肝炎或肝内胆汁淤积。

二者鉴别可借助 B 型超声、CT 显像、PTC 及核素扫描等。如胆总管是否增粗(直径>10 mm),有无其他胆管扩张的超声特征;CT检查梗阻性黄疸比较敏感,诊断肝外梗阻性黄疸准确性可达87％以上,可见肝内胆管呈树枝状扩张。ERCP胆总管内径超过 12 mm 以上考虑为肝外梗阻。肝内胆管呈稀疏而僵硬的枯枝状改变提示硬化性胆管炎。对疑为肝内胆汁淤滞者,可口服泼尼松 40 mg/d,7～10 天。如血清胆红素下降40％以上,提示肝内梗阻。

(四)先天性非溶血性黄疸

1.Gilbert 病

青少年多见,血中非结合性胆红素增高,一般<85.5 μmol/L。黄疸呈波动性。肝功正常,胆囊显影良好,肝活组织检查正常。

2.Crigler-Najjar 综合征

为先天性葡萄糖醛酸转移酶缺乏症,血清非结合性胆红素增高,并有核黄疸,预后极差。

3.Dubin-Johnson 综合征

血中结合性胆红素增高,BST 试验 45 分钟及 2 小时各有一高峰,口服法胆囊造影不显影,肝活组织检查显示肝细胞内有特异之棕色颗粒-脂褐素沉着。

4.Rotor 综合征

血中结合胆红素升高,BST 试验阳性,但无双峰曲线,胆囊显影良好,少数患者可不显影。肝活组织检查正常。

四、处理原则

黄疸的处理关键是对因治疗,部分病例试验性治疗已如上述。病因尚未明确者可施以对症治疗,如抗组胺类药物及止痒药水对皮肤瘙痒、维生素 K 肌内注射对出血倾向,消化酶用于黄疸伴消化不良的患者。

第二章

食管疾病

第一节 食管感染性疾病

食管感染在普通人群中比较少见，多见于免疫缺陷人群中。1型单纯疱疹病毒、巨细胞病毒、白假丝酵母（又称念珠菌）是最常见的3种病原体。主要表现为不同程度的吞咽痛，常可伴吞咽困难、体重下降、消化道出血等，部分患者可无明显症状。一般预后良好，如治疗不及时，可引发并发症。

一、危险因素与病原体

(一)食管感染的常见危险因素

常见危险因素包括：①恶性肿瘤，接受放疗或抗肿瘤药物治疗者；②器官移植、接受免疫抑制剂治疗；③人类免疫缺陷病毒感染或先天性免疫功能缺陷患者；④某些慢性病，如糖尿病或再生障碍性贫血；⑤长期广谱抗生素或类固醇激素使用；⑥反流性食管炎，食管黏膜有明显糜烂或溃疡者；⑦酗酒；⑧年龄。

(二)食管感染的常见病原体

1.真菌性食管炎

最常见的真菌是白念珠菌。白念珠菌是咽喉部的共生菌，在某些诱发因素下，如免疫抑制、糖尿病、大量使用抗生素等，可成为致病菌引发食管炎。患者通常没有明显症状。

2.病毒性食管炎

1型单纯疱疹病毒、水痘-带状疱疹病毒、巨细胞病毒、人乳头瘤病毒和EB病毒等均可引发,以1型单纯疱疹病毒及巨细胞病毒最常见,在食管感染性疾病中仅次于白念珠菌。1型单纯疱疹病毒及巨细胞病毒感染主要见于免疫缺陷患者,其中1型单纯疱疹病毒感染亦可见于部分免疫功能正常的患者中,如胃食管反流或食管医疗器械操作损伤食管黏膜。人乳头瘤病毒感染可无明显症状,是食管鳞状细胞癌的危险因素之一。

3.细菌性食管炎

通常发生于免疫抑制宿主,常见病原体有乳酸菌和β-溶血性链球菌。在严重的粒细胞缺乏和肿瘤患者中,因患者可合并其他病原体如病毒和真菌感染,细菌感染经常会被忽视。

4.其他病原体

其他病原体如梅毒性食管炎,又称食管梅毒,由梅毒螺旋体感染引起,极为罕见。

二、临床表现

(一)食管表现

食管表现为吞咽痛或吞咽困难、咽喉部异物感、自发性胸骨后疼痛或烧灼感、舌或咽喉部白斑或溃疡。

(二)口腔损害

口腔损害通常也能为食管炎诊断提供依据,特别是在艾滋病患者中,鹅口疮可见于大部分患有食管念珠菌病的艾滋病患者;口咽部疱疹或溃疡很可能提示伴随食管单纯疱疹病毒感染或阿弗他溃疡。

(三)全身表现

全身表现有体重下降和胃肠道出血等,也有表现为发热、恶心、呕吐或腹痛,经内镜检查证实有食管炎症。

(四)并发症表现

并发症表现如食管狭窄、食管支气管窦道形成、食管穿孔等。

三、辅助检查

(一)影像学检查

影像学检查有助于感染性食管炎的诊断,但诊断价值有限。

部分患者 X 线吞钡检查可为正常表现,或为非特异的异常如斑块、溃疡、瘘或肿块等。不同病原体引起的食管感染在 X 线中的表现可相对特异,如黏膜呈长绒毛状提示念珠菌感染;无数小火山形小溃疡可提示单纯疱疹病毒感染;线性深溃疡则提示巨细胞病毒或人类免疫缺陷病毒感染。

CT 扫描可以反映食管炎患者的食管壁厚度。放射学检查主要可以作为不适用内镜检查患者的协助诊断。

(二)内镜检查

内镜检查对于感染性食管炎的诊断非常重要。

1.念珠菌性食管炎

可见充血和散在的黏附紧密的黄白色斑,内含微生物、炎症细胞与黏膜坏死组织,周围可有红斑水肿表现。损伤多位于远端 1/3 食管,可进展至线性融合、大片融合斑块、溃疡、管腔狭窄和坏死、食管穿孔。确诊依赖内镜下直接刷取和活检。

2.单纯疱疹病毒食管炎

起初表现为无数疱疹,以后表现为很多小的火山样浅溃疡(通常<2 cm),由疱疹破溃形成。病变主要累及食管下半部分,亦可累及全食管甚至胃。确诊应在内镜检查时做刷拭、活检和病毒培养或 PCR 技术检测病毒核酸。

3.巨细胞病毒食管炎

出现大而深的线性溃疡(通常>2 cm),单独或多发,位于食管中远端,溃疡边缘清晰,溃疡之间的黏膜相对正常。组织病理学是最可信的诊断方法,从溃疡边缘和基底部取黏膜和黏膜下标本行常规 HE 染色,可发现肿大内皮细胞和成纤维细胞含有大的、致密的核内包涵体。

4.EB 病毒性食管炎

见广泛性溃疡,累及食管上中 1/3,在食管组织中行 PCR 可检出 EB 病毒 DNA。

5.人乳头瘤病毒感染

人乳头瘤病毒感染相关病变常位于中下端食管,表现为红色斑点、白色斑点、结节状或分叶状隆起。活检后组织病理学检测及免疫组织化学染色可帮助诊断。

四、诊断与鉴别诊断

详细的病史询问、体格检查及咽拭子检查等可基本诊断疾病。确诊需要内镜检查和相应的刷拭、活检和病原体培养等。

需与以下疾病鉴别:胃食管反流病、贲门失弛缓症、食管白斑、食管癌、裂孔疝、食管良性肿瘤、食管内异物等。

五、药物治疗

(一)针对病原体的特定治疗

1.抗真菌药物

氟康唑是治疗念珠菌属感染的首选药物,但耐药现象普遍,也可选择伊曲康唑、伏立康唑、泊沙康唑、两性霉素 B、卡泊芬净、阿尼芬净等。

2.抗病毒药物

抗病毒药物可选择阿昔洛韦、更昔洛韦、万乃洛韦和伐昔洛韦等,其中阿昔洛韦和更昔洛韦是具有高度活性的广谱抗病毒药物,对病毒性食管炎尤其巨细胞病毒食管炎疗效明显。

3.激素和免疫调节剂

泼尼松和沙利度胺对人类免疫缺陷病毒患者的口腔和食管阿弗他溃疡治疗有效。

(二)根据基础疾病及免疫抑制程度给予个体化治疗

1.单纯疱疹病毒食管炎

轻型无须抗病毒药物治疗,若症状持久,可试用阿糖腺苷静脉注射,如存在单纯疱疹病毒口腔炎或唇炎,或食管症状很严重时,需要静脉使用阿昔洛韦,每 8 小时 1 次,每次 5 mg/kg;或口服阿昔洛韦,每天 4 次,每次 800 mg,多在 1 周内起效,但大的溃疡愈合及被覆上皮修复则需要较长时间,疗程可延长至 2~3 周或更长时间。

2.伴有免疫缺陷的巨细胞病毒食管感染

静脉滴注更昔洛韦,每天 1 次或 2 次,每次 5 mg/kg,疗程 10~14 天;或静脉注射膦甲酸钠,每 8 或 12 小时 1 次,每次 90 mg/kg,疗程持续至溃疡愈合。

3.非艾滋病患者的食管念珠菌病

非艾滋病患者可口服制霉菌素或克霉唑片剂口内融化,如患者发热且中性粒细胞减少,经验性抗真菌药应足量全身用药。

4.同种异体骨髓移植受体

如果移植前存在中性粒细胞减少,需预防性应用抗病毒治疗直到移植物移入。食管感染通常发生于移植完成约 6 周后,此时如果中性粒细胞计数尚处于正常范围,该类人群中巨细胞病毒和单纯疱疹病毒感染几乎和念珠菌属一样常见,治疗药物依据病原诊断结果选择。

5.实体器官移植受体

食管炎的治疗应取决于内镜下表现和病原。真菌感染比较常见,治疗药物可选唑类、棘白菌素类,或两性霉素 B 类,必要时可以联合用药。需注意抗真菌药物与免疫抑制剂的药物间相互作用,如氟康唑或伊曲康唑可能导致他克莫司和环孢素血药浓度升高,故需监测后者的血药水平。

6.人乳头瘤病毒感染

小病灶无须特殊治疗,较大的病变可行内镜下切除。

六、预后

尽早诊断,积极治疗原发病,及时合理使用抗生素治疗,食管感染一般预后良好。但如果患者得不到及时有效的治疗,可能引发并发症,如食管运动功能障碍、贲门失弛缓症、食管瘢痕形成及狭窄、食管憩室、食管-支气管窦道等。

第二节 弥漫性食管痉挛

弥漫性食管痉挛（diffuse esophageal spasm，DES）是食管的一种不协调收缩运动，是食管源性胸痛的病因之一。临床主要表现为吞咽困难、反食和非心源性胸痛。女性多见，小儿罕见，随年龄增加而增加，一般症状较轻，常与胃食管反流性疾病（GERD）混淆。在进行食管测压的患者，DES 占 5％左右。

一、病因及发病机制

食管由内环、外纵两层肌肉组成。上食管括约肌（DES）、食管体部和下食管括约肌（LES）的协调运动是食管完成食物运输的关键。在 DES 时食管因内环、外纵两层肌肉和食管体部、LES 等不协调运动，可使食管中下段发生强烈的非推进性持续性或者重复性收缩运动。但 DES 的病因尚不明了，目前认为 DES 可能与食管神经肌肉变性、精神心理因素、感觉异常、食管黏膜刺激、炎症及衰老等因素有关。

二、临床表现

（一）食管源性胸痛

胸痛可向后背放射，也可以向颈部和左手臂放射。疼痛可从闷痛、隐痛到酷似心绞痛。有时常与冠心病相混淆，但食管源性胸痛与进食生冷、坚硬的食物、吞咽等有关，而与体力活动等无关。

（二）吞咽困难

吞咽困难常与胸痛同时存在，但也可单独发生。DES 的吞咽困难常呈间歇发作，而发作时不论是进食液体或固体食物都会产生吞咽困难，这一点可以与食管癌等器质性病变相鉴别。

（三）反食

当吞咽困难发生时食物反流到口腔和鼻腔称反食。这时反流食物多是刚刚咽下不久的食物，这种食物常无胃内的酸味，可与呕吐相鉴别。

(四)体格检查

常无异常发现。

三、辅助检查

食管钡剂造影和食管压力测定常有一定帮助。

(一)食管钡剂造影

对 DES 确诊有很大的帮助,吞钡后可见食管呈多发痉挛性收缩,将冰、酸等加入钡剂中,可刺激食管产生痉挛性收缩。食管下段蠕动性收缩减弱。严重时食管中下段可见食管呈螺旋状、串珠状或卷曲状改变。

(二)CT 检查

食管呈多发痉挛性收缩,食管肌层可增厚。

(三)食管压力测定

典型的 DES 在 10 次吞咽中看见两次以上的不协调收缩波,但收缩幅度可以正常或升高。可有食管中下段的同步收缩波的出现。LES 松弛不完全,LES 压力可升高。而贲门失弛缓症时,虽然有 LES 松弛不完全,LES 压力可升高的存在,但这时食管体部的收缩波是同步低幅或正常收缩。

(四)胃镜

胃镜对 DES 的确诊帮助不大,但可除外器质性疾病。

四、诊断与鉴别诊断

由于临床症状没有特异性,所以诊断困难。许多患者虽然在食管测压和食管造影表现异常,但可以没有临床症状。与吞咽有关的胸痛、呈间歇性的吞咽困难和反食是弥漫性食管痉挛的主要症状。通过食管钡剂造影和食管压力检测可确诊。目前认为食管测压是诊断弥漫性食管痉挛最好的方法。

需与胃食管反流病、贲门失弛缓症、冠心病、心包炎、胸膜炎等相鉴别。

五、治疗

(1)钙通道阻滞剂可减低食管的收缩幅度和收缩频度。常用的有硝苯地平 10 mg,3 次/天,硫氮酮30～90 mg,3 次/天。也可选用高选择性胃肠钙通道阻滞剂,奥替溴铵 40 mg,3 次/天,匹维溴铵 50 mg,3 次/天,马来酸曲美布汀100 mg,3 次/天。

(2)硝酸酯类药物可使血管和食管平滑肌舒张,特别是在急性胸痛发作时可明显缓解症状。可口含硝酸甘油 0.6 mg,或硝酸异山梨酯 10 mg,3 次/天。

(3)三环类抗抑郁药,如丙咪嗪 100 mg,3 次/天,阿米替林 150 mg,2 次/天。

(4)用肉毒杆菌毒素封闭受体,可减少神经末梢乙酰胆碱的释放。可通过胃镜在下食管括约肌上方注射,出现症状后可重复注射。

(5)虽然气囊扩张主要用于贲门失弛缓的治疗,但在 DES 时也考虑使用。

(6)在内科治疗效果不佳时,可选择食管肌肉切开术或者食管切除术。

弥漫性食管痉挛多为良性疾病,一般不影响寿命。然而严重的弥漫性食管痉挛可影响患者的生活质量。由于对该病的认识不同,误诊为冠心病或者食管肿瘤等疾病,可对患者的身心造成不必要的压力。所以,要正确地认识弥漫性食管痉挛。在治疗上应首选精神心理治疗和口服药物相结合,必要时再选择介入治疗或者外科手术治疗。

第三节 食管-贲门黏膜撕裂综合征

食管-贲门黏膜撕裂综合征由 Mallory 和 Weiss 于 1929 年首先

报道,又称为 Mallory-Weiss 综合征,是指剧烈呕吐和腹内压骤然升高等因素(如剧烈咳嗽、举重、用力排便等)所导致的食管下段和胃贲门部黏膜纵向撕裂出血。出血可轻微,但若撕裂累及小动脉则引起严重出血。1956 年,Hardy 首先应用内镜做出诊断。该病是上消化道出血的重要病因之一,占上消化道出血的 3%～15%,男性多于女性,发病高峰多在 30～50 岁。

一、病因和发病机制

食管-贲门黏膜撕裂症发病的最根本原因是腹内压力或胃内压力的骤然升高,在呕吐时,胃内压力急剧升高,可达 16.0～21.3 kPa(120～160 mmHg),甚至高达 26.7 kPa(200 mmHg),而胸内食管内压一般仅有 6.7 kPa(50 mmHg),这种骤然升高的压力差极易使食管黏膜撕裂,食管黏膜下层与胃贲门部有丰富的血管丛。其撕裂的血管多为黏膜下横行动脉,容易造成大出血。

胃内压力升高的主要原因为呕吐和剧烈干呕。60%以上的患者发病前有大量饮酒及暴食史,其他病因如妊娠呕吐、食管炎、急性胃肠炎、消化性溃疡、急性胆囊炎、急性胰腺炎、尿毒症、糖尿病酮症、放置胃管、内镜检查等。

凡能引起胃内压力增高的任何情况均可发生食管-贲门黏膜撕裂,如剧烈咳嗽、举重、用力排便、酗酒、分娩、胸外按摩、癫痫发作、哮喘持续状态、食管裂孔疝、麻醉期间的严重呃逆等,其中尤以食管裂孔疝常诱发撕裂,并同时影响撕裂的部位。静息时有食管裂孔疝的患者,撕裂多位于胃的贲门部;而不伴有食管裂孔疝者,撕裂多位于食管的远端。由于呕吐而产生的一过性裂孔疝,撕裂多骑跨于食管和胃交界处。

二、诊断步骤

(一)病史采集要点

典型表现为先有干呕或剧烈呕吐,随后出现呕血或黑便,大多数患者表现为无痛性出血。出血量与黏膜撕裂范围、程度和位置有关,严重者可引起休克和死亡,但多数患者出血量较少。有的甚至仅有黑便或呕吐物带有血丝。

(二)体格检查要点

轻者多无明显的体征。出血量大者可出现贫血、循环障碍甚至休克等。

(三)辅助检查

1.胃镜检查

胃镜检查是诊断该病的最有效手段,应列为首选检查方法。胃镜应在出血24小时内或在出血即时进行。胃镜下可见食管与胃交界处或食管远端、贲门黏膜的纵行撕裂,撕裂多为单发,少数为多发,裂伤一般长 3~20 mm,宽 2~3 mm。

2.X线气钡双重造影

可见不规则充盈缺损,有时钡剂位于溃疡龛影内,有时可看到出血灶附近的钡剂位于溃疡龛影内,有时可看到出血灶附近的钡剂充盈缺损区。

3.选择性腹腔动脉造影

可检出速度为每分钟 0.5 mL 的出血,可见造影剂自食管和胃的交界处溢出,沿食管上或下流动,可显示食管黏膜的轮廓,适用于钡餐、内镜检查阴性的患者。

三、诊断

(一)诊断要点

诊断依据有:①有导致腹内压增高的诱因和明显病史。②出现频繁呕吐,继之呕血的临床表现。③X线气钡双重造影、选择性腹腔动脉造影和内镜检查有确诊价值。

(二)鉴别诊断要点

本病需与自发性食管破裂、消化性溃疡、糜烂性出血性胃炎、食管-胃底静脉曲张破裂等引起的上消化道出血相鉴别。

1.自发性食管破裂

多发生在暴饮、暴食及其他原因所致剧烈呕吐后,常有液气胸的发生,吞咽、饮水、进食后胸痛加剧。

2.消化性溃疡

消化性溃疡有慢性、节律性、周期性中上腹部疼痛；可有反酸、嗳气、恶心、呕吐及其他消化不良的症状，胃镜检查可明确诊断。

3.糜烂性出血性胃炎

一般为少量、间歇性出血，可自止，也可大出血引起呕血和/或黑粪；确诊有赖于胃镜，但宜在出血后 24～48 小时内进行。

4.食管-胃底静脉曲张破裂

病情急、出血量大，常有肝炎或肝硬化等病史，肝功能化验异常，胃镜可明确诊断。

(三)临床亚型

胃镜下可将食管-贲门黏膜撕裂综合征的裂伤出血分为 5 类：①活动性动脉性喷血。②活动性血管渗血。③可见血管显露。④裂伤处黏附有新鲜血痂。⑤单纯性裂伤。

四、治疗

(一)治疗原则

治疗包括镇静止吐、减少或避免腹压增加、补充血容量、药物止血和介入治疗等保守疗法，无效时应手术结扎出血血管、缝合撕裂黏膜。

(二)治疗计划

1.一般治疗

出血时给予禁食，出血停止后 24 小时可以进食流质。必要时可以放置胃管抽出胃内容物，避免饱餐的胃加剧撕裂。

(1)积极补充血容量：保证充足的静脉通道，必要时输血，需保持血细胞比容在 30% 以上，血红蛋白浓度在 70 g/L 以上。但应避免输血及输液量过多引起急性肺水肿或再出血。

(2)药物止血：只有当胃内 pH＞6.0 时，才能有效地形成血小板聚集及血液凝固。所以须快速提升胃内 pH。通常静脉给予制酸剂、H_2 受体阻滞剂(如西咪替丁、法莫替丁等)或质子泵抑制剂(如奥美拉唑等)抑制胃酸分泌，目前临床上多采用后者。

(3)止呕:可肌内注射甲氧氯普胺,必要时静脉推注中枢止呕药。

2.内镜治疗

随着内镜技术的发展,治疗内镜技术在消化道出血紧急止血中起着非常重要的作用,对出血量大、活动性出血或内镜发现有近期出血的患者都应进行内镜止血治疗。

(1)注射止血术:其机制是通过向撕裂边缘或出血点注射药物,以压迫、收缩血管或通过局部凝血作用达到止血目的。注射止血术操作简便,疗效确切,费用低廉。但要注意并发症的发生,如食管穿孔、食管狭窄、贲门狭窄、高血压、心律失常等,故不宜反复注射,应严格控制注射药物的浓度,同时应注意监测血压、心率等。

(2)金属钛夹止血术:该方法是近年来国内外广泛开展的一种有效的内镜止血术。其基本方法是在内镜直视下,利用金属止血夹,直接将出血血管或撕裂的黏膜夹持住,起到机械压迫止血及缝合作用,能达到立即止血及预防再出血的目的。主要适用于有活动性及再出血迹象的撕裂患者。该方法止血率高,安全,操作简便,组织损伤小,并发症少,仅个别报道有穿孔发生。钛夹通常在1~3周自行脱落,随粪便排出体外。

(3)微波止血术:微波治疗可使组织中的极性离子在瞬间发生局部高速振荡,从而产生高温,使蛋白凝固,达到止血的目的。该方法操作简便,疗效确切,不影响撕裂黏膜愈合。但由于食管没有浆膜层,撕裂的部位较薄,不宜反复操作,以防壁性损伤和穿孔。

(4)其他:电凝止血术利用高频电流通过人体产生热效应,使组织凝固,从而止血。方法与微波止血术相似。电凝止血术疗效可达$80\%~90\%$,其并发症主要有穿孔和出血。其他还有热探头止血术、激光光凝治疗等,其基本原理均为使局部产生高温,达到组织凝固止血的目的。

3.动脉栓塞治疗

对于经保守治疗和内镜治疗失败的患者,可考虑行动脉栓塞治疗,食管贲门部主要由胃左动脉供血,可栓塞胃左动脉或其食管支。

该方法止血迅速可靠,但需要有经验的介入医师进行操作。

4.手术治疗

对于经保守治疗或内镜治疗失败的患者。应行紧急手术治疗,结扎出血的血管。

(三)治疗方案的选择

对有活动性出血或胃镜发现有近期出血血痂的患者建议采用胃镜治疗。撕裂较表浅且有活动性出血者,选择局部注射止血术、微波和电凝治疗;活动性动脉出血或有血管显露者,选择金属夹止血。胃镜治疗安全、简单、组织损伤小,但不宜反复进行,同时应控制药物浓度和剂量。

五、病情观察及处理

(一)病情观察要点

(1)卧床休息,严密监测生命体征及每小时尿量,保持呼吸道通畅,避免呕吐时引起窒息。

(2)定期复查血常规,必要时监测中心静脉压,尤其是老年患者。

(3)注射止血术后要注意并发症的发生,如食管穿孔、食管狭窄、贲门狭窄、高血压、心律失常等,故不宜反复注射,应严格控制注射药物的浓度,同时应注意监测血压、心率等。

(4)复查大便常规及隐血试验。

(5)必要时可复查内镜。

(二)疗效判断及处理

1.疗效判断(可参考上消化道出血的判断方法)

血红蛋白、红细胞计数及血细胞比容测定上述指标可以用于失血程度的估计,但由于这些指标在急性失血后并不能立即反映出来,故不能以此作为早期判断出血量的依据。此外,上述指标亦受出血前有无贫血、脱水和缺氧等因素的影响。因此,动态地观察血红蛋白、红细胞计数及血细胞比容等的变化则更有意义。

2.处理

对于常规处理后仍有出血或再次出血的患者可采用胃镜治疗；对保守治疗和胃镜治疗失败的患者可考虑动脉栓塞或手术治疗。

六、预后评估

大多数患者经积极补液、禁食、制酸、保护黏膜及止血等治疗后，出血大多可自行停止，撕裂处大多数在 1 周内愈合。

第四节　食管裂孔疝

食管裂孔疝是指腹腔内脏器通过膈食管裂孔进入胸腔所致的疾病。食管裂孔疝是其中最常见者，达 90％以上。

一、流行病学

发病率随年龄的增加而上升，40 岁以下人群的发病率低于 9％，50 岁以上人群的发病率升至 38％。老年人高发可能与其裂孔周围组织萎缩和弹性减退有关。

二、病因与发病机制

(一)先天性

正常人的食管裂孔具有环肌束，其右侧肌束强大，构成了环肌束的大部分，将食管下段夹在其中。深吸气时，右侧肌束将食管拉向右侧并使食管腔缩小。同时食管下段和食管胃连接处分别有上、下膈食管韧带和胃膈韧带固定于食管裂孔处，以防止食管胃连接部和其他腹腔脏器疝入胸腔。先天发育异常可使右侧肌束部分或全部缺失，引起食管裂孔的松弛。

(二)后天性

正常食管裂孔的直径约为 2.5 cm。随着年龄增长，构成食管裂孔的肌肉组织及膈食管膜弹力组织萎缩，食管裂孔增宽，同时固定食管的有关韧带松弛,使食管在腹压增高时(包括妊娠后期、肥胖、腹水、腹内巨大肿瘤、剧烈咳嗽、便秘、频繁呕吐和呃逆等)易滑入胸腔。此外,食管炎、食管溃疡引起的瘢痕收缩;癌浸润引起的食管缩短;胸椎后突;严重的胸腹部损伤和手术引起的食管或胃与食管裂孔正常位置的改变;手术引起的膈食管膜和膈食管裂孔的松弛均可导致本病。

三、临床分型

(一)滑动型食管裂孔疝

食管的膈下段及胃底的一部分经食管裂孔突入胸腔所致,是一种轴型疝,即食管-贲门-胃的轴性关系仍然存在,但贲门部抬高至膈以上。其疝囊下段为食管裂孔,疝囊上段为生理性下食管括约肌。滑动型食管裂孔疝占食管裂孔疝的90%,平卧时易出现,站立时消失。滑动型食管裂孔疝一般较小,且可复原,故患者可无任何临床症状,部分患者可合并反流性食管炎。

(二)食管旁疝

由于膈食管裂孔的左前缘薄弱或缺损,胃底的一部分从食管的左前方突入胸腔所致。随着病程进展,缺损加重,可导致全胃疝入胸腔,形成巨大食管裂孔疝。食管旁疝较少见,也极少发生胃食管反流,但约1/3的巨大食管裂孔疝易发生嵌顿,故有重要临床意义。

(三)混合型食管裂孔疝

最少见,是指滑动型和食管旁疝同时存在。其发生与膈食管裂孔过大有关,兼有滑动型和食管旁疝的特点。

四、临床表现

主要与反流性食管炎的症状有关,也可有某些消化不良的表现。

(一)胸骨后烧灼感或隐痛

胸骨后烧灼感或隐痛为滑动型食管裂孔疝的最常见症状。约1/3患者伴有胃食管反流而引起典型的反流性食管炎,表现为胸骨后、剑突下烧灼感或疼痛。疼痛可因嗳气、呃逆、平卧、弯腰、蹲下、咳嗽、饱食后用力屏气而诱发或加重,站立、半卧位、散步、呕吐后症状可减轻。反胃也是常见症状,有时可反出未完全消化的食物。症状的轻重与疝囊的大小有关,疝囊小者往往疼痛较重,而疝囊大者则很少剧痛。

(二)吞咽困难

患者常于进食后有食物阻滞感;伴食管糜烂或溃疡者可有明显的吞咽疼痛。当长期糜烂性食管炎引起食管狭窄时可出现吞咽困难,当进食过快或进食过热、过冷、粗糙食物时更易发作。此外,食管旁疝即使无并发症,也易出现吞咽困难。

(三)贫血

15%的食管裂孔疝患者可伴有缺铁性贫血。部分患者贫血与上消化道出血有关。食管旁疝患者的贫血及消化道出血的发生率明显高于滑动型食管裂孔疝。除食管炎易引起出血外,较大疝囊本身也可出血。

(四)其他症状

患者可有反复嗳气、进食后上腹部不适、腹胀、胃食管反流引起的吸入性肺炎、巨大食管裂孔疝压迫心肺引起的气急、心悸、咳嗽、发绀等症状。

五、并发症

(一)糜烂性食管炎

约1/3的食管裂孔疝患者可并发食管炎;已有短食管者食管炎发生率可达80%;50%的食管炎患者可有食管溃疡;病程长者可有食管缩短、狭窄。

(二)上消化道出血

25%~35%的食管裂孔疝患者可出现上消化道出血,多由反流性食管炎、食管溃疡或食管癌引起。单纯食管炎大多仅为少量出血,极少大出血。

(三)嵌顿及绞窄

滑动型可复性食管裂孔疝极少发生嵌顿或绞窄;食管旁疝可因

裂孔口压迫胃底、胃扭转等原因引起胃血供障碍,形成嵌顿、绞窄或坏死,严重者可出现胃穿孔和大出血。

(四)食管癌

0.5%～1.0%的食管裂孔疝患者可并发食管癌,癌灶常位于鳞状-柱状上皮交界处,其发生可能与 Barret 食管有关。

(五)其他

食管裂孔疝与胆石症、结肠憩室并存时为 Saint 三联症;与胆囊疾病、十二指肠溃疡并存时为 Casten 三联症。上述两种三联征的因果关系尚不明了,在鉴别诊断时应予以考虑。

六、辅助检查

(一)X 线检查

X 线检查是目前诊断食管裂孔疝的主要方法。对于临床上高度可疑但一次检查阴性者应重复检查,并取仰卧头低足高位等以提高阳性率。钡餐造影可显示食管裂孔疝的直接征象及间接征象。

(二)上消化道内镜检查

可与 X 线检查相互补充,协助诊断。镜下可有如下表现:①食管下段齿状线上移;②食管腔内有潴留液;③贲门口扩大和松弛;④His 角变钝;⑤胃底变浅;⑥膈食管裂孔宽大而松弛。

(三)高分辨率食管测压

食管裂孔疝时主要有以下表现:①LES 测压时出现双高压力带,上区代表食管下段的内在压力,下区代表膈脚,二者分离提示存在食管裂孔疝。双高压带在滑动型食管裂孔疝中检出率较高,其特异性高于影像学和内镜下表现。②LES 压力低于正常值。

七、诊断与鉴别诊断

根据患者的临床表现结合适当的辅助检查,本病诊断不难。食管裂孔疝所引起的临床症状需与以下疾病相鉴别。

(一)心绞痛

伴有反流性食管炎患者的胸痛可放射至左肩和左臂,含服硝酸甘油亦可缓解。此时心电图改变对两者的诊断最有帮助。有时上述两种情况可同时存在,因为从疝囊发出的迷走神经冲动可反射性地减少冠脉血流,诱发心绞痛。所以在临床分析时应考虑上述可能性。

(二)下食管和贲门癌

易发生于老年人。癌组织浸润食管下段可破坏 LES 而引起胃食管反流和吞咽困难,应警惕此病。

(三)慢性胃炎

可有上腹不适、反酸、胃灼热等症状,内镜及上消化道钡餐检查有助于鉴别。

(四)消化性溃疡

抑酸治疗效果明显,与食管裂孔疝治疗后的反应相似,但上腹不适、反酸、胃灼热等症状通常于空腹时发生,与体位变化无关。内镜检查可明确诊断。

(五)胆道疾病

除右上腹不适外,一般可有发热、血白细胞计数增高等炎症表现。伴胆管炎的患者多有黄疸,肝酶增高。体检右上腹可有局限性压痛;超声及 CT 扫描有助于诊断。

八、治疗

无症状、无并发症的滑动型食管裂孔疝者无须治疗;大多数有症状的食管裂孔疝患者仅需内科治疗;有严重并发症的滑动型食管裂孔疝和食管旁疝患者应手术治疗。

(一)内科治疗

主要目的是降低腹腔压力,减少反流,缓解症状,减少并发症。治疗原则主要是消除疝形成的诱因,控制胃食管反流,促进食管排空,以及减少胃酸分泌。

(二)外科治疗

2%～4%的患者需要手术。

(1)手术指征:①症状经内科长期治疗无缓解;②有重度反流性食管炎、食管狭窄、上消化道大出血、食管癌等严重并发症;③长期消化道出血合并贫血;④食管裂孔疝发生急性嵌顿或绞窄。⑤食管旁疝,尤其疝囊较大者。

(2)手术原则:①复位疝内容物;②修补松弛薄弱的食管裂孔;③防治胃食管反流;④保持胃液流出道通畅;⑤兼治并存的并发症。

(3)手术主要包括疝修补术及抗反流手术。常用的术式:①贲门前固定术;②后方胃固定术(Hill 修复法);③经腹胃底折叠术(Nissen 手术);④Belsey 四点手术(亦称 Mark Ⅳ)。近年来由于内镜手术的迅速发展,上述部分手术可通过胸腔镜或腹腔镜完成。文献报道术后早期症状完全缓解率可高达 80%～90%,失败率仅 5%,约 10%术后反流复发。

第五节　食管憩室

食管憩室一般病史较长,发展缓慢,属良性病变。不同部位的食管憩室,临床表现各异。通过 X 线钡餐和内镜检查可以发现食管憩室和假性憩室。多不需要手术切除憩室。可以行狭窄扩张术、抗反流治疗及应用钙通道阻滞剂。

一、咽-食管憩室(Zenker 憩室)

在食管憩室中最常见,是由于咽-食管连接区的黏膜在环状软骨近侧的咽后壁肌肉缺陷处膨出而成。当吞咽时下咽部压力增加,局部黏膜自环咽肌薄弱处膨出从而形成 Zenker 憩室。

上消化道钡餐检查时的发现率为 0.1%,其中 70%发生于 70 岁以上者。男性约占 2/3,多位于左颈部咽-食管连接区。患者中食管裂孔疝的发病率明显高于正常人群。

初期憩室很小,可无任何症状,随着憩室逐步增大,临床表现为轻度吞咽困难,潴留在憩室里的食物可反流入口腔。饭后及睡眠时易发生呛咳。晚期表现有喉返神经受压引起的声嘶,饮水时有气过水声及反复发作的吸入性肺炎。体检时可在锁骨上方颈根部发现面团样肿块,按压时发出水过气声。

X线钡餐侧位检查有助诊断。憩室内发生肿瘤者,需手术治疗。

二、食管中段憩室

较少见,为牵拉性的真性憩室。憩室一般不大,直径多在1~2 cm,呈锥形,无颈。多数无症状,部分病例出现胸骨后疼痛、胃灼热感,少数有吞咽困难,极少数发生纵隔脓肿或食管气管瘘。无症状者不需要手术治疗。

三、膈上食管憩室

在食管憩室中最少见,男性多见,常发生在贲门食管连接之处上方,食物易潴留,不易排出。常伴食管痉挛、贲门痉挛、反流性食管炎或食管裂孔疝。诊断依赖X线检查,CT扫描可鉴别纵隔肿瘤、脓肿。无症状者不需治疗,有明显症状如吞咽障碍、胸骨后疼痛及癌变者需做手术切除。

四、食管壁内假性憩室

多因黏膜下腺体炎症,炎症细胞浸润压迫腺体造成腺体阻塞,扩张形成吸袋,多继发于食管痉挛、胃食管反流和念珠菌病等。憩室常有规则地分布于整个食管,憩室很小,常为1~3 mm。由于炎症及病情逐渐进展,70%~90%存在食管狭窄。大部分患者表现为间歇性吞咽困难,并伴有胸骨后疼痛。

第三章

胃十二指肠疾病

第一节 急 性 胃 炎

急性胃炎是由多种原因引起的急性胃黏膜非特异性炎症所致，病理上以中性粒细胞浸润为主要特点。根据黏膜损害程度，分为急性单纯性胃炎和急性糜烂出血性胃炎，后者又称为急性胃黏膜病变。

一、病因及发病机制

(一)理化因素

过冷、过热或过于粗糙的食物、饮料(如浓茶、浓咖啡、烈酒)、刺激性调味品、特殊类型药物(如非甾体抗炎药、肾上腺皮质激素、抗生素、抗肿瘤药物等)，均可破坏黏膜屏障造成胃黏膜损伤和炎症。非甾体抗炎药还能干扰胃黏膜上皮细胞合成硫糖蛋白，使胃内黏液减少，脂蛋白膜的保护作用削弱，引起胃腔内氢离子逆扩散，导致黏膜固有层肥大细胞释放组胺、血管通透性增加，引起胃黏膜充血、水肿、糜烂和出血等病理过程，同时药物还抑制前列腺素合成，使胃黏膜的修复受到影响而加重炎症。

(二)生物因素

生物因素包括细菌及其毒素。常见致病菌为沙门菌属、嗜盐菌、致病性大肠埃希菌等，常见毒素为金黄色葡萄球菌及肉毒杆菌毒素，尤其是以前者较为常见。进食了污染细菌或毒素的不洁食物后可引起合并肠炎的急性胃炎,即急性胃肠炎。此外,近年来发现因病毒感染而引起本病者逐渐增多。

(三)机体因素

机体因素包括全身感染、严重创伤、颅内高压、大手术、休克、过度紧张劳累等。应激状态下,交感神经及迷走神经兴奋,前者使胃黏膜血管痉挛收缩,血流量减少,后者则使黏膜下动、静脉短路开放,黏膜缺血缺氧加重,导致胃黏膜上皮损害,发生糜烂和出血。

二、病理

病变多为弥漫性,也可为局限性,仅限于胃窦部。大体表现为黏膜充血水肿,表面常有渗出物及黏液覆盖,急性糜烂出血型胃炎表现为多发性糜烂和浅表性溃疡,常有簇状出血病灶。显微镜下表现为黏膜固有层中性粒细胞浸润或形成小脓肿。糜烂出血型胃炎胃黏膜上皮失去正常柱状形态并有脱落,黏膜层有多发局灶性出血坏死。

三、临床表现

多数急性起病,症状轻重不一。急性单纯性胃炎主要表现为上腹饱胀、隐痛、食欲减退、嗳气、恶心、呕吐等。由沙门菌或金黄色葡萄球菌及其毒素致病者,常于进不洁食物数小时或24小时内发病,多伴有腹泻、发热,严重者有脱水、酸中毒或休克等。外周血白细胞总数增加,中性粒细胞比例增多。糜烂出血性胃炎可无症状或为原发病症状掩盖,也可表现为腹痛、腹胀、恶心等非特异性消化不良症状;严重者起病急骤,在原发病的病程中突发上消化道出血,表现为呕血及解黑便。内镜检查可见胃黏膜充血、水肿、渗出,严重者表现黏膜糜烂、出血或浅表溃疡,可弥漫性,也可局限性。

四、诊断和鉴别诊断

依据病史、临床表现诊断不难,但应注意和消化性溃疡、早期急性阑尾炎、急性胆囊炎、急性胰腺炎等鉴别。内镜结合病理检查有助于诊断。糜烂出血性胃炎确诊依靠早期胃镜检查,胃镜下可表现为黏膜充血糜烂或出血灶,超过48小时,病变可能已消失。通过临床观察、超声检查、血液生化检查、腹部 X 线摄片等排除其他疾病。除消化道出血外,轻症、短期发生的急性胃黏膜病变不推荐首选胃镜检查。

五、治疗

急性单纯性胃炎,治疗需去除病因、适当休息、清淡流质饮食,必要时禁食1～2餐。呕吐、腹泻剧烈者注意水与电解质补充,保持酸碱平衡;对症处理,可给予黏膜保护剂;细菌感染所致者应给予抗生素;腹痛明显可给阿托品或山莨菪碱。

急性糜烂出血性胃炎,应积极治疗原发病,除去可能的致病因素。除黏膜保护剂应用外,疼痛明显,胃镜下糜烂、出血病灶广泛的患者可同时给予 H_2 受体阻滞剂;严重患者,尤其是以消化道出血为表现者需要应用质子泵抑制剂。

临床上对存在应激状态,可能引起急性胃黏膜病变的患者常给予适当抑酸治疗达到预防目的;对长期服用非甾体抗炎药患者应采用选择性 COX-2 抑制剂,饭后服用,或加用 H_2 受体阻滞剂、质子泵抑制剂。

六、预后

除消化道大出血外,本病一般预后良好。

第二节　急性胃扩张

急性胃扩张是指无幽门或十二指肠机械性梗阻而突然发生的胃过度扩张。急性胃扩张是一种少见的急腹症,病情发展迅速,过程凶险,病死率较高。如果本病能够早期发现并得到及时处理,则预后良好。因此,临床上应对本病保持高度警觉。由于急性胃扩张的临床表现不典型,不易早期发现,患者常常被延误诊断和治疗。

一、病因

（1）急性胃扩张常见于手术后，尤其是腹膜后的手术后。术后发生胃扩张可能与下列因素有关：外科手术可直接刺激躯体及内脏神经或通过神经反射抑制胃的自主神经功能，导致胃壁平滑肌弛缓进而形成扩张；麻醉过程中口罩加压给氧或吞入大量空气；手术牵拉致持续性幽门痉挛；术中长时间牵拉小肠使肠系膜上动脉和主动脉夹角变小，压迫十二指肠水平段；术后给氧和胃管鼻饲可使大量气体进入胃内及胃管脱出或阻塞影响胃腔减压。近年来由于术前准备和术后处理的改进，特别是在腹部大手术时多放置胃管减压，发生于术后的急性胃扩张已经很少见。

（2）短时间进食过多，可影响胃的张力和胃的排空而诱发急性胃扩张，是急性胃扩张最常见的病因。暴饮暴食引发的急性胃扩张，其严重性较手术后急性胃扩张为大。大量食物吃进胃内，强行打乱神经反馈弧，使食物不能及时排空消化，引起分泌增加。食物不能排空消化而引发发酵，进一步加重胃扩张。大量食物进入胃内，还可使胃壁肌肉突然受到过度牵拉导致反射性麻痹。由于胃体积增加而收缩力下降，重力作用使扩张的胃压迫了十二指肠，胃内容更难排出，形成了恶性循环，对机体造成严重损害。据报道，约80％的急性胃扩张病例是在原发疾病基础上饮食过量或饮食不当而引发的，尤其是衰弱、慢性饥饿和神经性厌食或因肥胖症而节食者，胃的顺应性差，突然大量进食后可以诱发急性胃扩张，女性多见。

（3）洗胃可以引起急性胃扩张。机制是洗胃灌注的液体过多而未能及时完全呕出，使胃内液体短期内积聚过多，在数分钟内即可产生胃内高压状态，胃明显扩张。如果扩张的张力超过了胃壁的弹性限度，可导致浆肌层撕裂，最后胃全层破裂。洗胃引起的急性胃扩张，因缺血时间短，无组织坏死，仅引起胃动力障碍，一般不致引起严重后果。同时大剂量阿托品的应用也抑制了胃运动功能，促进了急性胃扩张的发生。因此，在临床上洗胃时应注意灌入的洗胃液的量应与排出的量大致相等。

(4)任何类型的创伤均可以引发急性胃扩张,尤以腹部损伤或气管切开者多见。各种外伤尤其是上腹部挫伤或严重复合伤,其产生的应激状态及创伤对腹腔神经丛的强烈刺激可诱发急性胃扩张。创伤性急性胃扩张较为罕见,但上腹部外伤后要考虑到急性胃扩张的可能,以免漏诊。

(5)另外,长期卧床者可以发生急性胃扩张。

(6)胃扭转、嵌顿性食管裂孔疝、幽门附近的病变,以及躯体部上石膏套后1~2天均可引起急性胃扩张。

(7)其他可引起急性胃扩张的疾病包括糖尿病、急性感染、水电解质紊乱、慢性消耗性疾病、肠扭转、精神性疾病和情绪紧张等。糖尿病神经病变,因其可导致内脏自主神经病变使胃张力改变、运动减弱。情绪紧张、精神抑郁和营养不良均可引起自主神经功能紊乱使胃的张力减低和排空延迟。严重感染如败血症均可影响胃的张力和胃的排空导致胃扩张。

二、病理生理

(1)胃扩张后神经反射作用导致胃迷走神经过度抑制,胃壁运动受抑而迟缓,失却了正常生理功能而使胃壁肌肉麻痹,胃壁肌肉张力减退进而使胃排空障碍,属动力性加机械性梗阻,而以胃壁肌肉麻痹占主导地位。

(2)胃扩张时恶心呕吐造成胃液大量丢失,电解质与酸碱平衡紊乱。胃液的大量丢失是低钾产生的重要原因,因为胃液中的钾离子浓度是血浆的3~5倍。低钾可引起神经肌肉应激性下降出现胃肠麻痹,进一步加重胃扩张。

(3)胃和十二指肠极度膨胀,腔内有大量液体潴留。随着胃腔压力的增高,食管下端受压,使胃管无法置入胃内,易误诊为食管下端或贲门平滑肌痉挛。使用抗胆碱药阿托品用于解除平滑肌痉挛,会加重胃肠平滑肌的麻痹。

(4)当胃扩张到一定程度时胃壁肌肉张力减弱,使食管与贲门和胃与十二指肠交界处形成锐角,进一步阻碍胃内容物的排出。

(5)由于胃麻痹和胀满,一方面使膈肌升高,胸腔容积变小,影响呼吸功能,甚至可致呼吸困难,还可机械性地压迫门静脉引起功能性下腔静脉梗阻,使血液淤滞于腹腔内脏,回心血量减少,心排血量亦减少,最后导致周围循环衰竭,出现休克。

(6)扩张的胃可占据整个腹腔甚至达盆腔,把小肠和横结肠推入腹腔下部甚至盆腔,致小肠系膜紧张,肠系膜上动脉和主动脉夹角变小,持续性压迫十二指肠水平部;或者胀满的胃直接压迫在十二指肠水平部通过脊柱部分,使胃内食物、咽入的空气及胃十二指肠的分泌液和胆汁、胰液大量积存,这些液体的滞留又可以进一步刺激胃十二指肠黏膜,使黏膜分泌和渗出显著增多,加重了胃扩张程度。

(7)胃扩张引起胃壁静脉血液回流障碍,致大量液体和电解质由血浆和组织间液进入胃腔内,迅速引起水和电解质失调。

(8)胃扩张继续发展,胃壁变薄,微循环发生障碍,造成组织缺血缺氧,胃黏膜血管麻痹性扩张,局部渗出增加,吸收功能丧失,又加剧了胃扩张的发展;胃壁血液循环障碍加重,出现血性渗出,胃液呈咖啡色,最后胃壁血供受阻,导致胃壁组织细胞坏死。

(9)若胃扩张得不到解除,坏死将向食管下段及十二指肠发展。胃黏膜受压血管破裂,黏膜形成溃疡、淤血和坏死灶,重者可发生胃破裂穿孔。

(10)大量体液丢失,引起严重脱水,易发生代谢性酸中毒;胃黏膜的大量渗出,丢失钾离子和氢离子,可以继发代谢性碱中毒;胃的膨胀影响呼吸功能使呼吸受限,换气浅快,导致呼吸性碱中毒。

三、临床特点

急性胃扩张原发病过程不典型,临床症状重,临床表现多样化。尽管急性胃扩张发病迅速,但发病初期不易引起患者及家属的注意,多在临床症状急剧加重时就诊。患者多有明显过量进食史、手术史或外伤史。但手术后或上腹部外伤后通常会考虑胃和胰腺的损伤,一般不易联想到急性胃扩张。

(1)高度腹胀,上腹部饱胀及进行性腹部胀痛。呕吐频繁但无力,呈典型的溢出性呕吐,呕吐棕褐色混浊液体,呕后腹胀不减轻。如果属于麻痹性扩张,胃内容物并不易呕出。

(2)呼吸浅短、脉快。高度腹胀,明显的腹部隆起,上腹部明显,常不对称,左侧更为隆起。看不到胃蠕动波。上腹可引出振水音。全腹轻压痛及肌紧张,肠鸣音减弱或消失。短期内出现低血容量性休克、呼吸困难、代谢性碱中毒及少尿。

(3)置入胃管可吸出数千毫升棕绿色液体气体,潜血试验阳性。如果吸出大量液体气体,诊断即可确立。

(4)X线检查:X线透视可见上腹部弥漫性致密影及胃泡水平面增大。如果中上腹饱胀,未见膈下游离气体而胃泡水平面增大应考虑到急性胃扩张可能;腹部 X 线片可发现胃显著扩张积气及气液平面(胃影可达盆腔),如果发生穿孔和胃壁坏死可出现腹膜炎表现和膈下游离气体;X线钡餐检查可见胃扩张,胃内积气积液,胃蠕动弱,造影剂长时间滞留胃内。

(5)腹部 B 超:可见胃明显扩张,胃壁变薄,其内充满内容物,于体表可以测出胃的轮廓。

(6)腹部 CT:可以了解胃的扩张程度,以及对周围脏器的压迫情况。

四、诊断及鉴别诊断

急性胃扩张因其早期临床表现不典型,易于其他急腹症混淆,早期及时明确诊断十分重要。患者如存在上述病因和诱发因素,应想到发生急性胃扩张的可能,应进一步观察,注意本病临床症状和体征的特点。早期可有腹胀、上腹或脐周隐痛,恶心和持续性呕吐,呕吐后症状并不减轻。随着病情的加重,全身情况进行性恶化,可出现脱水、碱中毒,并表现为血压下降和休克。突出的体征为上腹膨胀,可见胃形,叩诊过度回响,有振水声。实验室检查可发现血液浓缩、低钾血症、低氯血症和酸碱平衡紊乱。立位腹部 X 线检查可见左上腹巨大液平面和充满腹腔的特大胃影及左膈肌抬高,即可做出诊断。

急性胃扩张的患者病情重,病因复杂,临床表现多样,实验室表现复杂,往往因分析病情不全面,容易误诊为其他腹部急症,文献报道此病有较高的误诊率(28.5%)。误诊原因为医师对本病的认识不足。对于高危人群一旦出现腹痛、腹胀、呕吐等消化道症状,均不能排除本病的可能。应仔细查体,反复检查,严密观察病情变化。

急性胃扩张主要应与机械性肠梗阻、弥散性腹膜炎和幽门梗阻区别。机械性肠梗阻可有腹胀、呕吐,但常有较明显腹痛,腹部体格检查可见肠型,肠鸣音多亢进,立位腹部X线片可见小肠积气,并可见肠腔内多个液平面,胃管抽吸无大量胃内容物。弥散性腹膜炎常由腹腔内脏器穿孔或急性胰腺炎引起,起病急骤,腹痛剧烈,腹部肌肉紧张,有压痛及反跳痛,肝脏浊音界可消失,肠鸣音消失,患者体温常升高,白细胞计数增多。消化道穿孔者腹部X线检查可发现膈下游离气体;急性胰腺炎患者有血尿淀粉酶升高,腹部CT可见胰腺肿大、胰腺周围渗出等改变。消化性溃疡、胃窦部肿瘤引起的幽门梗阻也可导致胃扩张的发生,但一般起病缓慢,患者呕吐物无胆汁,上腹部可见到胃形及胃蠕动,很少出现脉搏快速而微弱、血压下降等,胃镜检查或X线钡剂造影可明确诊断。

五、治疗

(一)非手术治疗

急性胃扩张患者确诊后,应首选内科非手术疗法。禁食水,持续胃肠减压,营养支持,纠正水、电解质失衡和酸碱平衡紊乱,并发休克者积极抗休克治疗。快速从静脉输入生理盐水及葡萄糖溶液,使尿量正常,必要时输入全血。如果有低钾性碱中毒,需补充钾盐。

胃抽吸和冲洗:插入胃管,将胃内液体及气体抽空,每隔半小时用温生理盐水冲洗,冲洗时避免一次注入过多液体,直至胃液颜色变淡,量逐渐减少为止。暴饮暴食所致的急性胃扩张,胃内常有大量食物,用一般胃肠减压管不容易吸出,需用较粗胃管抽吸洗胃并持续减压。如果减压洗胃仍不能缓解或大量食物无法吸出则须考虑手术治疗。

体位疗法：患者取俯卧位,头转向侧方,床脚抬高,可减轻小肠系膜的紧张,并防止其对十二指肠的压迫,以利胃内容进入远侧消化道。

一旦病情好转,2～3天后可往胃里注入少量液体,如果无异常情况即可开始恢复少量进食。

对于年老体弱、营养不良或病史长恢复慢的患者应及时给予完全胃肠外营养,纠正低蛋白血症。

对病情严重,特别是对疑有胃壁坏死、穿孔及腹腔感染者,应及时行手术治疗。术前应同时进行积极有效的液体复苏,给机体提供充足热量,维持水、电解质平衡及纠正酸碱失衡。选用敏感抗生素控制感染,预防和有效控制毒血症的发生。

（二）手术疗法

(1)手术指征:①胃肠减压不见好转,全身情况恶化,休克难以纠正;②有腹膜炎体征或腹腔穿刺有血性渗液;③腹部X线检查出现膈下游离气体。

(2)暴饮暴食引起的急性胃扩张,因胃内内容物呈固糊状较多,有时胃肠减压难以奏效,或有时胃管不能插入胃腔,这种情况下应及早采取手术治疗。如早期未能及时正确处理,预后极差。急性胃扩张病程超过12小时,极易出现胃壁组织坏死,甚至穿孔、休克,病死率可高达20%。手术方法以简单有效为原则,常用胃切开减压术。切开胃壁清除其内容物,对于胃壁部分坏死者行部分切除,点状坏死则行浆肌层内翻缝合包埋坏死灶为宜,有胃穿孔者行修补术,术后应继续胃管吸引减压或做胃造口术。给予适量促进胃收缩药物,同时抗炎补液,预防电解质紊乱及酸碱平衡失调等并发症的出现。

(3)如果保守治疗失败或者保守治疗期间怀疑有胃穿孔,应立即手术探查,延迟治疗可造成80%～100%的病死率。手术也应力求简单,胃切开减压术,清除胃内积存的食物残渣,清洗胃腔和腹腔。如果胃壁无血运障碍,可行胃壁切开减压后缝合。如果胃壁发生血运障碍,根据坏死的范围可选择胃部分切除、胃空肠吻合术或全胃切除、食管空肠吻合术等术式。由于急性胃扩张患者胃壁已基本上完全丧失运动能力,血运差,预计手术后长时间不能恢复,可行胃造口术或空肠营养造口术,有利于维持患者的营养状态,并可避免肠外营养所致的许多并发症。亦可考虑手术中安置鼻肠营养管术后早期给予肠内营养支持。

(4)如果病情危重,则不宜采用过于复杂的手术方式,只进行胃造口术和腹腔引流术即可,待病情好转后再酌情进行二期手术。

六、预防

要普及卫生知识,积极宣传暴饮暴食的危害性;腹部手术前积极去除各种急性胃扩张的原发因素,若患者一般状态差,最好于术前进行胃肠减压直到术后胃肠功能完全恢复,这是预防急性胃扩张的有效措施;术后患者饮食逐渐从流质饮食过渡到普通饮食,避免暴饮暴食;术中麻醉操作要熟练,避免使患者吞咽大量空气;术中减少创伤,避免对组织的过度牵拉;术后预防腹腔感染,注意给予营养支持;术后要经常变换体位,并适当给予对症处理,以促进患者胃肠功能的恢复;一旦出现急性胃扩张的征象时,应及早进行处理,不要等到症状加重时再治疗。在门急诊接诊腹胀患者时,详细询问病史,注意观察病情变化,诊断不明确时及早进行相关的辅助检查,以免漏诊,对一时难以明确诊断的患者,应留诊观察或收入院进一步诊治。

第三节　胃　扭　转

胃扭转是由于胃固定机制发生障碍,或因胃本身及其周围系膜(器官)的异常,使胃沿不同轴向发生部分或完全的扭转。胃扭转最早于 1866 年由 Berti 在尸检中发现。

本病可发生于任何年龄,多见于 30~60 岁,男女性别无差异。15%~20%胃扭转发生于儿童,多见于 1 岁以前,常同先天性膈缺损有关。2/3 的胃扭转病例为继发性,最常见的是食管旁疝的并发症,也可能同其他先天性或获得性腹部异常有关。

一、分类

(一)按病因分类

1.原发性胃扭转

致病因素主要是胃的支持韧带有先天性松弛或过长,再加上胃运动功能异常,如饱餐后胃的重量增加,容易导致胃扭转。除解剖学因素外,急性胃扩张、剧烈呕吐、横结肠胀气等亦是胃扭转的诱因。

2.继发性胃扭转

继发性胃扭转为胃本身或周围脏器的病变造成,如食管裂孔疝、先天及后天性膈肌缺损、胃穿透性溃疡、胃肿瘤、脾大等疾病,亦可由胆囊炎、肝脓肿等造成胃粘连牵拉引起胃扭转。

(二)以胃扭转的轴心分类

1.器官轴(纵轴)型胃扭转

此类型较少见。胃沿贲门至幽门的连线为轴心向上旋转,造成胃大弯向上、向左移位,位于胃小弯上方,贲门和胃底的位置基本无变化,幽门则指向下。横结肠也可随胃大弯向上移位。这种类型的旋转可以在胃的前方或胃的后方,但以前方多见。

2.系膜轴型(横轴)胃扭转

此类型最常见。胃沿着从大、小弯中点的连线为轴发生旋转。又可分为两个亚型:一个亚型是幽门由右向上向左旋转,胃窦转至胃体之前,有时幽门可达到贲门水平,右侧横结肠也可随胃幽门窦部移至左上腹;另一亚型是胃底由左向下向右旋转,胃体移至胃窦之前。系膜轴型扭转造成胃前后对折,使胃形成两个小腔。这类扭转中膈肌异常不常见,多为胃部手术并发症或为特发性,典型的为慢性不完全扭转,食管胃连接部并无梗阻,胃管或内镜多可通过。

3.混合型胃扭转

较常见,兼有器官轴型扭转及系膜轴型扭转两者的特点。

(三)按扭转范围分为完全型和部分型胃扭转

1.完全型扭转

整个胃除与横膈相附着的部分以外都发生扭转。

2.部分型扭转

仅胃的一部分发生扭转,通常是胃幽门终末部发生扭转。

(四)按扭转的性质分为急性胃扭转和慢性胃扭转

1.急性胃扭转

发病急,呈急腹症表现。常与胃解剖学异常有密切关系,在不同的诱因激发下起病。如食管裂孔疝、膈疝、胃下垂、胃的韧带松弛或过长。剧烈呕吐、急性胃扩张、胃巨大肿瘤、横结肠显著胀气等可成为胃的位置突然改变而发生扭转的诱因。

2.慢性胃扭转

有上腹部不适,偶有呕吐等临床表现,可以反复发作。多为继发性,除膈肌的病变外,胃本身或上腹部邻近器官的疾病,如穿透性溃疡、肝脓肿、胆道感染、膈创伤等亦可成为慢性胃扭转的诱因。

二、临床表现

胃扭转的临床表现与扭转范围、程度及发病的快慢有关。

(一)急性胃扭转

表现为上腹部突然剧烈疼痛,可放射至背部及左胸部。有时甚至放射到肩部、颈部并伴随呼吸困难,有时可有心电图改变,有可能被误诊为心肌梗死。急性胃扭转常伴有持续性呕吐,呕吐物量不多,不含胆汁,以后有难以消除的干呕,进食后可立即呕出,这是因为胃扭转使贲门口完全闭塞的结果。上腹部进行性膨胀,下腹部平坦柔软。大多数患者不能经食管插入胃管。急性胃扭转晚期可发生血管闭塞和胃壁缺血坏死,以致发生休克。

查体可发现上腹膨隆及局限性压痛,下腹平坦,全身情况无大变化,若伴有全身情况改变,提示胃部有血液循环障碍。反复干呕、上腹局限压痛、胃管不能插入胃内,这是急性胃扭转的三大特征,称为"急性胃扭转三联症"(Borchardt 三联症)。但这三联症在扭转程度较轻时,不一定存在。

(二)慢性胃扭转

较急性胃扭转多见,临床表现不典型,多为间断性胃灼热感、嗳气、腹胀、腹鸣、腹痛,进食后尤甚。主要临床症状是间断发作的上腹部疼痛,有的病史可长达数年。亦可无临床症状,仅在钡餐检查时才被发现。对于食管旁疝患者发生间断性上腹痛,特别是伴有呕吐或干呕者应考虑慢性间断性胃扭转。

三、辅助检查

(一)X 线检查

1.立位胸腹部 X 线平片

可见两个液气平面,若出现气腹则提示并发胃穿孔。

2.上消化道钡餐

上消化道 X 线钡餐不仅能明确有无扭转,且能了解扭转的轴向、范围和方向,有时还可了解扭转的病因。器官轴型表现为胃大弯、胃底向前、从左侧转向右侧,胃大弯朝向膈面,胃小弯向下,后壁向前呈倒置胃,食管远端梗阻呈尖削影,腹食管段延长,胃底与膈分离,食管与胃黏膜呈十字形交叉。系膜轴型表现为食管胃连接处位于膈下的异常低位,而远端位于头侧,胃体、胃窦重叠,贲门和幽门可在同一水平面上。

(二)内镜检查

内镜检查有一定难度,进镜时需慎重。胃镜进入贲门口时可见到齿状线扭曲现象,贲门充血、水肿,胃腔正常解剖位置改变,胃前后壁或大、小弯位置改变,有些患者可发现食管炎、肿瘤或溃疡。

四、诊断与鉴别诊断

(一)诊断

诊断标准:①临床表现以间歇性腹胀、间断发作的上腹痛、恶心、轻度呕吐为主要临床症状,病程短者数天,长者达数年,进食可诱发。②胃镜检查时,内镜通过贲门后,盘滞于胃底或胃体腔,并见远端黏膜皱襞呈螺旋或折叠状,镜端难通过到达胃窦,见不到幽门。③胃镜下复位后,患者即感临床症状减轻,尤以腹胀减轻为主。④上消化道X线钡剂检查示:胃囊部有两个液平;胃倒转,大弯在小弯之上;贲门幽门在同一水平面,幽门和十二指肠面向下;胃黏膜皱襞可见扭曲或交叉,腹腔段食管比正常增长等。符合上述1～3或1～4条可诊断胃扭转。

(二)鉴别诊断

1.食管裂孔疝

主要临床症状为胸骨后灼痛或烧灼感,伴有嗳气或呃逆。常于餐后1小时内出现,可产生压迫临床症状如气促、心悸、咳嗽等。有时胃扭转可合并疝,X线钡餐检查有助于鉴别。

2.急性胃扩张

本病腹痛不严重,以上腹胀为主,有频繁的呕吐,呕吐量大且常含有胆汁。可插入胃管抽出大量气体及胃液。患者常有脱水及碱中毒征象。

3.粘连性肠梗阻

常有腹部手术史,表现为突然阵发性腹痛,排气排便停止,呕吐物有粪臭味,X线检查可见肠腔呈梯形的液平面。

4.胃癌

多见于中老年,腹部疼痛较轻,查体于上腹部可触及节结形包块,多伴有消瘦、贫血等慢性消耗性表现。通过X线征象或内镜检查可与胃扭转相鉴别。

5.幽门梗阻

都有消化性溃疡病史,可呕吐宿食,呕吐物量较多。X线检查发现幽门梗阻,内镜检查可见溃疡及幽门梗阻。

6.慢性胆囊炎

非急性发作时,表现为上腹部隐痛及消化不良的临床症状,进油腻食物诱发。可向右肩部放射,墨菲征阳性,但无剧烈腹痛、干呕。可以顺利插入胃管,胆囊 B 超、胆囊造影、十二指肠引流可有阳性发现。

7.心肌梗死

多发生于中老年患者,常有基础病史,发作前有心悸、心绞痛等先兆,伴有严重的心律失常,特征性心电图、心肌酶学检查可协助鉴别。

五、治疗

急性胃扭转有时不易作出早期诊断,病死率高,一经发现应及时处理。多数病例需急诊手术治疗,少数经非手术治疗也可缓解,以下介绍非手术疗法。

(一)非手术治疗

可首先试行插入胃管进行减压。少数如能将胃管成功插入胃腔,可经胃管吸出胃内大量气体和液体,急性症状可随之缓解,并自行复位。

但非手术治疗有如下缺点:①疗效短,易复发;②易在插管时损伤食管;③可能隐藏着更严重的胃及其周围脏器的病变未被发现和及时治疗。

为此,非手术疗法即使成功,也应明确病因,防止再发。

(二)辅助治疗

(1)输液:急性胃扭转常有水、电解质和酸碱平衡失调,应输液予以纠正。此外,如有休克应积极抗休克治疗。胃扭转复位后,在禁食、胃肠减压和恢复正常进食前仍应继续输液,以补充每天热量、水和电解质等的需要。

(2)胃肠减压:手术或非手术复位成功后应持续胃肠减压、禁食,以保持胃内空虚,一般术后 3～4 天方可停止胃肠减压。

(3)饮食:胃肠减压停止后,可开始进食少量流质,并在密切观察下逐渐增食量。

(4)病因及并发症治疗:经非手术疗法复位后或因病情危重仅行复位术者,可能有某些病因或并发症尚未处理,应给予相应治疗。

六、预后

由于诊断和治疗措施的不断改进,急性胃扭转的病死率已下降至 15%～20%,急性胃扭转的急症手术病死率约为 40%,若发生绞榨则病死率可达 60%。已明确诊断的慢性胃扭转患者的病死率为 0～13%。

第四节　胃排空障碍

胃排空指胃内容物进入到十二指肠的过程,是自主神经系统、平滑肌细胞和肠神经元在中枢神经系统调控下协调完成的。胃排空的动力来源于胃的收缩活动,同时受十二指肠内压及幽门阻力的影响,各方面的调控异常均会导致胃排空障碍。

胃排空障碍包括胃排空延迟和胃排空加速。胃排空延迟可由幽门、小肠、结肠机械性梗阻造成,也可在没有机械性出口梗阻的状态下发生。没有机械性出口梗阻、存在客观的胃排空延迟证据的一组综合征称为胃瘫,属于胃动力性疾病,以固体胃排空延迟为主要特点。胃排空加速可发生在十二指肠溃疡、Zollinger-Ellison 综合征、胃大部切除术后和吸收不良患者,表现为不同程度的固体和/或液体排空加快。

一、病因

胃瘫的病因有很多,包括内分泌疾病(糖尿病、甲状腺功能减退和亢进、甲状旁腺功能减退、艾迪生病等)、神经系统疾病(帕金森病、脑血管意外、多发性硬化症、脊髓损伤、多发性神经纤维瘤、周围神经病变、Chagas 病等)、风湿免疫疾病(硬皮病、皮肌炎、系统性红斑狼疮)、恶性肿瘤和伴癌综合征、腹部手术、病毒感染、胃淀粉样变、克罗恩病、胰腺疾病、神经性厌食症、药物(阿片类麻醉药、抗胆碱能药物、抗胰高血糖素样肽-1、α_2肾上腺素激动剂和三环类抗抑郁药)等,尿毒症、酸中毒、低钾血症、低钙血症、全身或腹腔内感染、剧烈疼痛、严重贫血也可致本病。其中主要病因有特发性(36%)、糖尿病(29%)、腹部手术后(13%)。

(一)特发性胃瘫

特发性胃瘫是指患者由于排空延迟出现症状,但找不到原发的导致胃排空延迟的异常,是胃瘫中最常见的情况,以女性居多。部分特发性胃瘫患者中存在严重的焦虑和抑郁。19%的患者存在前驱感染,如急性胃肠炎、食物中毒或者呼吸道感染。病毒感染后发生的胃瘫病程常呈自限性,在 1 年左右改善;但少部分巨细胞病毒、EB 病毒(epstein-barr virus,EBV)、水痘-带状疱疹病毒感染导致自主神经病变,这些患者症状缓解较慢,可历经数年,比病毒感染未累及自主神经的患者预后差。轮状病毒可能是儿童胃瘫的病因,一般在 24 个月内恢复。

特发性胃瘫患者的胃底调节功能受损,对胃气囊扩张的敏感性增加。炎症因子可能参与了特发性胃瘫的发病过程。

(二)糖尿病胃瘫

有报道糖尿病患者胃瘫在 1 型糖尿病患者的 10 年发病率是5.2%,2 型糖尿病是 1%。糖尿病胃瘫患者胃功能受损,空腹和餐后胃窦收缩减少,部分患者出现胃窦痉挛,而胃底感受阈值上升,对进餐的调节迟钝。胃瘫影响了糖尿病患者的生活质量,增加了住院次数,也与患者病死率有关。

糖尿病胃瘫的发病机制与多种因素有关,高血糖症使移行运动复合波停止,增加胃底的容受性,影响胃的敏感性,破坏正常的慢波活动。除高血糖本身的影响外,糖尿病神经病变亦与胃瘫有关。研究发现,糖尿病患者迷走神经受损,自主神经病变严重程度与胃排空时间相关。线粒体 DNA 突变促进 2 型糖尿病患者出现胃瘫。

(三)手术后胃瘫

手术后胃瘫常常发生在腹上区手术后,是由于迷走神经切除或者损伤导致的,依据手术范围和术式胃瘫的发生率不同。

胃大部切除术后残胃功能性排空障碍的发生率约8.5%,高危因素有糖尿病、腹膜炎、高龄、营养不良和消化道出血、胆胰漏、吻合口瘘等并发症,通常在 4 周内恢复,个别患者需要 6 周。

二、病理

糖尿病患者和特发性胃瘫患者的迷走神经出现不同程度的髓鞘变性,神经细胞胞体、神经节细胞和神经纤维减少,伴或不伴淋巴细胞浸润,结缔组织增多,伴有平滑肌纤维化,间质 Cajal 细胞数量减少,形态异常。特发性胃瘫患者的神经元一氧化氮合成酶显著降低。

三、临床表现

胃瘫可发生于任何年龄,女性多见。各种原因引起的胃瘫的表现类似,通常表现为恶心、呕吐、早饱、餐后持续性上腹胀满,与胃排空延迟相关,呕吐后症状可以暂时获得缓解。腹痛也是胃瘫的常见表现,如钝痛、绞痛或烧灼痛,但仅在 18% 的患者中表现突出。随着疾病进展,可以出现食管炎、贲门食管黏膜撕裂、消化性溃疡、胃石等表现。急性患者可致脱水和电解质代谢紊乱;慢性患者,病程较长,可有营养不良和体重减轻。严重或长期呕吐者,因胃酸和钾离子的大量丢失,可引起碱中毒,并致手足抽搐。

体格检查可见脱水表现,可有腹上区或者不确定部位压痛,振水音阳性有提示作用,但也可能体检没有阳性发现。另一些检查可能发现患者基础疾病相关的情况,如系统性硬化患者肢端雷诺现象,大关节挛缩等。

四、实验室及辅助检查

患者可见不同程度的贫血、低清蛋白血症、电解质与酸碱平衡紊乱和肾前性氮质血症等。常规实验室检查一般难以确诊胃瘫,但可以帮助排除其他疾病。如腹痛患者可以借助血淀粉酶、脂肪酶等与胰腺炎鉴别。X 线钡餐检查可见钡剂胃排空减慢,未发现胃流出道有器质性梗阻病变。内镜检查能够排除上消化道器质性疾病,观察有无机械性梗阻,如肿瘤、消化性溃疡、幽门狭窄。胃瘫在内镜表现为胃内有隔夜食物残留,严重者可有胃石。如果内镜无异常发现,应该进一步检查评估患者的胃排空状态和测定胃内压。

胃排空检查是评价胃运动功能的重要方法,有助于提供胃排空延迟的依据,但应该注意胃瘫的症状与胃排空状态可以不一致。能够定量测定胃排空的方法有插管法、吸收试验、X 线、超声波、核素显像、胃阻抗图、胃磁图、呼气试验、MRI 和无线动力胶囊内镜等,目前推荐核素闪烁扫描技术、无线动力胶囊内镜和呼气试验,其中核素闪烁扫描技术是一种非侵入性的定量方法,因其准确性高、放射照射少,目前仍然是评估胃排空的金标准。具体方法为在进食固体的标记餐后定时扫描胃容量来反映胃内残留的食物量,在进食含 ^{99m}Tc 的鸡蛋三明治后即刻、1 小时、2 小时和 4 小时的时候扫描。如果 1 小时胃残留超过 90%,2 小时超过 60%,4 小时超过 10%,则认为胃排空延迟,其中 4 小时残留率超过 10% 是主要评价标准,如果已经进行了 4 小时扫描或者排空超过一半时胃排空半衰期也是一个可以接受的指标。

在检查之前须控制其他影响胃排空的因素,须停止服用减缓胃排空的药物(抗胆碱能药物、阿片类止痛药、肾上腺素能药物、三环类抗抑郁药物等)和促进胃排空的药物(甲氧氯普胺、多潘立酮、红霉素、莫沙必利等)48 小时以上,检查当天不能吸烟,如果血糖高于 15 mmol/L,需要注射胰岛素降低血糖或待血糖控制后进行检测。

五、诊断和鉴别诊断

(1)胃瘫的诊断需要符合以下 3 个标准:①具有胃瘫症状;②排除胃出口梗阻或溃疡病变;③有胃排空延迟的依据。需要除外其他引起恶心、呕吐、腹痛等症状的疾病才能诊断本病,包括食管炎、消化性溃疡、肿瘤、肠梗阻、克罗恩病和胰腺、胆道疾病等,还要与药物的不良反应和尿毒症进行鉴别。

(2)胃瘫的诊断一般通过以下 3 个步骤实现。①第 1 步:详细询问病史,患者症状可以提示疑似胃瘫。有典型症状的年轻女性多为特发性胃瘫,当有长期胰岛素依赖的患者需考虑糖尿病胃瘫。腹部手术术后,尤其是迷走神经被切断或损害的患者会出现胃排空延迟。振水音阳性对诊断有帮助。脱水或体重下降预示病程迁延和程度重。②第2步:内镜或上消化道钡餐检查进一步排除机械性梗阻或溃疡。内镜对检测黏膜损害更敏感。双对比造影技术提高了影像学检测的敏感性。小肠钡剂造影可以探查小肠黏膜,能准确检出严重小肠梗阻并且有助于判断克罗恩病。然而,小肠钡餐造影往往无法检出轻度梗阻或者小肠黏膜的轻微病变。小肠钡剂造影发现十二指肠水平部扩张可提示肠系膜上动脉压迫综合征。CT特别是小肠CT技术对小肠梗阻的检出和定位有重要意义。③第3步:通过放射性标记的固体餐进行胃排空检查。如果胃排空试验是正常的,就要寻找其他病因引起的胃瘫。当胃排空试验正常时,不能完全排除存在胃动力障碍,还应考虑局部动力异常,如胃底松弛障碍,胃窦膨胀或胃节律紊乱。当证实存在胃延迟排空时不应停止其他相关检查评估,除了糖尿病、胃部手术外,神经、肌肉、代谢性、内分泌性因素也要考虑。甲状腺功能试验可提示是否存在甲状腺功能减退。糖化血红蛋白反映长期血糖控制水平,血糖控制不佳会影响胃排空。当排除所有继发性因素后可诊断为特发性胃瘫。

(3)术后胃瘫综合征的诊断标准尚不统一,有专家提出的术后胃瘫综合征诊断标准是:①经一项或多项检查提示无胃流出道机械性梗阻,但有胃潴留;②胃引流量每天>800 mL,并且持续时间>10天;③无明显水电解质酸碱失衡;④无引起胃瘫的基础疾病,如糖尿病、甲状腺功能减退等;⑤无应用影响平滑肌收缩的药物史。

六、治疗

治疗原则包括改善症状和营养状态、维持水电解质平衡、发现和治疗基础疾病、去除病因,以及缓解症状。停用影响患者胃动力或者影响止吐药效果的药物如阿片类麻醉药,监测和控制糖尿病患者的血糖。对于顽固性呕吐、脱水等临床表现严重的患者,应该住院治疗。

建议调整轻症患者饮食,少食多餐,增加液态营养物。中重度患者需要营养支持,必要时禁食并行胃肠减压,无小肠梗阻者可予鼻-空肠营养。如肠内营养失败则需胃肠外营养。

促胃动力药物是主要的治疗药物，以多巴胺 D_2 受体拮抗剂和5-羟色胺受体拮抗剂为主。甲氧氯普胺是多巴胺 D_2 受体拮抗剂，能够促进胃排空，但应警惕长期应用甲氧氯普胺引起的帕金森样运动、迟发性运动障碍、肌张力障碍、QT 间期延长等。多潘立酮是外周多巴胺受体拮抗剂，其中枢不良反应小，可以10 mg口服每天3次，但可能延长 QT 间期，建议随访心电图。莫沙必利 5 mg 每天 3 次、依托必利 50 mg 每天 3 次，也被用于糖尿病胃瘫的治疗。5-羟色胺受体拮抗剂如昂丹司琼作为二线药物治疗胃瘫，可以控制呕吐症状，但不改善胃排空，目前尚无证据表明其作用优于甲氧氯普胺。此外，部分患者通过中药或者针灸治疗亦可取得一定疗效。小剂量的三环类抗抑郁药可以改善恶心呕吐和腹痛症状，但需要注意阿米替林由于有抗胆碱作用不适用于胃瘫患者。

研究发现乳糖酸红霉素在每 8 小时给予 3 mg/kg 的剂量（静脉滴注时间＞45 分钟，以避免静脉炎）对糖尿病胃瘫有效，作用可持续数周，但之后可由于胃动素受体的下调而失效，红霉素也可以延长QT 间期，需要注意。

术后胃瘫患者可内镜治疗，经过长期内科治疗无效时，可选择胃电刺激治疗。胃电刺激治疗能够有效缓解患者症状，对糖尿病导致的胃瘫作用相对较好。胃电刺激治疗的主要并发症是感染，5%～10%的患者因此需要拆除该装置。对无明确原因的胃排空障碍在等待 4 周同时加强支持治疗，如持续无改善，少数患者可慎重考虑手术治疗，如空肠造瘘术、减压胃造瘘术等。

对于可能出现术后胃瘫的患者应该积极采取预防措施。食管、幽门手术中加用气囊进行幽门扩张，减少胃排空阻力，可以预防术后胃瘫的发生。手术后应积极改善营养状态，控制糖尿病，引流腹腔、膈下残留脓肿，抗感染治疗。

第五节 门静脉高压性胃病

门静脉高压性胃病(portal-hypertensive gastropathy,PHG)广义是指各种由门静脉高压引起的胃十二指肠病变,如胃黏膜病变,肝源性溃疡,胃窦毛细血管扩张症,胃十二指肠静脉曲张。狭义主要是指门静脉高压患者伴发的胃黏膜病变,内镜下表现为各种形态的充血性红斑(尤其是蛇皮征,马赛克征)和糜烂伴或不伴出血,组织学上表现为血管扩张,黏膜下层静脉短路开放和固有层水肿,伴或不伴有炎性细胞浸润。临床上表现为静脉非曲张性消化道出血,蛋白丢失性胃肠病和缺铁性贫血。

一、发病机制

PHG 的发病机制目前尚不十分清楚,可能与以下因素有关。

(一)门静脉高压

门静脉高压是 PHG 发生的病理生理基础。由于门静脉高压,静脉回流受阻,从而造成胃微血管系统血流动力学变化,胃黏膜微血管系统充血和淤血,引起胃黏膜下毛细血管扩张、通透性增加,血浆外渗致胃黏膜下广泛水肿;门静脉高压使黏膜下动-静脉短路开放,胃黏膜下血液分流,有效血容量减少,组织缺血缺氧,代谢紊乱,黏膜防御机制减弱,H^+ 回渗增加,造成黏膜组织损伤。Lo 等研究发现食管静脉曲张套扎术(EVL)能使 PHG 恶化,Sarin 发现曲张静脉内镜下硬化治疗(EVS)后 PHG 发生率增加,原有 PHG 恶化,但联用普萘洛尔能使症状缓解。EVL 主要阻断了食管中、下段黏膜及黏膜下的静脉血流,门静脉不能通过胃左静脉进行分流,大量血液逆流入胃右静脉或经脾静脉进入胃短静脉,从而使胃体、胃底黏膜静脉淤血,加重胃黏膜血流低灌注。

(二)胃黏膜屏障功能受损

胃黏膜屏障包括胃黏膜层及胃黏膜细胞层,PHG 患者两者皆受损,致使胃黏膜对损伤的敏感性增高,抗损伤能力减弱。可能的机制为:①门静脉高压时胃壁动静脉短路大量开放;②毛细血管内皮细胞及其基底膜的损坏和毛细血管内红细胞堆积、变形,透明血栓形成,致黏膜有效血流量减少。

(三)胃肠激素和血管活性物质

有研究发现 PHG 患者肝内 NO 合成相对不足,而内皮素-1(ET-1)、血管紧张素-2、去甲肾上腺素合成增多,使肝血管床收缩,门静脉阻力增加,形成门静脉高压。胰高血糖素、胆汁酸、前列腺素、降钙素基因相关肽等增加,胃黏膜和黏膜下层细血管、毛细血管明显扩张、黏膜血流量增加,引起胃黏膜充血、缺氧,造成黏膜损伤。

(四)生物因子学说

肿瘤坏死因子-α(TNF-α)致胃黏膜损伤,Ohta 等发现 PHG 患者 TNF-α mRNA 表达增加,TNF-α 激活了 PHG 黏膜的内皮结构型 NO 合成酶和内皮素-1(ET-1),NO 过度生成,导致门静脉高压高动力循环及产生过氧化亚硝酸盐。过氧化亚硝酸盐与 ET-1 增加了胃黏膜损伤的敏感性。

(五)幽门螺杆菌感染

实验结果表明:伴 PHG 和不伴 PHG 的门静脉高压患者幽门螺杆菌(Hp)的感染率差异无显著性($P > 0.05$),而不同严重程度的 PHG 患者 Hp 感染率差异亦无显著性($P > 0.05$)。因此,可认为 Hp 感染对 PHG 的发生发展没有显著性影响,也有报道认为,Hp 感染对 PHG 患者有加重胃黏膜炎性改变的作用。

二、临床和胃镜表现

根据 Mc Cormack 分类:胃镜下 PHG 分轻、重两型。①轻型:细微粉红样斑点或猩红热样疹。呈淡黄色网格镶嵌的多发性小红斑,多位于胃的近端,是门静脉高压的特征性变化,称马赛克征。黏膜皱襞表面发红。红色或粉红色黏膜上出现细白网状间隔成蛇皮状。临床上患者可以无症状,也可以出现不思饮食、腹胀、嗳气、上腹部不适或疼痛,无特异性,出血危险性很低。②重型:胃镜表现类似曲张静脉,预示高度出血危险性的樱桃样红斑,可发展成弥漫出血的融合病变。临床表现为上消化道出血,出血方式为少量渗血、中量或大量出血,出血复发率高。

三、诊断

(一)门静脉高压

参照 Bayraktar 等标准,符合以下两者或两者以上的肝硬化,诊断为门静脉高压:①巨脾(B 超下脾长轴>13 cm);②血小板计数 $<100×10^9/L$ 和/或白细胞计数 $<4.0×10^9/L$(连续 3 次以上);③B 超下门静脉宽度>14 mm 或脾静脉宽度>10 mm;④胃镜下食管静脉曲张;⑤存在腹水或胃镜下胃底静脉曲张。

(二)PHG

以内镜下诊断为主,参照 Mc Cormack 的诊断标准。①轻度:淡红色小斑点或猩红热样疹;黏膜皱襞表面条索状发红;马赛克图案——白黄色微细网状结构将红色或淡红色水肿黏膜衬托间隔成蛇皮状。②重度:散在樱桃红斑点、弥散性出血性胃黏膜病变。

四、预防和治疗

(一)预防

(1)病因治疗:积极防治引起门静脉高压的病因。

(2)饮食:一般以高热量、高蛋白、维生素丰富可口的食物为宜。

(3)提高血浆清蛋白:静脉输清蛋白,其半衰期为 17~21 天,注意用量,使用清蛋白期间可交替使用血浆。

(二)PHG 出血的治疗

1.血管活性药物的使用

由于 PHG 的发生与门静脉高压密切相关,因此出血时在综合治疗的基础上降低门静脉压力是其主要治疗措施。血管升压素及生长抑素类可引起内脏血管收缩,减少门静脉血流,改善门静脉血流动力学,宜用于 PHG 引起的上消化道出血。

(1)血管升压素(vasopressin,VP):此药应用已有 40 年历史,因其经济、有效而为首选。其疗效为 44%~97%,能使门静脉压下降

30%～40%,其作用机制是选择性的使肝脏、肠系膜及脾脏毛细血管和动脉血管收缩,减少门静脉血流,从而降低门静脉压;同时降低心脏顺应性,减少心排血量和直接扩张门静脉血管而降低门静脉压。乐桥良等研究发现血管升压素能明显降低胃黏膜血流量,减轻充血,缓解黏膜损伤。首剂 10～20 U 加入葡萄糖液或 0.9%NaCl 溶液20～40 mL 静脉缓注,随后持续以 0.2～0.4 U/min 静脉滴注,12～24 小时无出血则减半量持续,72 小时后无出血可逐渐减量、停药。中老年人因动脉硬化、血管和心脏顺应性差,应从小量开始加至0.2 U/min。一般不良反应有腹部疼挛性、阵发性隐痛,大便频、里急后重感,血压轻度升高,严重反应有面色苍白、头晕、恶心、呕吐、出汗、心悸、血压剧烈升高、心绞痛、心肌梗死,一旦出现严重反应应立即停药,给予对症处理。为减少不良反应最好与硝酸酯类合用,故冠心病和高血压患者慎用。特利加压素(三甘氨酰赖氨酸加压素)为血管升压素的衍生物,其作用在于增加内脏血管阻力,使曲张静脉血流减少从而降低门静脉压。止血率为 70%～84%,对心血管无明显不良反应。静脉注射,每次 1～2 mg,4～6 小时一次,持续24～48 小时。用药后再出血间隔时间平均为 72 小时,而 VP 平均为26 小时。因价格昂贵,故临床少用。

(2)生长抑素及其类似物:生长抑素八肽奥曲肽半衰期为 100 分钟以上,可使内脏血管收缩,减少门静脉系统血流量,从而降低门静脉压,改善胃黏膜内微循环,并对胃泌素、胰泌素、促胰酶素等引起的胃酸分泌和胰外分泌具有抑制作用,故能有效地抑制胃酸和胃蛋白酶素原分泌。另外,它还有显著的细胞保护作用,能刺激胃黏膜再生。这对肝硬化门静脉高压患者既可降低门静脉压又可促进胃黏膜的糜烂和溃疡愈合,有效率为 65%～90%,可作为一线药物选用,首剂 0.1 mg 静脉注射,继之 25～50 μg/h持续静脉滴注 1～5 天。不良反应少,但价格贵。Zhou 等研究发现奥曲肽静脉用 48 小时,完全控制 PHG 急性出血有效率为 100%,而血管升压素为 64%,奥美拉唑为 59%,且奥曲肽不良反应少。生长抑素十四肽施他宁半衰期为 1～3 分钟,选择性使内脏血管收缩,降低门静脉和侧支循环的血流,同时抑制胰高血糖素,降低门静脉压力。首剂 250 μg 静脉注射,再以 250 $\mu g/h$ 持续静脉滴注,维持 24～48 小时,能明显降低肝静脉压力梯度和奇静脉血流量。不良反应少,但价格贵。Kouroumalis 等研究发现生长抑素十四肽施他宁与奥曲肽在控制 PHG 急性出血方面同样安全有效。

2.抑酸

目前已证明 H_2 受体阻滞剂和硫糖铝治疗 PHG 无效。PPI 类抑酸剂如奥美拉唑可提高胃内 pH,减少高酸环境对凝血作用的影响,对 PHG 出血有治疗作用。

3.介入治疗

(1)经导管脾动脉栓塞术(TSAE):脾静脉血流是门静脉血流的重要来源,门静脉高压、脾大时,脾静脉血流可达门静脉血流的 1/2。采用脾静脉栓塞可减少门静脉血流,从而降低门静脉压,改善 PHG。较适用于门静脉高压并脾大、脾功能亢进的急性出血。脾动脉栓塞术远期效果并不佳,可能与肠系膜血流代偿性增加有关。

(2)经颈静脉肝内门体分流术(transjugular intrahepatic porto-systemic stunt,TIPS):在肝内肝静脉和门静脉间建立一个人工分流通道,把高压力的门静脉血分流到低压力的肝静脉,从而降低门静脉压力,降低出血的危险性。主要适用于药物治疗无效者,它可明显降低门静脉压,改善 PHG 已损伤的胃黏膜血流灌注,使 PHG 病情减轻。Haskal 等研究发现,经严格选择的病例行 TISP 治疗后 30 天其死亡率及并发症<5%,其中门体分流性脑病占 23%,比分流手术低,并成功治疗难治性腹水和肝性胸腔积液,且住院时间缩短。如果分流通道狭窄,可通过球囊扩张或 TIPS 放入支架治疗。Sung-Kyu 等研究证实,TIPS 能降低门静脉压力 2.57～3.61 kPa(19.3～27.1 mmHg),同时可改善 PHG 症状。但门静脉压力不是 PHG 发生的独立危险因素,研究发现 PHG 与食管静脉曲张的程度有明显的相关性,而与胃静脉曲张关系不明显。主要并发症是分流高压力的门静脉血入右心房可能会导致严重的心功能不全和心源性肺水肿。禁忌证主要有右心衰竭、多囊肝。

（3）内镜下止血。热凝固疗法：①电凝止血，应用高频电的热效应使组织蛋白变性而止血，主要适用于溃疡出血，尤其是内镜下见到喷射状出血的裸露小动脉。注意要使电凝探头垂直接触出血部位并轻轻加压，每次通电 2～3 秒。凝固电流（电凝指数 PSD 3～4，UES 3.0～3.5）以产生火花为宜。在通电时若见出血组织发白或出现烟雾，应立即停止通电。②微波止血，通过电极压迫和微波凝固作用引起血管壁膨隆，血栓形成而止血。③热电极止血，将电能转变为热能，使组织脱水、蛋白质凝固，血管萎陷而达到止血目的。④激光止血，将光能在组织内转变为热能，使组织蛋白凝固而止血。目前临床应用的有氩离子激光和钇铝石榴石激光两种。局部喷洒药物止血：一般应首先清除凝血块，暴露出血病灶后再喷药。

常用的止血药物：①高浓度去甲肾上腺素（8%）溶液，可使出血区域小血管强烈收缩、血流量减少而止血，尤其 4～6 ℃冰盐水配制的去甲肾上腺素溶液效果更佳。每次 30～50 mL。②凝血酶，作用于血液中的纤维蛋白原，使其立即转变为不溶性纤维蛋白，加速血液凝固，血栓形成而使局部止血。每次 500～1 000 U。③5%～10%孟氏液（碱式硫酸铁溶液），是具有强烈收敛作用的三价铁盐，通过促进血栓形成使血液凝固，平滑肌收缩，血管闭塞而止血。④纤维蛋白酶，3 万单位纤维蛋白酶溶于 30 mL 生理盐水中喷洒。⑤复方五倍子溶液：选择有收敛止血功能的五倍子、珂子、明矾煎蒸而成，其止血作用也与所含鞣酸和明矾能促使蛋白凝固有关。

（三）预防 PHG 出血和再出血

1.β 受体阻滞剂

目前研究比较多的 β 受体阻滞剂普萘洛尔具有降低门静脉压力作用。其作用机制是减少心排血量（阻断心脏 β_1 受体），同时使内脏血管收缩（阻断内脏血管 β_2 受体），减少内脏血流量，从而降低门静脉压。虽然普萘洛尔能使胃黏膜灌注减少、血红蛋白降低，但血氧饱和度不变，不引起胃黏膜缺氧。Huluvath 等认为非选择性 β 受体阻滞剂能改善胃黏膜病变，有效地预防 PHG 所致的胃黏膜再次出血。一般从小剂量开始，一般 30～40 mg/d，分 3 次口服，有效剂量为安静状态下心率下降 25％(但不低于 55 次/分),连续维持治疗 3～6 个月或 1～2 年。普萘洛尔的主要不良反应是延缓房室传导和支气管痉挛,以下情况应慎用或禁用:①慢性阻塞性肺病;②病窦综合征;③Ⅱ度Ⅱ型 AVB、Ⅲ度 AVB;④慢性心功能不全(Ⅲ、Ⅳ级);⑤雷诺现象。与硝酸酯类联用可增强疗效,减轻不良反应。长期应用后突然停药可引起 β 受体阻滞剂撤药综合征,因严重的心律失常而造成猝死,并可诱发上消化道大出血。

2.硝酸酯类(硝酸甘油、异山梨酯、5-单硝酸异山梨酯)

通过释放 NO 弥补肝内 NO 的相对不足,扩张肝内血管,降低肝血管床阻力而不影响肝脏血液灌注,同时减少心脏前负荷,降低心排血量,减少门静脉血流量,从而降低门静脉压力梯度。剂量以维持收缩压不低于 12.0 kPa(90 mmHg)为宜。常见不良反应有头痛、头胀、剂量大时心率加快、直立性低血压。与普萘洛尔联用有协同作用。最近研究显示 5-单硝酸异山梨酯(s5Mn)联用 β 受体阻滞剂,可明显增强降低门静脉压和预防初次出血,减少长期单用 s5Mn导致的肾功能恶化和钠潴留,是迄今为止较为理想的方案。

(四)展望

随着对 PHG 发病机制和病理生理的进一步研究,针对性的治疗措施也将越来越多。研究发现,长效缓释剂奥曲肽在第 10 次静脉给药后,能使大鼠门静脉压下降持续 20 天之久,对 PHG 患者的临床疗效尚在研究中。肝移植能逆转门静脉高压,因此可以有效地治疗 PHG。基因治疗方兴未艾,在门静脉内注射编码内皮 NO 合酶基因的腺病毒,可增加肝细胞内 NO 合酶的表达,使 NO 合成增多,从而降低门静脉压力。

第六节　应激性溃疡

应激性溃疡(stress ulcer,SU)又称急性胃黏膜病变(acute gastric

mucosa lesion,AGML)或急性应激性黏膜病(acute stress mucosal lesion,ASML),是指机体在各类严重创伤或疾病等应激状态下发生的食管、胃或十二指肠等部位黏膜的急性糜烂或溃疡。Curling 最早在 1842 年观察到严重烧伤患者易发急性胃十二指肠溃疡出血,1932 年 Cushing 报告颅脑损伤患者易伴发 SU。现已证实,SU 在重症患者中很常见,75%~100%的重症患者在进入 ICU 24 小时内发生 SU。0.6%~6%的 SU 并发消化道大出血,而一旦并发大出血,会导致约 50%患者死亡。SU 病灶通常较浅,很少侵及黏膜肌层以下,穿孔少见。

一、病因

诱发 SU 的病因较多,常见病因包括严重创伤及大手术后、全身严重感染、多脏器功能障碍综合征和/或多脏器功能衰竭、休克及心肺脑复苏后、心脑血管意外、严重心理应激等。其中由严重烧伤导致者又称 Curling 溃疡,继发于重型颅脑外伤的又称 Cushing 溃疡。

二、病理生理

目前认为 SU 的发生是由于胃运动、分泌、血流、胃肠激素等多种因素的综合作用,使损伤因素增强,胃黏膜防御作用减弱,不足以抵御胃酸和胃蛋白酶的侵袭,最终导致胃黏膜损害和溃疡形成(图 3-1)。

正常生理状态下,胃十二指肠黏膜具有一系列防御和修复机制,以抵御各种侵袭因素的损害,维持黏膜的完整性。这些防御因素主要包括上皮前的黏液和碳酸氢盐屏障、上皮细胞及上皮后的微循环。

(1)黏液和碳酸氢盐屏障:胃黏液是由黏膜上皮细胞分泌的一种黏稠、不溶性的冻胶状物,其主要成分为糖蛋白,覆盖在胃黏膜表面形成黏液层,此层将胃腔与黏膜上皮细胞顶面隔开,并与来自血流或细胞内代谢产生的 HCO_3^- 一起构成黏液和碳酸氢盐屏障。黏液层是不流动层,H^+ 在其中扩散极慢,其中的 HCO_3^- 可充分与 H^+ 中和,并造成黏液层的胃腔侧与黏膜侧之间存在 pH 梯度,从而减轻胃酸对黏膜上皮细胞的损伤。

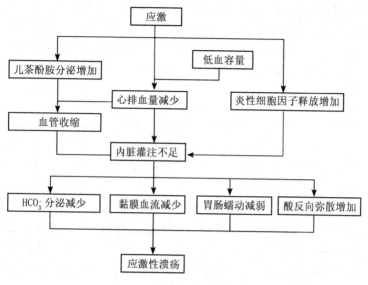

图 3-1 SU 病理生理

（2）胃黏膜屏障：胃黏膜上皮细胞层是保护胃黏膜的重要组成部分，胃腔面的细胞膜由脂蛋白构成，可阻碍胃腔内 H^+ 顺浓度梯度进入细胞内，避免了细胞内 pH 降低。同时上皮细胞能在黏膜受损后进行快速迁移和增生，加快黏膜修复。

（3）黏膜血流：可为黏膜提供氧、营养物质及胃肠肽类激素等以维持其正常功能，还可及时有效清除代谢产物和逆向弥散至黏膜内的 H^+，维持局部微环境稳定。此外，胃黏膜内存在许多具有细胞保护作用的物质，如胃泌素、前列腺素、生长抑素、表皮生长因子等，有保护细胞，抑制胃酸分泌，促进上皮再生的作用。

在创伤、休克等严重应激情况下，黏膜上皮细胞功能障碍，不能产生足够的 HCO_3^- 和黏液，黏液和碳酸氢盐屏障受损；同时交感神经兴奋，使胃的运动功能减弱，幽门功能紊乱，十二指肠内容物返流入胃，加重对胃黏膜屏障的破坏；应激状态下胃黏膜缺血坏死，微循环障碍使黏膜上皮细胞更新减慢；应激时前列腺素（PGs）水平降低，儿茶酚胺大量释放,可激活并产生大量活性氧,其中的超氧离子可使细胞膜脂质过氧化,破坏细胞完整性,并减少核酸合成,使上皮细胞更新速度减慢,加重胃黏膜损伤。活性氧还可与血小板活化因子(PAF)、白三烯(LTC)、血栓素(TXB_2)等相互作用,参与多种原因所致的 SU 发病过程。

三、临床表现

消化道出血是 SU 的主要表现,可出现呕血和/或黑便,或仅有胃液或大便潜血阳性。出血的显著特点是具有间歇性,可间隔多天,这种间歇特性可能是由于原有黏膜病灶愈合同时又有新病灶形成所致。消化道出血量大时常有血压下降,心率增快,体位性晕厥,皮肤湿冷,尿少等末梢循环衰竭表现,连续出血可导致血红蛋白下降,血尿素氮增多,甚至出现重要脏器功能衰竭。除出血外,SU 可出现上腹痛、腹胀、恶心、呕吐、反酸等消化道症状,但较一般胃十二指肠溃疡病轻。由于 SU 常并发于严重疾病或多个器官损伤,其临床表现容易被原有疾病掩盖。

四、辅助检查

(一)胃镜检查

胃镜检查是目前诊断 SU 的主要方法。病变多见于胃体及胃底部,胃窦部少见,仅在病情发展或恶化时才累及胃窦部。胃镜下可见胃黏膜充血、水肿、点片状糜烂、出血,以及大小不一的多发性溃疡,溃疡边缘整齐,可有新鲜出血或血斑。Curling 溃疡多发生在胃和食管,表现为黏膜局灶性糜烂,糜烂局部可有点片状或条索状出血,或呈现大小不等的瘀点及瘀斑,溃疡常为多发,形态不规则,境界清楚,周围黏膜水肿不明显,直径多在 0.5~1.0 cm。Curling 溃疡内镜下表现与其他类型 SU 相似,但病变形态多样,分布较广,病程后期胃黏膜病变处因细菌感染可见脓苔。

(二)介入血管造影

行选择性胃十二指肠动脉造影,当病灶活动性出血量大于 0.5 mL/min 时,可于出血部位见到造影剂外溢、积聚,有助于出血定位。但阴性结果并不能排除 SU。

（三）其他

X 线钡剂造影不适用于危重患者,诊断价值较小,现已很少应用。

五、诊断

SU 的诊断主要靠病史和临床表现。中枢神经系统病变(颅内肿瘤、外伤、颅内大手术等)、严重烧伤、外科大手术、创伤和休克、脓毒血症和尿毒症等患者出现上腹部疼痛或消化道出血时,要考虑到 SU 可能,确诊有赖于胃镜检查。

六、治疗

（一）抑酸治疗

目标是使胃内 pH > 4,并延长 pH > 4 的持续时间,从而降低 SU 的严重程度,治疗和预防 SU 并发的出血。目前常用的抑酸药物主要有 H_2 受体阻滞剂和质子泵抑制剂。H_2 受体阻滞剂可拮抗胃壁细胞膜上的 H_2 受体,抑制基础胃酸分泌,也抑制组胺、胰岛素、胃泌素、咖啡因等引起的胃酸分泌,降低胃酸,保护胃黏膜,并通过干扰组胺作用,间接影响垂体激素的分泌和释放,从而达到控制 SU 出血的作用。常用药物有雷尼替丁(100 mg 静脉滴注,2～4 次/天),法莫替丁(20 mg 静脉滴注,2 次/天)。质子泵抑制剂能特异性作用于胃黏膜壁细胞中的 H^+-K^+-ATP 酶,使其不可逆性失活,从而减少基础胃酸分泌和各种刺激引起的胃酸分泌,保护胃黏膜,缓解胃肠血管痉挛状态,增加因应激而减少的胃黏膜血流,显著降低出血率和再次出血的发生率。但质子泵抑制剂减少胃酸同时也降低胃肠道的防御功能,利于革兰氏阴性杆菌生长,不利于对肺部感染及肠道菌群的控制,长期应用还可引起萎缩性胃炎等,并可能与社区获得性肺炎或医院获得性肺炎相关。常用药物如奥美拉唑和泮托拉唑,40 mg 静脉滴注,2 次/天。

（二）保护胃黏膜

前列腺素 E_2 可增加胃十二指肠黏膜的黏液和碳酸氢盐分泌,

改善黏膜血流,增强胃黏膜防护作用,同时可抑制胃酸分泌。硫糖铝、氢氧化铝凝胶等可黏附于胃壁起到保护胃黏膜的作用,并可以降低胃内酸度。用法可从胃管反复灌注药物。

(三)其他药物

近年研究认为氧自由基的大量释放是 SU 的重要始动因子之一,别嘌呤醇、维生素 E 及中药复方丹参、小红参等具有拮抗氧自由基的作用,但临床实际效果还需循证医学方法证实。

(四)SU 并发出血的处理

一般先采用非手术疗法,包括输血、留置胃管持续胃肠负压吸引、使用抑酸药物、冰盐水洗胃等。有条件时可行介入治疗,行选择性动脉插管(胃左动脉)后灌注血管升压素。另外,如果患者情况可以耐受,可行内镜下止血,如钛夹止血、套扎止血、局部应用组织粘附剂和药物止血、黏膜内或血管内注射止血剂、高频电和氩离子凝固止血等。若非手术治疗无效,对持续出血或短时间内反复大量出血,范围广泛的严重病变,需及时手术治疗,原则是根据患者全身情况、病变部位、范围大小及合并症等选择最简单有效的术式。病变范围不大或十二指肠出血为主者,多主张行胃大部切除或胃大部切除加选择性迷走神经切断术。若病变范围广泛,弥漫性大量出血,特别是病变波及胃底者,可视情况保留 10% 左右的胃底,或行全胃切除术,但全胃切除创伤大,应谨慎用于 SU 患者。

七、预防

预防 SU 的基本原则是积极治疗原发病,纠正休克和抑制胃酸。具体措施包括积极治疗原发病和防治并发症;维护心肺等重要器官正常功能;及时纠正休克,维持有效循环容量;控制感染;维持水、电解质及酸碱平衡;预防性应用抑酸药物;避免应用激素及阿司匹林、吲哚美辛等非甾体抗炎药;对有腹胀及呕吐者留置胃管减压,以降低胃内张力,减轻胃黏膜缺血和十二指肠反流液对胃黏膜的损害。

第七节 肠系膜上动脉综合征

肠系膜上动脉综合征是指各种原因引起的十二指肠阻塞,以致近端十二指肠食糜滞留及肠管代偿性扩张而产生的临床综合征。

一、病因

引起本症原因很多,以肠系膜上动脉压迫十二指肠形成壅积者居多(占 50% 以上),称为肠系膜上动脉综合征(superior mesenteric artery syndrome,SMAS)。其他原因如下。①先天性十二指肠畸形:如先天性腹膜束带压迫牵拉阻断十二指肠;十二指肠远端先天性狭窄或闭塞;环状胰腺压迫十二指肠降段;十二指肠发育不良产生的巨十二指肠,以及十二指肠先天性变异而严重下垂,可折拗十二指肠空肠角而产生壅积症。②十二指肠腔内外占位压迫:十二指肠良、恶性肿瘤;腹膜后肿瘤如肾脏肿瘤、胰腺癌、淋巴瘤;十二指肠的转移癌,邻近肿大的淋巴结(癌转移)、肠系膜囊肿或腹主动脉瘤压迫十二指肠。③十二指肠远端或近端空肠浸润性疾病和炎症:进行性系统性硬化症、克罗恩病、憩室炎性粘连或压迫引起缩窄等。④粘连缩窄:胆囊和胃手术后发生粘连牵拉十二指肠;胃空肠吻合术后粘连、溃疡、狭窄或输入襻综合征。

二、发病机制

肠系膜上动脉、腹主动脉和十二指肠三者解剖关系的异常是SMAS 的发病基础。十二指肠水平部从右至左横跨第三腰椎和腹主动脉(AO),前方被肠系膜根部内的肠系膜上血管神经束所横跨。肠系膜上动脉一般在第一腰椎水平处分出,与主动脉呈 30°～42°。若 SMA 和主动脉之间的角度过小,可使十二指肠受压。

三、临床表现

急性发作多与创伤及医源性因素有关,症状持续而严重,呕吐频繁而量大,常发生于躯干被石膏固定或牵引而引起,主要临床表现为急性胃扩张,严重者可出现肠坏死、十二指肠穿孔、上消化道大出血、门静脉血栓和门静脉积气等并发症。慢性发作主要表现为餐后上腹闷胀、恶心、呕吐;呕吐物含胆汁及所进食物,呕吐后症状减轻或消失;可伴腹痛,疼痛可位于右上腹、脐上甚至后背部;症状发作与体位有关,侧卧、俯卧、胸膝位、前倾坐位或将双膝放在颌下等可以减轻疼痛。长期发作,可导致消瘦、脱水和全身营养不良。

四、诊断

典型症状是诊断的重要依据。X线钡餐检查特征:十二指肠水平部见钡柱中断(突然垂直切断),类似笔杆压迫的斜行压迹,称"笔杆征"或"刀切征",钡剂经过此处排空迟缓甚至停止,2~4小时内不能排空;受阻近段肠管强有力的顺向蠕动及逆蠕动构成的钟摆运动;俯卧位时钡剂顺利通过,逆蠕动消失。螺旋CT血管造影并三维重建技术能清晰显示扩张的胃及十二指肠肠腔,在增强CT后进行三维重建,可观察SMA和AO之间的角度;并能明确SMA对于十二指肠的压迫,同时排除其他病变。必要时做选择性肠系膜上动脉造影,侧位像结合X线钡餐检查可显示血管与十二指肠在解剖角度上的关系。胃镜检查不能诊断该疾病,但可排除胃肠道内病变引起的上消化道梗阻症状。

五、鉴别诊断

消化不良症状需与消化性溃疡鉴别,有时两者也可并存,胃镜可明确诊断。超声、CT等影像学检查有助于诊断十二指肠肠外病变如胰头癌或巨大胰腺囊肿压迫而引起十二指肠壅积。必要时小肠镜排除高位小肠肿瘤引起的梗阻。本病也需与十二指肠内的结石、蛔虫团、异物所致十二指肠梗阻相区别。

六、治疗

无明显症状者可不必处理。急性发作期给予禁食、胃管减压、静脉营养,维持水、电解质和酸碱平衡及营养支持治疗;可酌情使用抗痉挛药物缓解消化道症状;可使用鼻-空肠营养管进行早期肠内营养以改善全身状况。宜少量多餐,餐后使用体位疗法,取侧卧位、俯卧位或膝胸位,加强腹肌锻炼,矫正脊柱前凸。如内科保守治疗无效,可采用手术治疗。手术方式可选用:①十二指肠空肠吻合术;②胃-空肠吻合术;③十二指肠复位术;④Treitz 韧带松解术;⑤腹腔镜手术等。

第四章

小肠与大肠疾病

第一节　急性肠梗阻

肠内容物运行由于某些原因发生阻塞,继而引起全身一系列病理生理反应和临床症状。

一、分类

(一)机械性肠梗阻

临床最多见,由于机械性原因使肠内容物不能通过。多见于肠道肿瘤,肠管受压,肠腔狭窄和粘连引起的肠管成角、纠结成团等。肠道粪石梗阻主要见于老年人。

(二)动力性肠梗阻

分为麻痹性肠梗阻和痉挛性肠梗阻,肠道本身无器质性病变,前者由于肠道失去蠕动功能,以至肠内容物不能运行,如低钾血症时;后者则由于肠壁平滑肌过度收缩,造成急性肠管闭塞而发生梗阻,见于急性肠炎和慢性铅中毒等,较为少见。

(三)血运性肠梗阻

肠系膜血管栓塞或血栓形成,引起肠道血液循环障碍,肠管失去蠕动能力,肠内容物停止运行。

二、病因

主要原因依次为肠粘连、疝嵌顿、肠道肿瘤、肠套叠、肠道蛔虫症、肠扭转等。据大宗资料报道,肠粘连引起的肠梗阻占 70%~80%(图 4-1)。

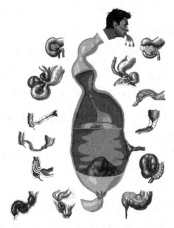

图 4-1 引起急性肠梗阻的常见病因

三、病理生理

急性肠梗阻病因繁多,但肠腔阻塞后的病理生理变化主要概括为以下方面。

(一)肠腔积液积气

正常情况下,人体消化道内的少量气体,随肠蠕动向下推进,部分由肠道吸收,其余最后经肛门排出。消化道气体约 70% 来自经口吞入的空气,约 30% 来自肠腔内细菌的分解发酵。这些气体在肠梗阻时不能被吸收和排除,再加上肠道细菌大量繁殖和发酵作用,肠腔胀气会越来越重。肠梗阻时肠道和其他消化腺分泌的大量消化液正常吸收循环途径被阻断,梗阻近端肠腔内大量积液,病程晚期还有肠壁病变引起的渗出,再加上呕吐丢失,将造成严重的水、电解质平衡紊乱,循环血量不足和休克。严重膨胀扩张的小肠还引起腹腔压力增高,膈肌抬高,影响下腔静脉回流,加重心动过速和呼吸急促。

(二)细菌易位与毒素吸收

急性肠梗阻时肠道细菌迅速繁殖,产生大量有毒物质,并经损伤的肠黏膜屏障和通透性增高的末梢血管进入血液循环,肠腔内细菌也发生易位,进入血液、淋巴循环和腹腔,引起全身中毒反应和感染。

(三)肠壁血运障碍

急性完全性肠梗阻的近端肠管扩张逐渐加重,肠壁逐渐变薄,张力增高,进而引起肠壁血运障碍,即绞窄性肠梗阻,肠黏膜可发生溃疡和坏死,肠壁出现出血点和瘀斑,肠腔和腹腔内均有血性液体渗出。随着时间延长,过度扩张的肠壁会因缺血而坏死,继而肠管破裂,引起急性腹膜炎。

以上病理生理改变持续进展将最终导致 MODS 和死亡。

四、临床表现

急性肠梗阻的症状与梗阻部位和时间有明显关系:位置越高则呕吐越明显,容易出现水、电解质平衡紊乱;位置越低则腹胀越明显,容易出现中毒和感染;病情随时间逐渐加重。急性肠梗阻的共同症状包括腹痛、腹胀、呕吐和停止排气排便。

(一)腹痛

无血运障碍的单纯性肠梗阻为阵发性腹痛。肠管内容物下行受阻,其近端肠管会加强蠕动,因此出现阵发性绞痛,逐渐加剧。其特点是发作时呈波浪式由轻至重,可自行缓解,有间歇,部位不定。腹痛发作时在有些患者的腹壁可见肠型,听诊可闻及高调肠鸣音。腹痛发作频率随蠕动频率变化,早期较频繁,数分钟至数秒钟一次,至病程晚期肠管严重扩张或绞窄时则转为持续性胀痛。绞窄性肠梗阻腹痛多为持续性钝痛或胀痛,伴阵发性加剧,引起腹膜炎后腹痛最明显处多为绞窄肠管所在部位。麻痹性肠梗阻腹痛较轻,为持续性全腹胀痛,甚至没有明显腹痛,而主要表现为明显腹胀。

腹痛随病情发展而变化,阵发性绞痛转为持续性腹痛伴阵发性加剧提示病情加重,肠梗阻可能由不全性转为完全性,单纯性转为绞窄性。

(二)呕吐

急性肠梗阻时多数患者有呕吐症状,呕吐程度和呕吐物性质与梗阻部位及程度有关。高位小肠梗阻呕吐发生早而频繁,早期为反射性,吐出胃内食物和酸性胃液,随后为碱性胆汁。低位小肠梗阻呕吐发生晚,可吐出粪臭味肠内容物。结肠梗阻少有呕吐。呕吐和腹痛常呈相关性,病程早期呕吐后腹痛可暂时缓解。如呕吐物为棕褐色或血性时应考虑已发生绞窄性肠梗阻。麻痹性肠梗阻的呕吐为溢出性,量较少。

(三)腹胀

腹胀症状与梗阻部位有明显关系,高位梗阻因呕吐频繁,胃肠道积气积液较少,腹胀不明显。低位梗阻时腹胀明显。

(四)停止排气、排便

不完全性肠梗阻时肛门还可排出少量粪便和气体,完全性肠梗阻则完全停止排气排便。在高位完全性肠梗阻病例,梗阻以下肠道内的积气、积便在病程早期仍可排出,故有排气排便并不说明梗阻不存在。绞窄性肠梗阻时,可出现黏液血便。

(五)全身症状

急性肠梗阻早期全身情况变化不大,晚期则出现发热、脱水、水、电解质、酸碱平衡紊乱、休克,并发肠坏死穿孔时则出现腹膜炎体征。

(六)体征

腹部膨隆与梗阻部位有关,低位梗阻较明显,可为全腹均匀膨隆或不对称膨隆,随病程进展加重,在腹壁薄的患者可见肠型。腹部叩诊鼓音。未发生肠绞窄或穿孔时,腹肌软,但因肠道胀气膨隆导致腹壁张力升高,可干扰对腹肌紧张的判断。压痛定位不明确,可为广泛轻压痛。发生肠绞窄或穿孔后,压痛明显,定位在绞窄肠管部位或遍及全腹,并有反跳痛和肌紧张。在病程早期听诊可闻及高调金属声响样肠鸣音,至病程晚期近端肠道严重扩张,发生肠绞窄、穿孔或在麻痹性肠梗阻,肠鸣音消失。应注意在年老体弱患者,即使已发生肠绞窄或穿孔,腹部体征也可能表现不明确。

对肠梗阻患者的体检应注意腹股沟区,特别在肥胖患者,其嵌顿疝可能被掩埋于厚层脂肪中而被忽略。肛门指诊应作为常规检查,可发现直肠肿瘤、手术吻合口狭窄或盆腔肿瘤等。多数肠梗阻患者直肠空虚,若直肠内聚集多量质硬粪块,则梗阻可能为粪块堵塞引起,多见于老年人,勿轻易手术探查。

五、辅助检查

(一)立位 X 线腹平片

立位 X 线腹平片是诊断是否存在肠梗阻最常用亦最有效的检查,急性肠梗阻表现为肠道内多发液气平面,小肠梗阻表现为阶梯状液平面;若见鱼肋征,即扩大的肠管内密集排列线条状或弧线状皱襞影,则为空肠梗阻征象;结肠梗阻表现为扩大的结肠腔和宽大的液气平面,而小肠扩张程度较轻。无法直立的患者可拍侧卧位片,平卧位片可以体现肠腔大量积气,但无法体现液气平面(图 4-2)。

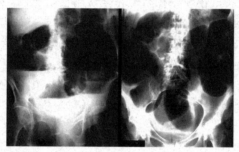

图 4-2　急性肠梗阻时立位腹平片(左)和平卧位片(右)对照

(二)超声检查

简便快捷,可在床边进行。肠梗阻时超声可见梗阻近端肠管扩张伴肠腔内积液,而远端肠管空瘪。小肠梗阻近端肠道内径常大于3 cm,结肠梗阻近端内径常＞5 cm。根据扩张肠管的分布可大致判断梗阻部位,小肠高位梗阻时上腹部和左侧腹可见扩张的空肠回声,呈"琴键征";小肠低位梗阻时扩张肠管充满全腹腔,右下腹及盆腔内扩张肠管壁较光滑(回肠);结肠梗阻时形成袋状扩张,位于腹周。严重结肠梗阻时肠管明显扩张,小肠与结肠的形态难以区分,但回盲瓣常可显示。机械性肠梗阻时近端肠管蠕动增强,扩张肠管无回声区内的强回声斑点呈往返或漩涡状流动;而麻痹性肠梗阻时肠壁蠕动减弱或消失,肠管广泛扩张积气;绞窄性肠梗阻时肠管粘连坏死呈团块状,肠壁无血流信号。超声诊断肠梗阻的敏感性可达89%～96%,而且对引起梗阻的病因,如肿瘤、嵌顿疝等也可提供重要线索。

(三)CT

平卧位CT横切面影像可显示肠管扩张和肠腔内多发气液平面。机械性肠梗阻有扩张肠管和塌陷肠管交界的"移行带征";麻痹性肠梗阻常表现为小肠、结肠均有扩张和积气积液,而常以积气为主,无明显"移行带征";血运障碍性肠梗阻除梗死或栓塞血管供血的相应肠管扩张、肠壁水肿增厚外,梗阻肠管对应血管可见高密度血栓,或增强扫描见血管内充盈缺损。CT还有助于发现引起肠梗阻的病因,如肿瘤、腹腔脓肿、腹膜炎、胰腺炎等。

(四)实验室检查

常规实验室检查常见水电解质酸碱平衡紊乱,低钾低钠血症常见,白细胞计数升高,中性粒细胞比值升高等。

六、诊断

依据症状体征和影像学检查,急性肠梗阻的诊断不难确立。完整的急性肠梗阻诊断应包括以下要点。

(一)梗阻为完全性或不完全性

不完全性肠梗阻具有腹痛腹胀、呕吐等症状,但病情发展较慢,可有少量排气、排便,立位腹平片见肠道少量积气,可有少数短小液气平面。完全性肠梗阻病情发展快而重,早期可能有少量排气排便,但随病情进展,排气排便完全停止,立位腹平片见肠道扩张明显,可见多个宽大液气平面。

(二)梗阻部位高低

高位小肠梗阻,呕吐出现早而频繁,水、电解质与酸碱平衡紊乱严重,腹胀不明显,立位腹平片见液气面主要位于左上腹。低位小肠梗阻呕吐出现晚,一次呕吐量大,常有粪臭味,腹胀明显,腹痛较重,立位腹平片见宽大液气平面,主要位于右下腹或遍布全腹。

(三)梗阻性质

梗阻性质是机械性还是动力性肠梗阻,性质不同,处理方法也不同。机械性肠梗阻常伴有阵发性绞痛,可见肠型和蠕动波,肠鸣音高亢。而麻痹性肠梗阻则呈持续性腹胀,腹部膨隆均匀对称,无阵发性绞痛,肠鸣音减弱或消失,多有原发病因存在。痉挛性肠梗阻的特点是阵发性腹痛开始快,缓解也快,肠鸣音多不亢进,腹胀也不明显。机械性肠梗阻的立位腹平片见充气扩张肠管仅限于梗阻以上肠道,麻痹性肠梗阻则可见从胃、小肠至结肠普遍胀气,痉挛性肠梗阻时胀气多不明显。

(四)梗阻为单纯性还是绞窄性

绞窄性肠梗阻预后严重,须立即手术治疗,而单纯性肠梗阻可先保守治疗。出现下列临床表现者应考虑有绞窄性肠梗阻存在:①腹痛剧烈,在阵发性疼痛间歇仍有持续性疼痛。②出现难以纠正的休克。③腹膜刺激征明显,体温、脉搏、白细胞计数逐渐升高。④呕吐物或肠道排泄物中有血性液体,或腹腔穿刺抽出血性液体。⑤腹胀不对称,可触及压痛的肠襻,并有反跳痛。在临床实际中肠绞窄的表现可能并不典型,若延误手术可危及生命,外科医师应提高警惕,急性肠梗阻经积极保守治疗效果不明显,腹痛不减轻,即应考虑手术探查。

(五)梗阻病因

详细询问病史,结合临床资料全面分析。婴幼儿急性肠梗阻多见于肠套叠和腹股沟疝嵌顿,青壮年多见于腹外疝嵌顿,老年人常见于消化道和腹腔原发或转移肿瘤。有腹部损伤或手术史则粘连性肠梗阻可能性大,房颤、风湿性心瓣膜病等可引起肠系膜血管血栓,饱食后运动出现的急性肠梗阻多考虑肠扭转引起。

七、治疗

(一)非手术治疗

非手术治疗为患者入院后的紧急处置措施,可能使部分病例病情得到缓解,为进一步检查和择期手术创造条件,也作为急诊手术探查前的准备措施。

1.禁食和胃肠减压

禁止一切饮食,放置鼻胃管(长度 55～65 cm)并持续负压吸引。降低胃肠道积气积液和张力有利于改善肠壁血液循环,减轻腹胀和全身中毒症状,改善呼吸循环。

2.补充血容量和纠正水、电解质、酸碱平衡失调

患者入院后立即建立静脉通道,给予充分的液体支持。对已有休克征象者可先快速输注 5％葡萄糖盐水或林格液 1 000 mL。高位小肠梗阻常有脱水、低钾、低钠、低氯血症和代谢性碱中毒,其中以低钾血症最为突出,可进一步导致肠麻痹,加重梗阻病情。尿量大于 40 mL/h 可静脉滴注补钾。低钾、低钠纠正后代谢性碱中毒多能随之纠正。低位小肠梗阻多表现为脱水、低钠、低钾和代谢性酸中毒,其中以低钠更为突出。轻度低钠血症一般补充 5％葡萄糖盐水 1 000 mL 后多可纠正,重度低钠患者则需根据实验室检查结果在补液中加入相应量的 10％氯化钠溶液。对急性肠梗阻患者的补液量应包括已累计丢失量、正常需要量和继续丢失量,其中丢失量还包括因组织水肿而移至组织间隙的循环液体量。应记录尿量、间断复查实验室指标,对重症患者还应监测中心静脉压(CVP),以酌情调整补液量和成分。对绞窄性肠梗阻患者可适当输血浆、清蛋白或其他胶体液,以维持循环胶体渗透压,有利于维持循环血量稳定,减轻组织水肿。

3.应用抗生素防治感染

急性肠梗阻时由于肠内容物瘀滞,肠道细菌大量繁殖,肠壁屏障功能受损容易发生细菌易位,出现绞窄性肠梗阻时感染将更加严重。故应用广谱抗生素为必要措施。

4.营养支持

禁食时间超过 48 小时应给予全肠外营养支持,经外周静脉输注最好不超过 7 天,而经深静脉导管可长期输注,但应注意防治导管感染等并发症。

5.抑制消化道分泌

应用生长抑素可有效抑制消化液分泌,减少肠道积液,降低梗阻肠段压力。

6.其他

输注血浆或清蛋白同时应用利尿剂,有助于减轻肠壁水肿。

(二)手术治疗

经非手术治疗无效,病情进展者,已出现绞窄性肠梗阻或预计将出现肠绞窄的患者应行急诊手术治疗。需根据梗阻病因、性质、部位及全身情况综合评估,选择术式。手术原则是在最短时间内用最简单有效的方法解除梗阻。若伴有休克,待休克纠正后手术较为安全。若估计肠管已坏死而休克短时间内难以纠正者,应在积极抗休克同时进行手术探查。

手术切口应考虑有利于暴露梗阻部位,多采用经腹正中线切口或经右腹直肌探查切口(图4-3)。应尽量在估计无粘连处进入腹腔,探查粘连区,锐性加钝性分离粘连,显露梗阻部位。已坏死的肠段、肿瘤、结核和狭窄部位应行肠段切除。若肠道高度膨胀影响手术操作,可先行肠腔减压,在肠壁开小口吸取肠内容物及气体,过程中尽量避免腹腔污染。

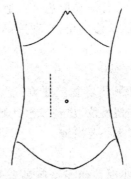

图 4-3 切口选择在有利于显露梗阻的部位

对肠道生机的判断是决定是否切除及切除范围的依据,主要从肠壁色泽、弹性、蠕动、血供、边缘动脉搏动等方面进行判断。遇判断有难度时,可用温热生理盐水湿敷肠襻,或以0.5%～1%的普鲁卡因10～30 mL在相应系膜根部注射,以缓解血管痉挛,并将此段肠管放回腹腔,15～20分钟后再观察。若肠壁颜色转为正常,弹性和蠕动恢复,肠系膜边缘动脉搏动可见,则不必切除,若无好转则应切除。多数小肠部分切除后吻合较为安全。若绞窄肠段过长,患者情况危重,或切除范围涉及结肠,应在切除坏死肠段后做近远端肠造瘘,待病情稳定后二期行肠吻合术。

第二节 慢性假性肠梗阻

慢性假性肠梗阻(chronic intestinal pseudo obstruction,CIPO)是一种以肠道不能推动肠内容物通过未阻塞的肠腔为特征的胃肠动力疾病,常发生于小肠、结肠,可累及整个消化道和所有受自主神经调节的脏器和平滑肌,是一组具有肠梗阻症状和体征,但无肠道机械性梗阻证据的临床综合征。本病常反复发作,虽不是常见病,但如被忽视,患者可能遭受不必要的手术,甚至使病情的诊治更加复杂,其发病机制是因肠道肌电活动功能紊乱造成的肠道动力障碍。

一、病因

CIPO的病因可分为原发性和继发性两类。

原发性CIPO是由肠平滑肌异常或肠神经系统异常造成,Howard报道30%的CIPO具有家族聚集性,遗传方式主要是常染色体显性遗传,少数为常染色体隐性遗传。

继发性CIPO有5种病因。①结缔组织病:如系统性红斑狼疮、硬皮病、肌萎缩、淀粉样变性等。②神经系统疾病:如帕金森病、南美锥虫病、内脏神经病、肠道神经节瘤病等。③内分泌疾病:如糖尿病、甲状腺功能亢进(简称甲亢)或甲状旁腺功能减低(简称甲旁减)

等。④药物：如吩噻嗪类、三环类抗抑郁药、抗帕金森病药、神经节阻断药、可乐定、吗啡、哌替啶、白细胞介素-2、长春新碱等。⑤其他：如低钾、低钠、高钙、手术后、副癌综合征、巨细胞病毒或 EB 病毒感染等。

CIPO 的常见病因见表 4-1。

表 4-1　CIPO 常见病因

原发性 CIPO
1.家族性
家族性内脏疾病、家族性内脏神经病
2.非家族性(散发性)
内脏疾病、内脏神经病、正常组织学变异
继发性 CIPO
1.疾病影响肠平滑肌
(1)胶原血管病：硬皮病、SLE、皮肌炎或多发性肌炎
(2)淀粉样变
(3)主要为肌病，如肌营养不良、进行性肌营养不良、Duchenne 肌营养不良
2.内分泌疾病
甲减或黏液性水肿、糖尿病、甲旁减、嗜铬细胞瘤
3.神经疾病
帕金森病、Hirchspung 病和 Waardenburg-Hirschsprung 病、家族性自身免疫性功能障碍、类癌综合征
4.感染
Chagas 病、病毒(巨细胞病毒、EB 病毒)感染
5.药物
麻醉药、三环类抗抑郁药、可乐定、抗帕金森病药、抗胆碱能药或神经节阻滞剂、长春新碱

二、临床表现

CIPO 的主要症状有腹胀、腹痛、恶心、呕吐、腹泻、便秘；主要的体征有营养不良、体重下降、腹部膨隆、有压痛而无肌紧张、肠鸣音通常不活跃或很少出现,有胃扩张者可发现振水音。

CIPO 的临床表现与梗阻的部位和范围有关,如梗阻主要在小肠,则以呕吐和脂肪泻为主要表现,同时易继发营养不良、叶酸和维生素 B_{12} 缺乏及低蛋白血症;如梗阻主要在结肠,则以腹胀和便秘为主要表现,常伴有严重的粪便嵌塞。

三、辅助检查

(一)影像学检查

影像学检查用于鉴别机械性肠梗阻,普通腹部平片对诊断价值不大,很多 CIPO 的平片表现与机械性肠梗阻非常类似。此外平片灵敏度低,高达 20% 的患者钡剂造影异常,但之前的普通平片表现正常。平片显示出小肠扩张已多在疾病晚期,之前可能就会存在测压和临床方面诊断 CIPO 的证据。消化道钡餐造影检查可排除机械性肠梗阻,还可对功能紊乱的主要部位提供线索。肌病型 CIPO 有显著的十二指肠扩张,结肠袋消失、收缩减少及结肠直径增加。神经源性 CIPO 表现则多样化,少有特异性表现。

(二)内镜检查

内镜检查用于排除食管、胃、十二指肠和结肠机械性梗阻。常规的黏膜组织活检对 CIPO 的诊断没有帮助,除非取样深达肌层和肌间神经丛。

(三)胃肠动力检查

1.胃肠道转运试验

在排除机械性肠梗阻之后,胃肠道转运试验是有效的非侵入性检查。放射性核素(闪烁扫描)可以特异地评价消化道各器官的转运功能。用 ^{99m}Tc 标记的固体餐测试胃排空是诊断胃排空延迟的金标准。用 ^{99m}Tc 和 ^{131}I 标记的固体闪烁扫描的可评价小肠和结肠功能。这些检查应有健康人对照,且在禁食状态下进行,以避免由运转新鲜食物所引起的运转时间误差。近来报道胃排空异常和小肠固态食物转运异常可作为诊断 IPO 的依据。小肠转运试验往往被胃排空延迟干扰,Gryback 等使用从胆汁排泄的静脉示踪剂 ^{99m}Tc-HIDA,这项新技术可直接显示小肠转运，并证实 IPO 小肠运动减慢，与压力检查异常一致。

2.动力检查

测压有助于 IPO 的诊断。如果排除了机械性肠梗阻，胃或小肠转运减慢，胃和上段小肠测压评价可确诊 IPO。测压评价要有禁食和餐后 2 种状况与健康人对照组比较。测压还能区分神经源性和肌病型。在神经源性中，压力波幅正常，但 MMC 结构和相位传播异常，持续不协调的运动活跃，相位波暴发，转化为餐后模式异常。而肌病型受累段波幅减低或压力波消失。小肠丛集性收缩提示远端机械性梗阻，这种情况需要做其他检查。食管测压可提示硬皮病、贲门失弛缓症或苍白球黑质变性病。一些 IPO 的患者与苍白球黑质变性病类似，肛门直肠测压显示肛门内括约肌不能对直肠膨胀做出反应性的松弛。IPO 胃电图显示餐前胃动过速或餐后30分钟的电活动明显异常，也有助于诊断。

(四)肠壁全层组织活检

自剖腹手术或腹腔镜取的结肠全层组织活检可确诊 CIPO。用 Smith 银染色分析纵向的全层组织活检的标本可显示肌间神经丛淋巴细胞和浆细胞浸润、嗜银神经元数目和比例变化、神经元纤维化、核内出现包涵体。免疫组织化学染色则显示表达 *c-kit* 基因的 Cajal 细胞消失或分布异常。组织学检查还可发现比正常更大的肠神经节或无神经节细胞缺失时，外源性神经分布增加（如苍白球黑质变性病时），也有人认为是假性梗阻的继发改变。

有报道 CIPO 时特异的神经肽和神经递质(P 物质和 VIP)缺乏，但对单一神经肽和神经递质特殊染色尚未用于临床。过去认为全层活检是诊断成立的要素，但现在有了特异性的非侵入性动力检查（如转运试验和测压），全层活检不再是诊断 CIPO 必不可少的手段了。

(五)实验室检查

实验室检查主要用于鉴别继发性 CIPO。如提示风湿性或内分泌性疾病，则适当选择相应的实验室检查。如 CIPO 继发于小细胞肺癌的副癌综合征，血清中可查到抗神经元核抗体(抗 Hu)。抗 Hu

并不是恶性肿瘤的特异性抗体,但在未发现原发肿瘤灶却有肠神经节细胞缺失的患者中滴度可以很高。

四、诊断和鉴别诊断

诊断应结合病史、体征(如营养不良表现、腹部振水音与膀胱增大)、实验室检查、X线表现与食管及小肠测压等(表4-2)。约1/3患者有家族史。部分患者剖腹手术,见不到梗阻征象。继发性患者可查出系统性疾病的症状与体征,以及神经系统与自主神经系统功能异常。如患者有神经系统表现,应进一步做检查(包括MRI),以排除脑干肿瘤。肌电图与神经系统检查可检出系统性肌肉病或周围神经病。

表 4-2 机械性肠梗阻与 CIPO 的鉴别

鉴别方法	机械性肠梗阻	CIPO
病史	患者多为成年人,过去多有腹部外伤、感染或手术史无任何遗传性疾病的症状	10岁以前已有病症,为突发性病变,无明显诱因患者可能有家族遗传性病症,如手指的拱形指纹、二尖瓣脱垂或关节异常松弛,也可以有硬皮症、肌肉萎缩或恶病质表现
临床症状	便秘或绝对便秘,2次发作之间基本无病痛	有时腹泻,有时便秘,2次发作之间仍可能有腹痛、恶心、呕吐或食欲缺乏
胃肠运动功能监测	食管与胃正常,压力测试也无检查异常	食管和胃也可能无蠕动能力或有扩张现象,压力测试也可能发现括约肌无力或无蠕动力
X线检查	腹部平片上仅见梗阻近端之肠道扩张,钡灌肠也可能发现结肠梗阻	平片上有时可见多处气液平面,但无梗阻现象钡灌肠可能发现有结肠脱垂或大口径结肠憩室
静脉肾盂造影(IVP)	无泌尿道症状,IVP见肾盂和输尿管多正常	有时有尿潴留和尿路感染,IVP可能发现肾盂和输尿管扩张
手术所见	手术时可发现肠梗阻原因	手术时不能发现任何肠梗阻原因
病理	扩张肠管之肠壁全层切片无任何神经丛、平滑肌病变	扩张肠管之全层活检多能发现肠壁神经丛、平滑肌有不发育或衰退现象

北京协和医院总结的 CIPO 诊断标准为临床上有肠梗阻的症状和体征;腹平片证实有肠梗阻的存在;有关检查明确排除了机械性肠梗阻;消化道造影检查发现有肠管的扩张或肠蠕动减慢、消失;消化道压力测定异常,胃肠通过时间明显延长。

五、治疗

目前有关假性肠梗阻的病因尚无法根除,故治疗 CIPO 的目标是缓解临床症状,保持营养与维持电解质平衡,减少并发症,改善和恢复肠动力。

(一)一般治疗

CIPO 的急性发作期,应禁食、禁水,行胃肠减压肛门排气,静脉输液及营养支持,保持水、电解质平衡和消除诱发因素。

因为禁食或吸收障碍 CIPO 常导致营养不良。适当的饮食包括低纤维、低乳糖,要素膳或以多肽为主的食物。流质和浓汤对胃排空延迟的患者有益。

由于摄入少且吸收不良,患者需要肌内注射维生素 B_{12} 或口服叶酸、维生素 A、维生素 D、维生素 E、维生素 K、钙和铁。

完全肠道外营养(TPN)可提供足够的营养,一般适用于家族性 CIPO 和严重肌病型的儿童。长期 TPN 费用昂贵并易导致感染、血栓、胰腺炎和淤胆性肝损害,甚至肝衰,故应在 TPN 前尝试胃造口或空肠造口营养。

(二)药物治疗

CIPO 缺乏有效的药物治疗。

1.促动力药

(1)甲氧氯普胺和红霉素可能对一些患者临时有效,但有不良反应。由于快速耐药反应,红霉素在 CIPO 的治疗中作用有限。

(2)新斯的明是胆碱酯酶抑制药,由于其胆碱能不良反应和潜在致心律失常的危险,将其用于 CIPO 的治疗是不恰当的。

(3)多潘立酮、西沙必利也在 CIPO 中使用,西沙必利能改善复合位移运动正常且无迷走神经功能紊乱患者的症状。

(4)5-HT 受体部分激动药替加色罗可能对 CIPO 有效,替加色罗是与西沙必利类似的促动力药,且没有心脏毒性。替加色罗能加速蠕动和增加消化道动力,并能加速正常男性的胃排空和促进 IBS 患者小肠和盲肠的转运。

2.奥曲肽

奥曲肽为长效生长抑素的类似物,国外学者用奥曲肽治疗继发于硬皮病的 CIPO 取得了良好效果,对治疗 CIPO 和继发的小肠细菌过度生长也有效。

奥曲肽主要通过抑制肠内源性神经肽,如 VIP、胰岛素、胰高血糖素、肠源胰高血糖素释放起作用。因为奥曲肽能减低胃动力,在治疗 CIPO 时有时与红霉素联合使用。

3.抗生素

抗生素的适应证为继发于细菌过度生长的腹泻。由于 CIPO 肠道转运的延迟,故标准氢呼吸试验对诊断 CIPO 患者细菌过度生长缺乏敏感性,应采用小肠吸出物行微生物分析(培养)。可适当应用广谱抗生素治疗,如环丙沙星、甲硝唑、多西环素、四环素、阿莫西林-双氧青霉素(克菌)等。

(三)电起搏

胃和肠电起搏理论上是可行的,并可能成为难控制的 CIPO 患者的治疗手段之一。目前CIPO电起搏研究的焦点是改善胃轻瘫,已获得初步成功。小肠和结肠电起搏仍不能用于临床且难以发展。

(四)手术治疗

本病手术治疗效果不确切,故原则上不行手术治疗。但对于腹部 X 线检查提示病变肠管直径超过 9 cm 者,若不积极处理,将导致肠穿孔、肠破裂。对病变范围局限的假性肠梗阻,如巨十二指肠和巨结肠,采用节段性切除术,可收到较好效果。但病变较为广泛者,手术效果并不理想。

1.肠切除术

切除无功能肠段或做上、下肠段旁路移植。巨结肠和严重腹泻患者行全结肠切除术与空肠-直肠吻合术。严重的小肠梗阻与大量的小肠分泌导致体液损失严重的患者,可行小肠切除。

2.松解术

孤立巨大十二指肠,可行十二指肠空肠侧-侧吻合术,以减轻十二指肠压力,亦可行十二指肠成形术。

3.肠移植术

近年报道的小肠移植术为手术治疗增加了新的选择。由于目前该手术病例数不多,因此临床经验不足。但对严重小肠受累,需依赖全胃肠外营养的患者,值得尝试使用。

六、诊治程序

具体诊治程序见图 4-4。

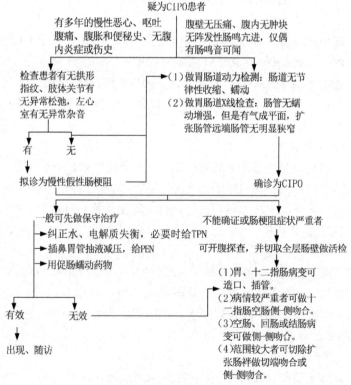

图 4-4　诊治程序

第三节 吸收不良综合征

吸收不良综合征是指由于多种原因所致营养物质消化吸收障碍而产生的一组综合征。吸收不良综合征通常包括消化或吸收障碍或二者同时缺陷使小肠对脂肪、蛋白质、氨基酸、糖类、矿物质、维生素等多种营养成分吸收不良,但也可只对某一种营养物质吸收不良。

消化不良和吸收不良的区别在于消化不良为营养物质的分解缺陷而吸收不良为黏膜的吸收缺陷。吸收不良综合征临床上表现为脂肪泻、消瘦、体重减轻等,脂肪泻常占主要地位。

一、分类

吸收不良综合征的病因和发病机制多种多样,根据消化和吸收病理生理变化将吸收不良分为下列几种情况。

(一)消化不良

1.胰酶缺乏或失活

慢性胰腺炎、胰腺癌、胰腺囊性纤维化、原发性胰腺萎缩、胰腺切除术后、胰脂肪酶失活、胃泌素瘤(Zollinger-Ellison 综合征可因肠内的高酸度抑制脂肪酶的活性,导致脂肪吸收不良)。

2.胆盐缺乏

严重肝实质病变(肝炎、肝硬化、肝癌等),所致胆盐合成减少、回肠切除术后、克罗恩病、长期肝内外胆管梗阻,以及小肠细菌过度生长、新霉素、秋水仙碱、碳酸钙、考来烯胺等与胆盐结合的药物。

3.食物和胆汁胰液混合不充分

胃空肠吻合术后。

4.刷状缘酶缺陷

双糖酶缺乏、乳糖酶缺乏、蔗糖酶-异麦芽糖酶缺乏、海藻糖酶缺乏。

(二)吸收不良

1.小肠黏膜的吸收面积减少

如短肠综合征等(大量小肠切除、胃结肠瘘、小肠-结肠瘘等)。

2.小肠黏膜广泛性病变

克罗恩病、多发性憩室炎、小肠结核,乳糜泻、热带性口炎性腹泻、寄生虫病(贾第鞭毛虫病、蓝伯鞭毛虫病、钩虫、姜片虫等)、放射性小肠炎、内分泌病、糖尿病、甲状旁腺功能亢进、肾上腺皮质功能不全、系统性病变(蛋白质营养不良、淀粉样变、系统性红斑狼疮、硬皮病等)、选择性 IgA 缺乏症。

3.黏膜转运障碍

无 β-脂蛋白症、内因子或某些载体缺陷致维生素 B_{12} 和叶酸转运障碍、AIDS 等。

4.原因不明

Whipple 病、特发性脂肪泻、Fancth 细胞缺乏、先天性小肠旋转不良、假性肠梗阻等。

(三)淋巴或血液循环障碍所致运送异常

1.淋巴系统发育异常

小肠淋巴管扩张、遗传性下肢淋巴水肿。

2.淋巴管梗阻

腹膜后恶性肿瘤、右心衰竭、小肠淋巴管扩张、Whipple 病、小肠结核及结核性肠淋巴管炎。

3.肠黏膜血运障碍

肠系膜动脉硬化或动脉炎。

二、临床表现

吸收不良肠道早期症状仅有大便次数增多或正常而量较多,可伴有腹部不适、肠鸣、乏力、精神不振、体重减轻及轻度贫血等。随病情进展可出现典型症状,如腹泻、消瘦、乏力、心悸、继发营养不良及维生素缺乏等表现。不分昼夜频繁的水样泻是典型的特征,但并不常见。腹泻 3～4 次/天,为稀便或溏便,有时发生脂肪泻(粪便量多,恶臭,面有油腻状的光泽,漂浮水面),可伴腹痛、恶心、呕吐、腹胀、肛门排气增多、食欲缺乏。持续严重的吸收不良可出现各种营养物质缺乏的表现,铁、叶酸及维生素 B$_{12}$缺乏可致贫血,维生素(如维生素 A、B、D、K)缺乏致皮肤粗糙、夜盲、舌炎、口角炎、神经炎、感觉异常、骨痛、手足抽搐、出血倾向等改变。面肌抽搐和轻叩面部肌抽搐是钙吸收不良的征象。维生素 D 和钙吸收障碍时,可有击面试验征和束臂试验征阳性。部分患者可有肌内压痛、杵状指、血液系统如皮肤出血点、瘀斑。晚期可出现全身营养不良、恶病质等表现。

三、实验室检查

(一)血液检查

1.常规及生化检查

常有贫血,小细胞性或巨幼红细胞性贫血,凝血酶原时间延长。血清蛋白、胆固醇降低。低血钙,低血磷,血清碱性磷酸酶活性增高,低血钾。严重疾病血清叶酸、维生素 B$_{12}$水平降低。

2.血清 β-胡萝卜素浓度测定

血清 β-胡萝卜素测定是脂肪吸收不良的非特异性实验。低于100 μg/100 mL 提示脂肪泻,少于47 μg/100 mL 提示严重脂肪泻,但其浓度超过 100 μg/100 mL 并不能排除轻度的脂肪泻。

β-胡萝卜素可在肝脏疾病或进食 β-胡萝卜素缺陷饮食的酗酒者中发现假性降低。脂蛋白紊乱或包含胡萝卜素食物的摄入也影响其结果。

3.乳糖耐量试验

乳糖耐量试验主要用于检查双糖酶(主要是乳糖酶)缺乏。受试者口服乳糖 50 g,每半小时抽血测血糖共 2 小时,正常情况下,口服乳糖经小肠黏膜乳糖酶水解为葡萄糖和半乳糖而吸收。正常人血糖水平上升,超过空腹血糖 1.1 mmol/L。乳糖酶缺乏者,血糖水平上升不明显,同时可出现腹鸣、腹痛、嗳气等乳糖不耐受症状。

(二)粪便检查

寄生虫病患者粪便可查到孢囊,钩虫卵或姜片虫卵等。

1.粪脂肪定性测量

如发现有脂肪吸收不良存在可进行粪显微镜下脂肪分析。粪苏丹Ⅲ染色可见橘红色的脂肪小球,在每高倍视野直径小于 4 μm 达到 100 个小球被认为是异常的。苏丹Ⅲ染色其敏感性为 78%,特异性为 70%。为检测粪脂肪最简便的定性方法,可作为粪脂肪测定的初筛试验,但不能作为主要的诊断依据。

2.粪脂肪定量测定

一般用 van de Kamer 方法测定。其被认为是脂肪吸收不良的金标准。试验方法:连续进食标准试餐(含脂量 80～100 g/d)3 天,同时测定其粪脂量 3 天,取其平均值,并按公式 $\frac{摄入脂肪量-粪质量}{摄入脂肪量} \times 100\%$ 计算脂肪吸收率。正常人粪脂低于 6 g/d,脂肪吸收率高于 95%。如粪脂增加,吸收率下降,提示吸收不良。

3.[131]I-三酰甘油及[131]I-油酸吸收试验

本试验服[131]I-三酰甘油或[131]I-油酸,收集 72 小时内粪便。测定并计算粪便排出放射量占摄入放射量的百分比。[131]I-三酰甘油在十二指肠及空肠被胰脂肪酶分解为[131]I-油酸和游离脂肪酸。胰脂肪酶减少,粪便中[131]I 含量增高,[131]I-三酰甘油试验反映胰腺功能。[131]I-油酸可直接由小肠吸收,可用于检查小肠吸收功能。两种放射性检查标记试验有助于鉴别消化不良和吸收不良。粪便[131]I-三酰甘油排出率高于 5%或[131]I-油酸高于 3%,提示吸收不良。

(三)尿液检查

1.右旋木糖吸收试验

右旋木糖试验用以区别小肠疾病或胰腺所致吸收不良。木糖通过被动扩散和主动转运吸收后,一半被代谢,其中由尿中排出。

本实验方法为:禁食一夜后排去尿液,口服右旋木糖 25 g(如引起腹泻可用 5 g 法),鼓励患者饮水以保持足够的尿量,收集随后 5 小时尿液标本,同时在摄入后 1 小时取静脉血标本。尿中右旋木糖低于 4 g(5 g 法<1.2 g)或血清右旋木糖浓度低于 200 mg/L 提示小肠吸收不良。

在直接比较中,传统的尿试验明显较 1 小时血液实验可靠。当尿收集时间太短,患者脱水,肾功能障碍,明显腹水,胃排空延迟时可出现假阳性。

2.维生素 B_{12} 吸收试验

维生素 B_{12} 吸收试验临床上用来区别胃和空肠引起维生素 B_{12} 缺陷,评估患者回肠功能。对评估胰腺分泌不足,细菌过度生长没有重要的临床意义。

口服维生素 B_{12} 后在胃内与内因子结合,于远端回肠吸收。给予小剂量(1 mg)放射性标记的维生素 B_{12} 使体内库存饱和。然后口服 ^{57}Co 或 ^{58}Co 标记的维生素 B_{12} 2 μg,收集 24 小时尿,测定尿中放射性含量。如尿中排泄量低于 7‰,提示吸收障碍或内因子缺乏。为明确维生素 B_{12} 吸收不良的位置,可做第二阶段吸收试验,在重复给药同时,口服内因子,如系内子缺乏所致恶性贫血,24 小时尿放射性维生素 B_{12} 排泄量可正常。

(四)呼吸试验

1.^{13}C-或^{14}C-三油酸甘油酯呼气试验

^{14}C-三油酸甘油酯呼气试验测定被^{14}C 标记的三酰甘油代谢后产生$^{14}CO_2$ 从呼气中排出的量。一般将$(1.85\sim3.7)\times10^5$Bq(5~10 μci)^{14}C 标记的甘油酸加入 20~50 g 的脂肪载体口服,间断收集 6~8 小时呼吸标本。检查结果常用单位时间内排除的^{14}C 标记 CO_2 占服用试餐中含量的百分率表示(即^{14}C 排除率)。脂肪吸收不良,$^{14}CO_2$ 排除率下降。再用^{14}C-软脂酸或^{14}C-辛酸做呼气试验,则可进一步鉴别脂肪吸收不良的原因。

发热、甲状腺疾病、肝病、糖尿病等可影响脂肪的代谢而影响呼吸试验的准确率。肺部疾病,患者对轻度吸收不良缺乏敏感性,射线的暴露及需要昂贵的设备,限制了其临床应用。如改用稳定同位素^{13}C 标记不同底物,通过质谱仪测定可避免放射性。对人体无害,可用于儿童和孕妇,扩大了应用范围。

2.氢呼气试验

氢呼气试验是一种很方便的非侵入性糖吸收不良诊断实验。

空腹予一定量的双糖,如疑为乳糖吸收不良,一般用 50 g 乳糖液做试验餐。对蔗糖吸收不良,试验餐为 1.5～2.0 g/kg 蔗糖。如为单糖吸收不良,则选用 50 g 木糖或 8 g 葡萄糖做试验餐。正常情况下在小肠全部被消化吸收,呼气中无或仅有极微量的氢气。吸收不良者,这些糖到达结肠,被结肠细菌发酵产氢,呼气中氢气增多。这些实验中以乳糖呼气试验最佳,乳糖氢呼气试验仍被许多研究者认为是诊断乳糖吸收不良的金标准。

(五)内镜检查和黏膜的活检

结肠镜检查可以提供引起吸收不良的原因。如克罗恩病可有小溃疡,原发性和继发性淋巴管扩张可见白斑,内分泌肿瘤导致的吸收不良如促胃泌素瘤、生长抑素瘤或腹部肿瘤阻塞胰管有时也可通过内镜检查出来。

内镜可直接观察小肠黏膜病变,并可取活检。也可用小肠黏膜活检器经口活检,必要时可行电镜,免疫学和组织培养等检查。尽管小肠黏膜活检取材盲目,对于孤立性病变易出现假阴性结果。但对诊断绒毛破坏或萎缩的吸收不良综合征十分重要,是不可缺少的确诊手段之一。

(六)影像学检查

小肠钡灌的主要作用在评估有细菌过度生长倾向所致吸收不良,如憩室、肠腔内液体、黏液积聚过多、小肠扩张、肠瘘管和肿瘤。溃疡和狭窄可由不同的原因所致,如克罗恩病、放射性肠炎、乳糜泻、肠淋巴瘤、结核等。小肠钡灌结果正常不能排除肠病所致吸收不良和阻止临床上进行肠活检。

CT 可用来显示小肠壁的厚度、肠瘘管、肠扩张、腹膜后淋巴结、胰腺疾病所致胰腺钙化、胰管扩张、胰腺萎缩、肿瘤阻塞的定位。

腹部 B 超和经十二指肠镜逆行胰胆管造影,对诊断胰腺疾病价值较大。

四、诊断

吸收不良综合征的诊断需要首先结合临床表现疑及本征,第二证明其存在,第三证明其病因。吸收不良常根据疑诊患者的既往史、症状和体征,以及相应的实验室检查做出诊断。

既往史和临床表现对明确病因有很大的帮助,应仔细询问以下既往史:①既往有无手术史,如胃肠切除或胃肠旁路术;②家族或幼年有无乳糜泻;③既往是否到过热带口炎性腹泻,贾第鞭毛虫病或其他胃肠疾病感染地;④是否嗜酒;⑤患者是否有慢性胰腺炎的历史或胰腺肿瘤的症状;⑥患者是否有甲状腺毒症、艾迪生病、Whipple病、肝或胆病、糖尿病神经病变的特征;⑦患者是否有糖类吸收不良的高饮食(甜食如山梨醇、果糖)或脂肪替代品或能导致营养不良的不平衡饮食;⑧有无增加人类免疫缺陷病毒感染的可能性;⑨患者既往有无器官移植或不正常的射线暴露。

合理地确立引起吸收不良的方法需依赖患者的背景。临床有显著腹泻、消瘦、贫血、维生素及微量元素缺乏应疑及吸收不良。应结合临床进行不同的实验室检查,如果没有时间限制可使用非侵入性试验,以进一步指导侵入性试验,以在最短的时间用最少的可能检查来诊断。如疑为寄生虫感染,粪便检查可以提供快速的非侵入性实验诊断。大细胞贫血提示叶酸和维生素 B_{12} 缺乏。

吸收不良综合征的常用诊断步骤如下:对早期疑诊病例可做粪脂肪定量试验,高于 6 g 即可确定为脂肪泻,若粪脂正常亦不能完全排除吸收不良,必要时可做一些选择性检查。其病因诊断可做右旋木糖试验,若正常可大致排除小肠疾病,需进一步检查胰腺疾病或胆盐缺乏性疾病。若木糖试验不正常,可进一步做小肠影像学检查及小肠活组织检查,病因进一步的检查依赖其既往史和症状,以及以前的检查,以资鉴别。

五、治疗

吸收不良综合征的治疗主要为病因治疗。对病因不明者,主要进行纠正营养缺乏及必要的替代治疗。

(一)病因治疗

病因明确者,应进行病因治疗。如能除去病因,则吸收不良状态自然纠正或缓解,如乳糜泻给予无麦胶饮食,炎症性肠病患者给予激素、磺胺类药物等治疗。

(二)营养支持

对症治疗给予富含营养的饮食及补液,注意调解电解质平衡。补充各种维生素、铁、钙、叶酸、矿物质,以及微量元素以避免缺陷综合征,腹泻明显者以低脂蛋白饮食为宜,给予止泻药,必要时予以中链三酰甘油口服,对病情严重者给予要素饮食或胃肠外营养支持治疗,对因肠道细菌繁殖过度所致吸收不良可予以抗生素治疗。

(三)替代治疗

各种吸收不良综合征,均可致机体某些营养成分的不足或缺乏,因此,替代治疗对治疗本征来说也很重要。

如糖尿病患者可补充胰岛素,胰酶缺乏者可补充消化酶,制剂如胰酶 6~8 g/d、胰酶制剂有胰酶4~12 g/d或胰脂酶 4~12 g/d分次服用。低丙种免疫球蛋白伴反复感染者可肌内注射丙种免疫球蛋白0.05 g/kg,每3~4 周 1 次。

第四节 小肠肿瘤

一、非淋巴性小肠肿瘤

小肠肿瘤在小肠各部位及各层组织结构中均可发生占胃肠道肿瘤的 1%~5%。小肠良性肿瘤较恶性肿瘤多见,恶性肿瘤以转移瘤多见。

小肠任何一种细胞均可发生肿瘤,起源于小肠腺的腺瘤和腺癌及起源于平滑肌的平滑肌瘤和平滑肌肉瘤占原发性小肠肿瘤的大多数,在恶性肿瘤中 50%是腺癌,其中多数位于小肠近端,而肉瘤分布于小肠各段。

(一)病因和发病机制

小肠的致瘤因素尚属于推测性的,各种小肠肿瘤的病因可能不同。腺癌在胃和结肠好发,而小肠腺癌相对较少,这可能因小肠面积大且与下列因素有关。

1.致癌物质浓度低

小肠内液体较多且小肠蠕动快,致癌物质与肠襞接触机会减少,但动物试验给小鼠喂亚硝基脲化合物或欧洲蕨可以引起其小肠肿瘤。

2.解毒酶浓度高

小肠中对致癌物质进行解毒的解毒酶系统比胃和结肠可能高,如苯并芘是众所周知的致癌物质,各种食物中均含有少量,人类小肠含有苯并芘羟化酶可将其转化为活性低的代谢产物。现已证明在鼠类苯并芘羟化酶在小肠中较胃或结肠中浓度高。

3.菌丛

结肠中的菌丛远较小肠中的菌丛多,且结肠中含有大量的厌氧菌群,而小肠中却较少,厌氧菌能将胆汁酸转化为致癌物质。

4.免疫功能

小肠免疫系统的功能特别强大,包括体液免疫和细胞免疫,产生活性 IgA。小肠免疫可以抵御致瘤病毒;T 细胞免疫可以识别和杀灭瘤细胞。

5.小肠黏膜细胞更新速度快

小肠黏膜细胞更新速度快也可能防御瘤细胞的生长,而肿瘤细胞增生较正常肠黏膜细胞增生要慢,将两种细胞系混合竞争性生长时,增殖快速的细胞明显占优势。Lipkin 和 Quastler 认为小肠滞留的增殖细胞比胃或结肠要少,这些细胞可能包括原始的瘤转化细胞。利用氚标记的胸苷和微型自动放射显影技术对小肠黏膜细胞进行研究,表明在小肠腺体表面滞留的增殖细胞较少,这样可以解释小肠肿瘤发病率低。

(二)各种小肠肿瘤

1.原发性小肠肿瘤

(1)腺瘤和肠癌:小肠单管状腺瘤以十二指肠最多见并可能有低度恶性。绒毛状腺瘤也常发生在十二指肠,其中约 1/3 有腺癌病灶。因此,腺瘤一般认为系癌前病变。绒毛状腺瘤较单管状腺瘤生长要大,腺瘤常为单发,组织柔软易变形,但因瘤体较大(最大胁瘤直径>5.0 cm),可以引起肠梗阻,也可以引起肠出血。十二指肠绒毛状腺瘤引起梗阻性黄疸时表明有恶性浸润。上消化道造影检查,绒毛状腺瘤有典型的 X 线表现,即所谓"冰淇淋"或"肥皂沫"样表现,这是由于肿瘤组织呈多瓣状菜花样,钡剂嵌入绒毛分叶间隙所致,内镜活检可以确诊。

小肠腺癌也好发于十二指肠,也可发生于空肠,发生于回肠者较少见。肿瘤来源于小肠黏膜上皮细胞,一般呈息肉样突入肠腔或同时在襞内生长形成环状狭窄,局部淋巴结转移常见,晚期有广泛转移。临床上早期缺乏表现,继之可以有肠梗阻、肠出血等。小肠腺癌与多种疾病有关。

(2)平滑肌瘤与平滑肌肉瘤:起源于小肠肌层,可向腔内生长,也可向腔外生长,肿瘤界限清楚,在没有转移时组织学上难以判断是良性还是恶性。光学显微镜下有丝分裂活性可以估计其恶性程度。临床上最常见是消化道出血,肿瘤内肠腔内生长的可以引起肠套叠、肠梗阻,向肠腔外生长的可以触及包块。有 15%～20%的平滑肌瘤可以发生恶变。

(3)脂肪瘤:多来自黏膜下层,以位于回肠末端的居多,通常瘤体较小,多不超过 4.0 cm,可单发也可以多发。因肿瘤有纤维结缔组织包膜呈分叶状突入肠腔,易导致肠套叠,偶尔也可引起溃疡和出血。多在手术或尸检时发现,CT 对脂肪瘤分辨率高,对诊断有帮助。

(4)血管瘤:常为多发,可见于各段,直径可以从小如针尖至几厘米不等。常分布于黏膜表面呈球状或息肉状。临床上可以引起消化道出血,血管造影检查可做出术前诊断。Kaijser 将胃肠道血管瘤分类如下:①多发性血管扩张认为与遗传有关,常发生在空肠。②多腔性血管瘤:累及结肠较小肠要多。③单腔性血管瘤常形成息肉。④胃肠道多发性血管瘤综合征。

恶性血管瘤除了转移外无特殊表现,临床上应注意 Kaposi 肉瘤,其恶性度低,主要见于男性,病变亦可累及四肢和皮肤,表现为大的蕈状出血肿瘤。病理上肿瘤含很多血管裂隙,衬以棱状细胞。

2.转移性小肠肿瘤

转移性小肠肿瘤比较常见,可能由于小肠面积相对较大,故比胃和结肠更易种植。

(1)黑色素瘤:是引起小肠癌的最常见肿瘤,约 1/3 患者找不到黑色素瘤的原发病灶,而皮肤或视网膜的黑色素瘤被切除多年后也可突然扩散至胃肠道、肝、肺等器官。胃肠道转移常为多发,可以引起肠套叠、肠梗阻或肠出血。X 线钡餐造影常显示息肉样肿块,有时中心形成溃疡表现为"牛眼"或"靶"样征。

(2)乳腺癌:是引起小肠转移癌的另一常见肿瘤,用皮质激素治疗的乳腺癌转移至胃肠的机会似乎大些。子宫颈癌、卵巢癌、结肠癌和肾癌可以直接浸及小肠,也可以通过腹膜后淋巴结直接浸及十二指肠。

(三)与腺癌有关的疾病

1.克罗恩病并发腺癌

多见于慢性克罗恩病患者,主要临床表现是肠道梗阻症状,有人认为克罗恩病并发小肠腺癌比无克罗恩病的小肠腺癌的发生率要大 100 倍,前者比后者的诊断年龄要早 10 年,这可能与慢性感染有关。

2.乳糜泻

在小肠最可能诱发淋巴瘤,但也可诱发腺癌,这可能与免疫抑制有关。临床上对乳糜泻患者进行严格无麸胶饮食,当出现下列症状,如全身不适,食欲下降,恶心和腹泻时提示小肠恶性肿瘤,当有贫血和隐性消化道出血者进一步提示腺癌。

3.Peutz-Jeghers 综合征

Peutz-Jeghers 综合征以大、小肠错构瘤样息肉、口腔黏膜、口唇和指(趾)色素斑为特征。为常染色体显性遗传,其息肉为错构瘤而不是腺瘤,可单发或多发,以空回肠多见,肠套叠为常见并发症。Reid 认为 2.4% 的 Peutz-Jeghers 综合征患者出现小肠腺癌。

4.家族性息肉病综合征

家族性息肉病综合征可以伴发小肠肿瘤但机会很少。Gardner综合征可以伴发小肠腺瘤,多见于十二指肠,特别是在壶腹周围更易恶变。

(四)临床表现

本病的临床表现一般取决于肿瘤的类型、大小,在小肠内的位置,血液供应情况及可能出现的坏死和溃疡等,肿瘤累及的范围也影响症状。如肿瘤生长在小肠浅层黏膜,如腺瘤呈息肉样突入肠腔,如果肿瘤很大,可阻塞肠腔引起肠梗阻或远端肠套叠后导致肠梗阻。腺瘤也可以形成溃疡引起消化道出血,出血可以很急,量可以很大,但多为隐性出血。

多数小肠腺癌呈环形生长,逐渐使肠腔狭窄,出现肠梗阻症状,表现为痉挛性腹痛,恶心,呕吐和腹胀,进食后症状加重,可伴有厌食,体重下降和消化道出血,肠穿孔少见,十二指肠腺癌因常浸及壶腹部,故可以引起梗阻性黄疸。平滑肌瘤可以长得很大,产生梗阻症状,平滑肌肉瘤可出现中心溃疡,因有丰富的血液供应,消化道大出血可为首发症状。

总之,小肠恶性肿瘤比良性肿瘤易出现症状,良性肿瘤多在手术或尸检时偶然发现,但良性肿瘤比恶性肿瘤易引起肠套叠。

(五)诊断与鉴别诊断

小肠各种肿瘤缺乏特异性表现。痉挛性腹痛,腹胀,恶心,呕吐和急慢性肠道出血为常见症状,但也见于其他梗阻性和溃疡性肠道疾病,如克罗恩病并发癌肿很难与克罗恩病引起的症状区别。伴肠道大出血常提示溃疡性平滑肌瘤或平滑肌肉瘤。查体对诊断有帮助,但多不能确诊。黏膜色素斑是典型的Peutz-Jeghers综合征的表现,腹部扪及包块提示肉瘤比腺癌可能性要大。还可以伴肝大等。

大多数腺癌在小肠钡餐造影中表现为典型的环状"苹果核"或"餐巾环"样畸变。平滑肌肉瘤可以形成巨大肿块,有时中央有溃疡,平滑肌瘤最常见于Meckel憩室,良性肿瘤,如腺瘤易形成息肉样充盈缺损,比恶性肿瘤易致肠套叠。十二指肠腺癌与晚期胰腺癌难以区别。

管抽吸试验,棉线试验和选择性内脏动脉造影对肿瘤的定位诊断有帮助。采用标记的红细胞或锝放射性核扫描对小肠出血也可以定位诊断。利用上消化道内镜可以诊断十二指肠肿瘤并可以活检。小肠纤维镜对诊断更有帮助。回肠末端肿瘤可以借助纤维结肠镜进行诊断。

球后消化性溃疡比十二指肠溃疡更易引起梗阻症状,需与十二指肠肿瘤鉴别,通过十二指肠镜检,活组织和细胞学检查一般可以区分。十二指肠 Brunner 腺可形成肿瘤并呈息肉样生长,因慢性高胃酸使十二指肠球部 Brunner 腺增生,常为多发性息肉,通过内镜及其活检可以鉴别。克罗恩病的慢性瘘管经久不愈或其分泌物发生变化时可能并发早期癌变。

(六)治疗和预后

有症状的良性肿瘤一般应手术切除,手术中应尽量保留小肠,预后好。十二指肠和回肠息肉特别是有蒂的息肉可经内镜行圈套烧灼术切除。

做其他手术时偶然发现的无症状性良性肿瘤一般也应切除,以便定性诊断和预防,如肠套叠和肠出血等并发症。因其他原因做钡餐检查而偶然发现的小肠良性肿瘤,一般的处理方法是对小而光滑的息肉(<2.0 cm),或黏膜下肿瘤定期做钡餐造影以防恶变。如有可能经内镜烧灼切除,或定期复查内镜进行活检和细胞学检查。对无症状的良性肿瘤如采取手术治疗时要考虑患者的年龄和一般情况。对临床上无禁忌证而内镜又未确诊者可行手术切除以便确定诊断和预防并发症。十二指肠绒毛状腺瘤基底较宽,多无蒂,一般不能经内镜切除,且因有恶变的危险应积极手术切除。

对于弥漫性多发性息肉综合征,如 Peutz-Jeghers 综合征可以经内镜切除十二指肠息肉,而行外科手术仅适用于治疗其并发症。对有症状的患者应尽可能将其息肉切除,但因可能需要反复外科手术有短肠综合征的危险,所以应尽量保留小肠。

外科手术是治疗小肠癌的根本方法。对于腺癌,手术是治疗的唯一方法,因腺癌早期即有淋巴结转移,原则上应做广泛切除术,但淋巴结转移多位于肠系膜根部,很易累及肠系膜上动脉。十二指肠腺癌易于通过后腹膜直接扩散,需要做胰十二指肠切除术。对有原位癌的绒毛状腺瘤可做单纯大范围切除,而对有十二指肠浸润癌者应做 Whipple 式手术。远端回肠腺癌手术切除包括右半结肠切除是最理想的治疗方法。

小肠腺癌行根治术的可能性为 50%,不能行根治术者姑息切除原位癌也能缓解或预防并发症。放射治疗和化学治疗对小肠腺癌效果很差。约 15% 已有肿瘤转移的患者与 5-FU 有短暂性疗效。

平滑肌肉瘤也应采取广泛切除,与腺癌相比病程缓慢,淋巴结转移较少见,最常见的转移是腹腔直接播散或经血液转移至肺和肝脏。术后 5 年存活率约占 50%,对有转移者,放射治疗和化学治疗一般无效。

小肠良性肿瘤大多预后较好。恶性肿瘤从症状出现到确诊需 6~8 个月,5 年存活率约占 20%,预后较差。

二、原发性小肠淋巴瘤

小肠各段因其黏膜和黏膜下层都有丰富的淋巴组织,可以发生恶性淋巴肿瘤。病变可以为局灶性,也可以为弥漫性。通常将小肠淋巴瘤分为原发性和继发性,起源于小肠或最早以肠道症状为表现的淋巴瘤称为原发性小肠淋巴瘤,局灶性或多发性小肠病变为全身淋巴瘤一部分的称为继发性小肠淋巴瘤,临床上以后者多见。

淋巴瘤一般分为霍奇金病和非霍奇金病淋巴瘤两大类。原发性小肠淋巴瘤根据组织来源又分为 Western 型和 α 链病。前者多见于 50~60 岁年龄组和 10 岁以下儿童,后者多见于 10~30 岁的人群。两者在病理学和临床上有差异,治疗和预后也不尽相同,现分述于后。

(一)Western 型原发性小肠淋巴瘤

Western 型原发性小肠淋巴瘤可以是单发的淋巴瘤也可以是位于正常肠黏膜中间的多发性淋巴瘤。

1.病因和发病机制

本病病因和发病机制尚不十分清楚,可能与下列因素有关:①肠道慢性炎症,抗原刺激肠道淋巴系统使淋巴组织增生。②某种病毒或其他因素在淋巴细胞增生的基础上可能有致瘤作用。③与某些腹腔疾病,如克罗恩病,Peutz-Jeghors综合征,家族性息肉病综合征有关。④环境因素对发病也有关系。

2.病理

病变可见于小肠任何一段,多数累及回肠,可以局限于一个小段,也可以为多灶性。形成霉菌样团块,其周边突起,中心形成溃疡或类似黏膜结节的增厚斑。有时为肠壁溃疡或弥漫性肠壁增厚,可以导致肠腔狭窄,甚至诱发克罗恩病。上述表现可以交替出现,也可以同时存在,尤其在病变的进展期。此外,某段弥漫性增厚可以伴有大量淋巴瘤细胞浸及其他部位的肠系膜及其淋巴结。

显微镜检查,非霍奇金淋巴瘤的各型均可以见到。但某一种大体标本以某一种组织类型更常见,如呈真菌团块状的淋巴瘤常为单一的组织类型,它含有的淋巴细胞或免疫母细胞,这符合中度恶性淋巴瘤(弥漫性大细胞型)和高度恶性淋巴瘤(大细胞免疫母细胞型)的特点。在儿童和青少年,肿瘤常由不分裂的小细胞组成,间或为 Burkitt 型恶性淋巴瘤。在成年人,肿瘤由分裂的小细胞或大个的淋巴细胞组成,而以两者的混合型更常见。弥漫型远较滤泡型更常见。

3.临床表现

本病的临床表现主要为肠梗阻,肠套叠和肠穿孔引起的表现。多数患者以外科急腹症为首发症状,腹部疼痛最常见,常为痉挛性,因不全肠梗阻常伴有恶心、呕吐。全身症状有不适,乏力和体重减轻。可以有肠道隐性出血,大量出血少见。如出现发热常表示有并发症或广泛转移。

查体腹部可以触及肿块和压痛,有广泛转移者可以有肝脾大,甚至腹水。有时有杵状指。

4.实验室检查和特殊检查

(1)实验室检查:患者可有中度贫血(多为缺铁性和营养不良性),周围血和骨髓中很少见异常细胞,可有血沉加快,生化方面检查无特殊价值,免疫学检查多属正常。

(2)X线钡餐检查:小肠钡餐造影有助于小肠淋巴瘤的定位、累及范围和形态诊断。钡餐造影可见肠壁浸润,黏膜皱襞变形,节段狭窄和"动脉瘤样"扩张,也可以为息肉状。肠系膜或广泛肠道外转移时,可见外部压迫缺损。

(3)纤维内镜检查:内镜及其活组织检查对十二指肠和回肠末端病变可以确诊。

(4)影像学检查:CT 和 MR 可见肠壁增厚,肠壁和淋巴结受累及,为诊断提供依据。

5.诊断和鉴别诊断

临床表现和实验室检查均缺乏特异性,小肠钡餐造影和腹腔CT、MRI 扫描对诊断有帮助,内镜检查及活组织检查有确诊价值,但检查部位受限制。多数患者为手术后确诊。临床上需与小肠其他肿瘤包括良性肿瘤(平滑肌瘤、腺瘤、脂肪瘤)、恶性肿瘤(癌、肉瘤和类癌)及肠道感染性疾病(如克罗恩病),肠道结核,霉菌感染等相鉴别。确诊有赖于剖腹探查及病理组织学检查。

6.治疗

采取手术切除肿瘤,化学治疗和/或放射治疗及支持疗法的综合措施。

(1)外科手术:目前 Western 型小肠淋巴瘤手术切除是首选的治疗方法,并尽可能多切除肿瘤组织。在剖腹探查中,从肝脏、肠系膜和主动脉旁淋巴结取活检,以便了解病变累及的范围,术后辅以放疗和化疗。对有广泛转移者可以先行化疗,再行放疗或局部病灶切除。

(2)支持及对并发症的治疗:对于营养不良、腹泻、出血等应给予支持治疗,如输入氨基酸、电解质、维生素及输血、输蛋白等。对有高度有丝分裂的淋巴瘤,如 Burkitt 淋巴瘤化疗时,由于大量细胞裂解可以引起代谢紊乱,如低钙血症,高尿酸血症和高乳酸血症等。当血清钙低于 2 mmol/L 时,常出现手足搐搦,此时应即刻静脉注射 10％葡萄糖酸钙 10 mL,每天酌情 1～3 次不等,直至血清钙恢复正常水平,必要时辅以镇静剂如苯巴比妥或苯妥英钠注射。对于高尿酸血症由于可能引起肾功能损害,处理上应多饮水,每天尿量在 2 000 mL 上,以利尿酸排出,同时避免进高嘌呤食物如动物内脏、骨髓,海产品,蛤蟹等,经上述方法血尿酸仍在 480 μmol/L 以上者,应用抑制尿酸合成的药物别嘌呤醇治疗,剂量 100 mg,每天 3 次,可增至 200 mg,每天 3 次,必要时合用排尿酸药如丙磺舒,初用 250 mg 每天 2 次,两周后增至 500 mg 每天 3 次,最大剂量每天不超过 2 000 mg,也可用苯溴马龙 25～100 mg 每天 1 次。在应用排尿酸药治疗过程中,须口服碳酸氢钠,每天 3～6 g。用药期间有痛风发作者可加用秋水仙碱,每天 0.5～1.0 mg。高乳酸血症引起的代谢性酸中毒,Kassier 等主张给小剂量碳酸氢钠,使 HCO_3^- 上升 4～6 mmol/L 而维持在 14～16 mmol/L 即可,对有严重的酸中毒患者纠正不宜太快。除上述方法外,必要时采用腹膜透析或血液透析。

　　肾上腺皮质激素(简称激素)在淋巴瘤化疗方案中几乎是不可缺少的。在放疗中引起全身性或局部性损伤时,可以应用激素,能迅速减轻症状,使化疗能继续进行,对于肿瘤并发症,如原因不明的发热,白细胞减少,恶病质等也可应用激素,众所周知,激素用得广,时间持续长会产生一系列毒性或不良反应,其中对免疫系统的抑制作用(主要是细胞免疫),特别是同时进行放疗、化疗及淋巴瘤本身引起的免疫功能低下时,患者容易患肠道细菌或真菌感染,尤以假丝酵母(又称念珠菌)感染最多见,以食管好发,主要症状有吞咽困难,胸骨后疼痛,甚至出血。对念珠菌感染引起的食管黏膜病损可应用碳酸氢钠饱和液涂敷,每 1～2 小时 1 次,也可用 2％甲紫(龙胆紫)涂敷,制霉菌素 0.5～1.0 g,每天 4 次口服(儿童酌减)或将其放入水中捣细、摇匀,边漱口边缓慢咽下,1～2 周为 1 疗程,直至病损痊愈,培养为阴性,对疗效不佳者可改用氟尿嘧啶 250～500 mg,每天 4 次口服,克霉唑 1 g,每天 3 次[50～60 mg/(kg·d)]也有效。对

Israelii 放线菌引起的病损,以青霉素治疗为首选,剂量为每天 80~240 万单位,疗程至少 4 周,四环素、链霉素、磺胺类等也有一定疗效。对荚膜组织胞浆菌感染以两性霉素 B 最有效,治疗应从小剂量(1~5 mg)置于 5％葡萄糖 500 mL 中,每天滴注 1 次,最大剂量每天可达 50~75 mg,疗程一般需 3 个月,总量为 2.0 g 左右。在应用上述抗真菌病药物过程中需注意药物毒性及不良反应,如肝、肾损害及白细胞计数减少等。

7.预后

本病预后取决于淋巴瘤的组织类型,小肠受累的范围及有否肠外转移,其中滤泡性淋巴瘤预后最好。当有肠外组织受累时,5 年存活率低于 10％。多数死亡者在诊断后 1 年内。存活 10 年以上者认为治愈。

(二)α 链病(地中海淋巴瘤)

α 链病是一种 B 淋巴细胞增生性疾病,主要涉及分泌性 IgA 系统。本病中的浆细胞产生单克隆免疫球蛋白分子;或在某些疾病,如骨髓瘤或 γ-重链病,其细胞浸润产生多克隆的球蛋白分子,这些异常的球蛋白分子中的 α 链缺乏轻链。本病分为两型,一种为肠道型,最多见,另一种为呼吸道型,罕见。本病主要见于卫生和经济条件差的国家。

地中海淋巴瘤是一种原发性弥漫性肠道淋巴瘤,与 α 链病一样,开始为小肠良性淋巴细胞增生,多数患者血清中和空肠液中可以检测出 α 链病蛋白。实际上,地中海淋巴瘤与 α 链病是同一种疾病。由于这种淋巴瘤包括由良性浆细胞增生到恶性淋巴瘤的过程,故称之为 IP-SID 淋巴瘤更合适。

1.病因和发病机制

本病病因和发病机制仍不清楚,可能与下列因素有关:①环境因素。②肠道慢性感染如慢性肠道细菌感染,寄生虫感染等。③营养不良。④遗传因素。⑤致瘤病毒的作用。

2.病理

部分或全部小肠黏膜和黏膜下层有弥漫性淋巴细胞浸润。通常累及空肠,并向十二指肠和回肠扩展,肠系膜淋巴结可以受累。

尽管大多数患者受累的小肠弥漫性增厚、变硬,但有时变化很轻微,甚至在剖腹探查时肠壁和肠系膜淋巴结可以正常。组织学检查小肠固有层有大量渗出,黏膜下层可见多形或单形细胞,渗出可引起腺管和绒毛数量减少,部分绒毛变短变宽,有时完全萎缩,表面上皮可有改变和溃疡形成。以多形细胞最多见,包括大、小淋巴细胞,免疫母细胞,浆细胞,嗜酸性粒细胞,中性粒细胞及多核巨细胞。多数淋巴细胞有浆细胞的特征:核偏移而固定和两染性胞质。多形细胞渗出的范围和各种淋巴细胞的数目随疾病进展而变化。患病早期单一形态细胞占优势,主要由成熟的几乎正常的浆细胞构成,只有少数非典型浆细胞和大个的淋巴细胞。

在晚期,淋巴瘤细胞渗出至黏膜下层,破坏肌层固有膜,甚至累及肠系膜脂肪。局部淋巴结和肠系膜淋巴结在发病早期即可受累,但不破坏淋巴结的结构,而在晚期,可有淋巴结的轮廓消失。

免疫荧光和免疫过氧化物研究表明α链病中成熟的浆细胞含有α链但缺乏轻链,而大的淋巴细胞则不然。

3.临床表现

本病的临床表现主要为严重的肠道吸收障碍。可以有腹疼、腹泻、呕吐和体重减轻。发病可以是隐袭的,也可以是突发的,自然病程常是进行性加重,但有时为自发性好转,查体杵状指常见,常有腹肌紧张和腹胀,晚期可有腹水及全身水肿。初诊时多无肝脾大和淋巴结肿大,晚期可有腹部包块,肠梗阻或肠穿孔。

4.实验室及特殊检查

(1)血常规和生化检查:患者常有轻或中度贫血,低蛋白血症,低钙血症,低钾血症及严重的脱水和电解质紊乱,低脂血症和低胆固醇血症,血清中碱性磷酸酶同工酶增加。1/3患者有肠道寄生虫特别是蓝氏贾第鞭毛虫。

(2)肠吸收试验:D-木糖吸收试验和 Schilling 试验常不正常。

(3)免疫学检查:α链蛋白在血清中浓度较高时,电泳法在 α_2 和 β_2 宽带区可以测出,但大多数电泳正常。免疫电泳法用 IgA 抗血清有明确诊断意义。即在 $\alpha_1 \sim \beta_2$ 后区可测出异常沉淀线,表明比正常 IgA 电泳移动度要快,但也有移动度正常者。血清中 IgG 和 IgM 常减少。由于 α 链蛋白分子量小,弥散快和免疫方法的问题,故不能定量检查。浓缩的尿液和空肠液中也可以测出 α 链蛋白。由于该异常球蛋白有聚合现象和有时不弥散,检测时可以为阴性。

(4)影像学检查:小肠钡餐造影常可见十二指肠、空肠黏膜增厚,可有假性息肉、肠腔狭窄和充盈缺损。CT 和 MRI 可见肠壁增厚,局部和肠系膜淋巴结肿大。

(5)内镜及其活组织检查:利用内镜或其他方法行小肠多处活组织检查即可确诊。

5.诊断和鉴别诊断

α 链病(地中海淋巴瘤)的早期诊断比较困难,病程晚期根据临床表现,化验结果,小肠钡餐造影及影像学检查结果可做出初步诊断,免疫电泳检测 α 链蛋白有重要意义,小肠多部位活检有确诊价值。临床上可伴有低血钾性肾病,不容忽视。本病需与各种肠道吸收障碍性疾病,乳糜泻、Whipple 病及淀粉样变性等鉴别。鉴别各种肠道黏膜性疾病最好的方法是小肠不同部位多处活检。

6.治疗

采取何种治疗和治疗的时机尚有争议。一般认为,α 链病用药程式取决于病变浸及范围和病变发展过程。

(1)一般治疗:由于 α 链病初期患者和可疑患者寥寥无几,治疗原则仅给予一般临时措施,如对症处理,定期检查等。对所有该病患者给予支持治疗,如输入蛋白、氨基酸及维持电解质平衡等。

(2)抗生素:对病变限于肠道,肠系膜和腹膜后淋巴结者,先口服抗生素治疗几个月,具体药物尚无明确规定,为避免药物的毒性和不良反应,可选用几种抗生素交替使用,对有寄生虫感染者应根治,如贾第虫感染可用甲硝唑 200～400 mg,每天 3 次,儿童 20～25 mg/(kg·d),疗程为 1 周,或用米帕林 100 mg,每天 3 次,儿童剂量为 8 mg/(kg·d),分 3 次服,5～7 天为 1 个疗程,也可用呋喃唑酮 100 mg,每天 3 次,儿童 5～10 mg/(kg·d),分 3 次服,1 周为 1 个疗程。上述3种药物均有消化道不良反应,应予以注意。

(3)化疗:如果抗感染治疗3个月无好转,或在一定的时间内未缓解者(一般不超过6个月)或是在12个月内才缓解者应采用化疗,如苯酸氮芥,环磷酰胺单独化疗,也可试用CHOP方案(羟基柔红霉素50 mg/m²,CTX 750 mg/m²,VCR 1.4 mg/m²,均第1天静脉注射,泼尼松25 mg/m²,每天口服,连用5天)。

(4)手术:非晚期肿瘤如无手术禁忌证,应行剖腹探查,有些患者需二次手术探查。对有弥漫性淋巴瘤病变者,应尽可能手术切除其肿瘤,继之化疗。对是否先行腹部放疗再化疗尚有争议。

7.预后

本病自然病程可以为连续表现出症状,也可以为间断出现症状,单纯抗感染治疗可以缓解已有报道,化疗在少数病例可以完全缓解。

第五节　缺血性结肠炎

缺血性结肠炎是由各种因素导致某一段结肠供血不足或血液回流受阻所引起的病变,是下消化道出血的常见病因之一。本病1963年首先由Boley提出。临床上根据其严重程度可分为一过型、狭窄型和坏疽型,后又将其分为坏疽型和非坏疽型。人群发病率0.2%~10.0%,可发生于各个年龄组,但60岁以上的老人占90%。

一、病因与发病机制

凡能引起结肠缺血者均可致本病,如全身血流动力学异常或肠系膜血管病变。供血不足是病变的基础,炎症反应是其继发性改变。

本病好发于肠系膜下动脉供血区左半结肠,因为肠系膜下动脉从腹主动脉发出时呈较小锐角下行,与腹主动脉近乎平行,导致从胸主动脉冲下的栓子易进入形成栓塞。主要病因归纳如下。

（1）动脉狭窄或血栓形成、栓子脱落：动脉硬化是引起结肠缺血最常见的原因，特别是病变位于肠系膜动脉开口部位最为严重。粥样硬化斑块脱落形成栓子是另一常见原因。

（2）肠系膜静脉炎：糖尿病或结缔组织病累及肠系膜血管。

（3）育龄期妇女口服避孕药：可致静脉内膜炎，也可能由于激素水平变化，血液黏稠度增加。

（4）正常血流量减低：如心肌梗死、心肌病、充血性心力衰竭、休克、严重脱水、大出血等引起心排血量减少，外周血管灌注不良时，如弥漫性血管内凝血，可严重影响结肠血流灌注，导致缺血。

（5）肠管因素：当出现肠梗阻、肠粘连、肠系膜扭转及长期顽固性便秘、灌肠时，导致肠腔内压力增高，肠壁血流量降低，导致缺血。

（6）腹部手术损伤或结扎肠系膜下动脉。

（7）约 15% 的患者没有明确原因，可能与血管痉挛、肠道血流调节机制复杂有关。

当各种因素引起肠道缺血、缺氧时，肠黏膜及黏膜下层首先出现损伤，当缺血继续时，损伤向肌层及浆膜层方向发展，引起肠壁全层坏死。黏膜坏死使其防御能力降低，致病菌可侵入肠壁形成炎症，严重时可侵入腹腔或者血液导致腹膜炎及败血症。此外，肠道缺血时释放花生四烯酸、血管活性肽等炎症介质，从而加重炎症的发生，形成恶性循环，最后有效循环不足、发生代谢性酸中毒、中毒性休克及多器官功能衰竭，严重者危及生命。

二、诊断步骤

（一）病史采集要点

1.起病情况

本病多为突发性，可无明确诱因。

2.主要临床表现

本病一般发生于 50 岁以上老年人，表现为腹痛、继发便血和腹泻三联征。腹痛多为阵发性绞痛，位于左侧腹部或脐周。但老年人有时症状可不明显,须提高警惕。腹痛后多继发便血,排褐色或鲜红色血便,但出血量一般不多,基本不需要输血。大量肠液渗出、肠蠕动过快、肠黏膜坏死导致腹泻,部分出现里急后重。可伴有发热、恶心、呕吐、腹胀等症状。病变肠段扩张时可出现腹部膨隆。

3.既往病史

注意询问有无动脉硬化(高脂血症、冠心病等)、糖尿病、胶原血管病(如硬皮病、类风湿关节炎、系统性红斑狼疮)病史,有无口服避孕药或血管收缩药物史,注意最近是否有休克、大出血、脱水或心力衰竭等病史。

(二)体格检查要点

本病阳性体征并不明显,左下腹可呈轻度的压痛、反跳痛,直肠指检带血。肠鸣音可亢进、减弱甚至消失。严重时如肠坏疽、肠穿孔,可有明显的肌紧张、反跳痛。

(三)临床资料分析

1.大便常规及潜血试验

大便常规见红细胞、白细胞,潜血试验阳性。

2.血常规

外周血白细胞计数增高,核左移。

3.腹部 X 线平片

腹部 X 线平片见结肠内大量积气,病变处边缘呈锯齿状或乳头状突起,受累肠段痉挛收缩变细、结肠袋消失,重症可见肠壁内线性气影,甚至门静脉积气。

4.其他

必要时继续检查有关项目。

(四)内镜及组织病理学检查

1.结肠镜检查

结肠镜检查是诊断本病的主要和可靠的手段,但怀疑肠坏疽或穿孔时应避免做结肠镜检查。检查前不一定必须做肠道准备,检查时结肠内避免多充气及滑行。病变部位主要在左侧结肠,直肠罕见;病变呈节段性分布,与正常肠段之间有明显界限;活检后出血少;病变形态变化快。依据病程,内镜下分为 3 期。

(1)急性期:发病后 1～3 天,表现为黏膜不同程度的充血、水肿、血管网消失。黏膜常有散在的小出血点、红斑或浅表糜烂、不规则溃疡等。

(2)亚急性期:发病后 3～7 天,以明显的溃疡形成为特征,可呈纵行或潜行性。

(3)慢性期:发病后 2 周～3 个月,结肠黏膜可完全恢复正常或有轻度慢性炎症改变,表现为水肿慢慢消失,溃疡逐渐变白,少数可出现肠腔狭窄。

病理学检查显示为结肠黏膜非特异性炎症改变,对病因诊断帮助不大,但可排除肿瘤、结核等。活检标本注意寻找黏膜及黏膜下层的血管病变,血管炎、血栓形成或多量含铁血黄素沉着较具有特征性。

2.气钡双重造影

结肠气钡双重造影有一定的诊断价值。其影像学特征性改变为:①指压痕征,出现率最高。②管腔狭窄,但能恢复正常。③多发龛影。④囊袋形成。但病情较重的缺血性结肠炎由于出血明显,钡剂不能很好地附着于肠黏膜,会导致影像不清;而且肠腔过度充气,会加重病情,严重时可导致肠穿孔,因此此检查不作为首选,须掌握好适应证。

3.超声检查

彩色多普勒超声能够测量门静脉和肠系膜静脉的血流量,可见缺血性肠段的血液明显减少,对判断血管内血栓形成有一定价值,并有助于确定缺血的范围,判定预后。内镜超声检查表现为肠壁黏膜及黏膜下层的弥漫性增厚,回声不均。肠壁增厚不低于 1.2 cm 要高度怀疑坏疽型可能。

4.选择性肠系膜动脉造影

选择性肠系膜动脉造影有助于了解血管的走行分布,发现血管一些特征性病变,如肠系膜动脉分支变窄、肠道血管分支不规则、动脉弓痉挛及透壁血管充盈缺损等。但阴性结果并不能排除此病。

138

5.CT 检查

CT 检查可见不规则肠壁增厚、呈节段性分布,有时可发现引起缺血的血管性病变,对病因学诊断有一定帮助。

6.其他

大便培养均为阴性。可出现代谢性酸中毒、电解质紊乱、氮质血症等。血生化可出现转氨酶、淀粉酶、脂肪酶、乳酸脱氢酶、碱性磷酸酶等升高,但很少超过正常 2 倍。

三、诊断对策

(一)诊断要点

(1)年龄＞60 岁的老人,尤其是既往有高血压、糖尿病、高脂血症、类风湿关节炎等基础疾病的患者,或长期口服避孕药的年轻女性。

(2)有突发性腹痛,继而出现便血、腹泻等典型临床表现。

(3)结肠镜、钡剂灌肠等辅助检查支持。

(二)鉴别诊断要点

本病临床表现无特异性,易造成误诊,须注意与其他疾病鉴别。

1.炎症性肠病

缺血性结肠炎最常被误诊为炎症性肠病,但缺血性结肠炎具有症状消失快,内镜下病变恢复快的特点,有别于其他肠道疾病。缺血性结肠炎多见于中老年人,而克罗恩病及溃疡性结肠炎多见于中青年人。缺血性结肠炎与溃疡性结肠炎相比,呈节段性分布,病变黏膜和正常黏膜分界清楚,不累及直肠;和克罗恩病相比,无鹅卵石样改变。

2.肿瘤

个别患者充血水肿严重,肠镜下表现为黏膜呈暗红色,结节状,甚至呈瘤样隆起,易误诊为结肠癌,须提高警惕。活检有疑问时,动态观察病情变化非常重要。

3.肠结核

中青年患者多合并肠外结核,主要是肺结核;有发热、盗汗等结核毒血症状;可能发现腹部包块,右下腹多见;慢性过程;卡介苗纯蛋白衍生物(PPD)试验阳性;抗结核治疗有效;纤维结肠镜检查病变主要在回盲部,活检发现干酪样坏死或分枝杆菌具有诊断意义。

4.抗生素致急性出血性结肠炎

有长期大量使用广谱抗生素史;患者多为老年、免疫功能低下等;大便中可能出现假膜;大便中找到机会致病菌。

四、临床类型

本病按缺血程度分为 3 型。

(一)一过型

缺血程度轻、短暂,仅引起黏膜和黏膜下层的病理改变,但均可逆,能完全恢复正常。

(二)狭窄型

缺血程度较重或短暂反复发作,肠壁多次破坏、修复,纤维组织增生,引起肠管不可逆性狭窄。

(三)坏死型

缺血程度重、完全,发生速度快,造成肠壁扩张,全层坏死、穿孔。

五、治疗对策

(一)治疗原则

以对症支持治疗为主。

(二)治疗计划

(1)患者卧床休息、吸氧、禁食、胃肠减压和肠道外营养以减轻肠道负担,促进病变肠段的恢复。

(2)补充血容量,可用右旋糖酐-40 改善微循环。

(3)纠正电解质、酸碱平衡紊乱。

(4)适当应用对肠道细菌敏感的抗生素,如甲硝唑或广谱抗生素等防治感染,可减轻内毒素血症,有利于肠缺血的恢复。

(5)可疑肠坏疽或穿孔时应及时剖腹探查以切除病变肠段。

(6)治疗方案的选择:大部分非坏死型结肠炎为一过性和自限

性,即使没有特殊治疗,也可自行缓解。对于临床症状和体征较明显的患者,在积极治疗原发病的基础上,以对症支持治疗为主,并密切观察病情。约2%的患者即使进行积极的非手术治疗病情仍会进一步发展,如果出现腹部疼痛进行性加重,同时全身情况恶化,伴有白细胞计数增高、酸中毒等,提示有肠坏死的可能,应当及时进行结肠镜检查,确定肠坏死的范围和程度,然后进行剖腹探查。如果患者伴有明显的肠管扩张,最好先经结肠镜进行肠腔减压,再行手术。对于缺血性结肠炎引起的肠管狭窄,由于大部分患者是不完全狭窄,不会引起肠梗阻,无须手术。

六、病程观察及处理

(1)病情观察要点:观察腹痛、血便量及次数,记录大便量。观察血压和心率,避免因为禁食导致容量不足。症状持续者要加强腹部体征的观察。

(2)疗效判断与处理。

七、预后评估

由于缺血性结肠炎在临床上较少见,且大部分为一过性和自限性疾病,但确有部分患者发展迅速,预后凶险。本病的发展与转归取决于以下因素。

(1)血管闭塞或血流灌注不足的程度。

(2)闭塞血管的直径。

(3)缺血的时间与程度。

(4)缺血过程的发展速度。

(5)侧支循环建立的程度和有效性。

八、出院随访

观察患者大便情况,尤其是坏死型和狭窄型的患者要随访肠梗阻程度,必要时手术解除梗阻。

<h2>第六节　结直肠息肉</h2>

<h3>一、定义</h3>

结肠直肠息肉或大肠息肉泛指发生于结肠和直肠黏膜的隆起性病变，是结肠、直肠最常见的疾病。大肠息肉可以是单发性或多发性，可为广基或有蒂息肉。从男女发生率上看，一般男性息肉的发生率高于女性。在息肉发生位置上看，男性息肉位于左侧结肠的比例高，女性息肉位于右侧的比例高。

从病理性质上分，结肠息肉一般分为腺瘤性息肉、错构瘤性息肉、炎性息肉、增生（化生）性息肉。腺瘤性息肉可以根据其所含的绒毛状成分再进一步分为管状腺瘤（最多见，占 65％～80％）、绒毛状腺瘤（5％～10％）和混合性腺瘤（10％～25％）。错构瘤性息肉可见于幼儿和黑斑息肉病、幼年性息肉病等。结肠、直肠炎性息肉主要见于克罗恩病和溃疡性结肠炎。在慢性血吸虫病患者，炎症性息肉可能含虫卵或成虫。

还有一些息肉或多发性息肉，临床上很少见，但具有明确的临床特点。Cronkhite-Canade 综合征是一种少见的非遗传性疾病，主要表现为胃肠道黏膜多发性、广泛性息肉样或结节样增厚，息肉无蒂，可见于全消化道或消化道某段。在组织学上与幼年性息肉难以鉴别，患者通常表现为腹痛、严重的肠道蛋白丢失、体重下降和外胚层异常（脱发、指甲畸形和皮肤色素沉着），个别外胚层表现早于息肉出现。大肠多发性神经节瘤性息肉极罕见，文献报道可以作为多发性内分泌瘤综合征或 von Recklinghausen 神经纤维瘤病的一种表现出现，也有与幼年性息肉病同时出现的报道，极个别以散发性形式出现。大肠多发性淋巴样息肉极其罕见，可以是节段性分布，也可以遍布于整个大肠。息肉呈圆形，黄或白色，呈结节状突起或小息肉状突起。

二、病因

结肠、直肠息肉发生的确切病因尚不清楚,可能与环境毒素、遗传因素等有关。从息肉发生的遗传学背景上看,绝大多数患者的息肉没有明显的遗传背景,属于散发性发病,在肠道内呈单发或散在多发生长,这些患者的息肉随年龄的增加发生率逐渐升高;少数多发性大肠息肉是全身性遗传疾病的肠道表现,其息肉在肠道内多呈密集多发,数目较多,比较常见的有家族性腺瘤性息肉病、幼年性息肉病、黑斑息肉病。

三、临床表现

(一)病史

结肠、直肠息肉常没有典型的临床表现,很多患者因消化道或腹部的非特异症状而就诊。体积较大、数目较多或位置特殊的息肉易出现症状。

1.现病史

(1)便血:便血是大肠息肉最常见的表现,可为红至暗红色血便,或仅为潜血阳性,出血或血便常为间断性,息肉引起大出血者很少见。少数患者可因长期慢性便血而出现贫血。

(2)腹痛:较大的息肉尤其是有蒂息肉常可引起腹痛,腹痛可为隐痛、胀痛,如果发生肠套叠、肠梗阻,则可表现为持续性绞痛。在肠套叠复位和梗阻解除后,疼痛缓解,并常伴有排气、排便。这种症状可反复发作。如果梗阻持续,则表现为持续性疼痛,并逐渐加重,严重者可导致肠坏死和穿孔,这种情况需要急诊手术。

(3)其他:距肛门较近的息肉可以引起下坠感,位于肛门口的带蒂息肉甚至可以随排便脱出肛门外。较大和多发息肉可以引起腹泻、便秘和腹泻交替、排便习惯改变。大肠息肉可发生癌变和转移,表现为全身消耗和转移癌症状。

2.既往史和家族史

要特别重视询问患者过去是否有大肠或其他部位息肉的病史和治疗史。询问家族史不详细,可能漏掉遗传性息肉病的诊断线索。很多患者对家族中亲属病史缺乏了解、记忆不清或者不了解家族史对诊断的意义,这是患者不能正确讲述家族史的重要原因。

(二)体征

1.大肠息肉导致的体征

一般的大肠息肉不导致明显的体征。一些患者,肛门指诊可触及直肠息肉。儿童易发的错构瘤性息肉多位于直肠或直肠-乙状结肠交界处,部分可在大便时脱出肛门外。如息肉导致急性肠梗阻,则可表现为典型的肠梗阻症状,如肠套叠患者可以触及腹部肿物。

2.特殊体征

在家族性息肉病患者,可发现眼、软组织和骨骼的异常表现,如先天性视网膜色素上皮肥大,有些患者以腹部硬纤维瘤表现出的腹部肿物为特点,女性患者常发现甲状腺癌。黑斑息肉病患者在口唇、颊黏膜、手和足的掌面有明显的色素沉着。Cronkhite-Canade综合征患者常表现出脱发、指甲畸形和皮肤色素沉着等外胚层异常,患者消瘦明显。

四、实验室检查及辅助检查

(一)实验室检查

大便潜血可作为初筛手段,但不能排除大肠息肉的存在。长期大便出血的患者可能表现为贫血。Cronkhite-Canade综合征患者血清蛋白水平降低。

(二)影像学检查

钡灌肠是常用的检查手段,可明确大肠内息肉的情况。对有家族史的患者,全消化道造影可发现胃、小肠的息肉。虚拟肠镜可用于息肉的诊断。

(三)内镜检查

内镜检查是最常用和首选的确诊手段。纤维结肠镜不但可以直观地诊断息肉,还可以进行活检以获得病理诊断。另外,通过纤维结肠镜还可以进行息肉切除、黏膜切除等治疗。纤维结肠镜还可以辅助用于腹腔镜手术,协助对大肠息肉的定位。

(四)遗传学病因检查

目前,已经可以对一些遗传性息肉病患者进行致病基因的检测,如家族性息肉病的 *APC* 基因、黑斑息肉病的 *LKBl* 基因、幼年性息肉病的 *SMAD/DPC4* 和 *PTEN* 基因等。这些检测可以从基因水平明确疾病的病因,为研究其发病原因、治疗提供基础。另外,一旦明确患者的突变基因,就可以非常方便、快捷地筛查全部家族成员。但目前这些检查耗资大、费时、缺乏标准化、不能排除假阴性结果,因此在国内还没有推广应用。

五、诊断和鉴别诊断

(一)确立大肠息肉的诊断

1.明确息肉的诊断

通过影像学或内镜检查,可以明确大肠息肉的诊断,明确息肉的大小、特点(单发或多发、有蒂或无蒂)、部位和肠道受累情况等。

2.对没有进行全结肠检查的患者,是否需要进一步检查

对通过肛门指诊、肛门镜检查发现的大肠息肉有必要进一步对结肠进行检查,如采用纤维结肠镜、乙状结肠镜或钡灌肠等。对多发性息肉、有大肠癌/息肉的病史,或者有大肠癌/息肉的家族史的患者,除非遗传学检查可以排除其易感性,否则均应进行全结肠的检查。对经乙状结肠镜发现的息肉,是否有必要再进行全结肠检查,还存在不同意见,需要综合考虑患者的年龄、家族史、息肉病理特点、内镜检查的技术条件、检查效益与费用等进行选择。

3.大肠息肉是否是唯一的诊断

特别值得提出的是,大肠息肉较少引起消化道症状。对消化道症状明显的患者,如果通过检查发现大肠息肉,但息肉的存在并不足以解释患者的临床症状时,应警惕是否还同时存在其他病变,而息肉仅是一个伴随的疾病。

(二)确定息肉的性质

确定大肠息肉的性质对采取合理的治疗措施非常重要。大肠息肉常分为腺瘤性、错构瘤性、炎症性、化生(增生)性四大主要类

别。腺瘤性息肉可以根据其所含的绒毛状成分再进一步分为管状腺瘤、绒毛状腺瘤和混合性腺瘤。

从临床经验看,错构瘤性息肉常见于儿童,炎症性息肉则多见于克罗恩病、溃疡性肠炎,化生(增生)性息肉的发生率随年龄的增加发生率有所增加。腺瘤性息肉是临床最常见的息肉类型,多见于成人。较大的息肉可能发生癌变,病理检查是判断息肉性质的金标准。

在所有息肉中,腺瘤性息肉具有比较明显的恶变倾向,其中绒毛状腺瘤恶变率最高,被认为属于癌前病变。资料显示,腺瘤的恶变率随其大小而增加,1～2 cm 的息肉恶变率在 10% 左右,大于 2 cm腺瘤的恶变率超过 40%。腺瘤癌变浸润的程度也是决定治疗方式的因素。早期癌变多为局灶性,通常限于黏膜层,不会侵犯整个腺瘤尤其是蒂部,可经局部切除治愈。癌变侵犯黏膜下尤其是肌层时,发生淋巴转移的概率明显提高。既往认为错构瘤和化生(增生)性息肉没有恶变潜能,新近的研究显示,这些息肉也具有一定的恶变可能,不应被忽视。

(三)确定息肉是否具属于遗传性疾病综合征的一种肠道表现

在一些患者,大肠息肉是遗传性息肉综合征的肠道表现,可以按息肉的性质分为腺瘤性和错构瘤性两大类。

家族性腺瘤性息肉病(familial adenomatous polyposis,FAP),是最常见的肠道腺瘤性遗传病,多发性大肠腺瘤性息肉是其最突出的临床特点,患者临床表现有腹痛、便血、肠梗阻等。FAP 患者的息肉如不治疗,至 40 岁,一个或数个息肉经增生而癌变的概率可达 100%。FAP 还有典型的结肠外表现,可分为以下三组:①上消化道息肉,如胃、十二指肠乃至胆道。②眼、软组织和骨骼表现,如先天性视网膜色素上皮肥大,可以作为早期诊断的特征性依据。下颌骨骨瘤可见于 90% 以上的 FAP 患者,也是本病特征性的表现。遗传性硬纤维瘤病也是一个常见的表现,发生率可达 6%～8%。③FAP 患者大肠外恶性肿瘤发生率明显增高,如 35 岁以下年轻女性的甲状腺乳头状腺癌的发生率是正常人的 50～100 倍,癌常呈多灶性。

西方 FAP 患者的十二指肠癌,尤其是十二指肠乳头部癌明显增高(20%～60%),对 FAP 患者"正常"的十二指肠乳头区随机活检,1/3 的病例有微小的腺瘤灶。在日本患者,50% 的 FAP 患者发生胃腺瘤,胃癌的发生率明显增高。FAP 患者中枢神经系统髓母细胞瘤的发生率是正常人的 92 倍。患儿肝胚细胞瘤的发生率是正常人群的 42 倍。FAP 的发生是由于 *APC* 基因种系突变而导致。

其他因 APC 突变导致的息肉病包括 Gardner 综合征、伴髓母细胞瘤的 Turcot 综合征、遗传性扁平息肉综合征、轻表型家族件腺瘤性息肉病,以及遗传性硬纤维瘤病(或称遗传性侵袭性纤维瘤病)。Gardner 综合征表现为大肠多发息肉、多发骨瘤(主要发生于面部和长骨,下颌骨部位占 76%～90%)、表皮样囊肿三联征,伴髓母细胞瘤的 Turcot 综合征的特点是患者发病年轻,以脑髓母细胞瘤和大肠息肉为特点,病因为 *APC* 基因突变。遗传性扁平息肉综合征和轻表型家族性腺瘤性息肉病均由 APC 突变所致,前者的特点为肠道息肉数目较少,息肉呈扁平状;后者特点为肠道息肉数目少、大肠癌发生晚。遗传性硬纤维瘤病以顽固性、侵袭性局部生长为特征,多见于腹部,尤其多发生于术后、创伤和产后的患者。患者大肠息肉和骨瘤少见,常有大肠腺瘤性息肉病和大肠癌的家族史,无先天性视网膜色素上皮肥大。

遗传性错构瘤性息肉病主要见于黑斑息肉病和家族性幼年性息肉病患者,也可见于更少见的 Cowden 综合征、Bannayan-Riley-Ruvalcaba 综合征、Gorlin 综合征、遗传性出血性毛细血管扩张症患者。黑斑息肉病是以消化道错构瘤性息肉和黏膜、肢端色素沉着为特点的常染色体显性遗传病,消化道息肉以小肠最多,大肠和胃也常出现多发性息肉。家族性幼年性息肉病患者也呈常染色体显性遗传,息肉多发生在大肠,息肉数目不像家族性息肉病那样多。幼年性息肉多为圆形、无蒂、表面光滑。显微镜下见扩张水肿的基质包绕囊状扩张、充满黏液的腺体,平滑肌很少见。

在临床实践中,诊断息肉病的标准常引起疑惑。通常息肉病的诊断标准是息肉的数目＞100 枚,一般来说,典型的家族性(腺瘤性)息肉病能达到这个标准,但不典型的腺瘤性息肉病(遗传性扁平息肉综合征和轻表型性家族性腺瘤性息肉病)、错构瘤性息肉病则达不到这个标准。故在判断大肠息肉是否属于特定的遗传性息肉病时,一定要考虑到息肉的病理性质、患者的家族史,才不至于漏诊。

六、治疗

(一)选择合适的治疗时机

并非所有的息肉都需要立刻进行治疗。一般地,对没有症状,直径<0.5 cm 的息肉可以定期观察,主要因为这些小息肉很少引起腹部急症,很少恶变。还有些研究者认为,可以根据息肉的性质放宽对非腺瘤性息肉的处理标准,由于非腺瘤性息肉恶变少见,<1 cm的息肉罕见恶变,故提倡对<1 cm 的非腺瘤性息肉可以进行密切观察。

(二)选择合适的治疗手段

根据息肉的特点,可以选择经肛门切除、肛门镜下显微手术切除、经过纤维结肠镜电灼切除、腹腔镜肠段切除、剖腹肠段切除治疗的方法。

1.经肛门切除

对直肠下段的息肉,通常距离肛门缘 7 cm 以内,可以直接在局部麻醉或骶麻下经肛门行切除。在扩张肛门后,对有蒂息肉,可直接进行蒂部结扎切除息肉。对广基息肉,尤其是绒毛状息肉应切除蒂部周围 1 cm 左右的正常黏膜。在对恶变息肉进行局部切除治疗时,如果息肉浸润黏膜下层,应做全层切除。

2.经肛门镜下显微手术切除

距离肛门 20 cm 以内的息肉,可通过特殊器械做经肛门镜下显微手术切除息肉。这种方法经肛门插入可进行显微手术的肛门镜,通过电视屏幕进行手术,切除息肉并缝合创面。这种方法暴露充分,切除和缝合确切,操作方便,创伤性小,可避免开腹手术。

3.经纤维结肠镜电灼切除息肉这是目前治疗高位结肠息肉最常用的方法

在电灼切除前应尽可能明确息肉的病理性质。对有蒂息肉可用套圈器套住息肉蒂部,进行电灼切除。对广基息肉,可以分次电灼切除。对带蒂息肉,文献中还有通过在息肉蒂部留置钛夹进行切除的方法。对较大的息肉、广基息肉和早期癌,还可以经内镜行黏膜切除或黏膜下注射息肉切除术。Brooker 及 Brandimarte 等分别报道用双内镜结肠黏膜切除治疗息肉的方法,可单次切除直径 3～5 cm 的息肉。对位于乙状结肠直肠曲或脾曲有明显黏膜皱褶难以切除的息肉,可用腹腔镜辅助纤维结肠镜进行息肉切除,可以避免开腹手术。

4.腹腔镜息肉或肠段切除术

可用于对较大的息肉、广基息肉、癌变的息肉和区域性多发息肉进行切除,可利用纤维结肠镜辅助进行息肉或病变肠段定位,效果确切,创伤小。Mavrantonis 调查了美国胃肠内镜学会北美外科医师和美国结直肠学会施行腹腔镜的外科医师,发现 68％的医师曾用腹腔镜行息肉切除。对家族性腺瘤性息肉病伴直肠息肉癌变的患者,Watanabe 等还用手助腹腔镜方法行全结肠切除回肠造口和腹会阴切除术,可以达到根治,并减少创伤。

5.剖腹息肉切除或肠切除吻合术

是治疗不能局部切除的息肉或肠段的传统方法。对较大息肉、阶段性密集分布的息肉、息肉癌变并明显浸润者,可以行开腹息肉切除、肠段切除术或大肠癌根治术。对家族性息肉病的患者,可施行全结肠切除、直肠黏膜切除、回肠储袋经直肠肌管与肛管吻合(IPAA)。Vasen 等总结丹麦、瑞典、芬兰和荷兰 FAP 的手术治疗结果,发现 IPAA 优于单纯回肠造口和回肠-直肠吻合术,主要是后者的残留直肠可发生直肠癌,患者在 65 岁前死于直肠癌的危险性达12.5％,且 75％的直肠癌在诊断前 1 年的直肠镜检中没有异常。IPAA 术后仍可能遗留少量的直肠黏膜或部分移行黏膜,也可导致术后直肠癌的发生,因此应强调手术彻底性。另外,IPAA 手术后,小肠可以发生多发息肉,患者还可以发生其他肿瘤,如肠系膜硬纤维瘤、甲状腺癌(女性)等,必须术后长期随访。IPAA操作复杂,手术病死率和术后并发症的发生率较高(10%~44%),包括吻合口狭窄、肛瘘、储袋阴道瘘、储袋炎、储袋息肉和癌等。Regimbeau随访128名IPAA术后患者,发现12%有吻合口狭窄,3%的患者因而需要切除储袋。IPAA术后患者24小时中位排便次数为4.8±1.6(范围1~11次)。IPAA还使患者的生活习惯发生改变,术后95.3%的患者为维持可控的大便习惯而被迫采取固定的饮食种类和进食时间。

(三)采取合理的手术后观察

腹腔镜手术和剖腹手术的患者需要住院治疗,手术后应注意可能出现的各种并发症。在门诊手术的患者,应对患者和家属充分交代手术后主要并发症(如出血、腹膜炎)的表现。以便在出现问题后能及时来医院就诊。内镜切除后常见的并发症是出血,一般量少,不需特别治疗。个别情况下,息肉切除后的病理检查显示所谓的息肉实际是动静脉畸形。肠穿孔及其所致的腹膜炎或腹膜后感染是非常严重的并发症,需要特别重视。在内镜手术后,必须特别注意延迟性肠穿孔的可能,可在术后短期住院观察或电话随诊。

(四)其他

值得指出的是,对息肉病理的报道目前还存在很多问题,如少数病理科医师对息肉类型的诊断的准确性有待提高、病理报道的内容没有统一要求。国外已有对息肉病理报道的统一规范和要求。目前,临床医师、内镜医师与病理医师应充分协作和沟通,保证息肉病理结果的准确性。比如,接受肠道息肉活检的患者,如果正在使用秋水仙碱,则应注意其可造成活检组织有丝分裂中期细胞增多、上皮细胞排列异常,易将一般的增生/化生性息肉误诊为锯齿状息肉。还有证据提示,HIV患者息肉的病理结果误诊率较高。

七、随访

息肉内镜切除术后1年复查,大约25%的患者可发现息肉再生或复发。因此,这些患者应该定期进行全结肠检查。大肠息肉切除后应如何随诊,是一个有争议的问题。对属于一般人群者,建议 3～5 年复查,如首次切除的息肉大(≥1 cm),病理为绒毛状息肉,息肉有重度增生,或首次息肉可能切除不净时,则应缩短复查间隔时间。

八、筛查

(一)筛查的目的

多项研究发现,大肠息肉的筛查可以显著地降低因大肠癌所致的病死率,息肉筛查也可以降低息肉的并发症率。任何筛查组合都优于不筛查。

(二)筛查方法的选择

详细询问病史和家族史,可以区分一般危险人群和高危人群。大肠息肉的高危人群主要包括各种遗传性息肉病、有肠癌和息肉病史者。对高危人群进行筛查,可以有效地提高筛查的效率。

大便潜血阳性率在 25%～50%,虽然阳性率不理想,但既简单又经济。近年进行的四大项随机研究均表明,大便潜血监测可以减少大肠癌的发生率和病死率,是一个很好的筛查手段。

内镜(乙状结肠镜、纤维结肠镜)和钡灌肠检查是息肉诊断的两类主要手段。相对而言,纤维结肠镜在诊断率和准确性上有优势,而钡灌肠漏诊率较高,尤其是对小息肉。

对一般风险人群,随诊的方法有很大争议。目前多推荐自 50 岁开始接受结肠镜检查,每10年1次。美国息肉研究的临床试验和许多医师正规的临床实践均显示,无论是成人还是儿童,全肠道检查(结肠镜、钡灌肠)和息肉切除可以明显减少结直肠的发生率和病死率。对 40～49 岁的一般风险人群,用结肠镜筛查则没有益处。

英国弯曲乙状结肠镜筛查研究组的研究者提示了一个"一生一次"乙状结肠镜加大便潜血筛查的方案,简单安全,费用低,易于接受。对 55～64 岁的一般危险人群,他们仅推荐对远端结肠发现以下高危因素者做全结肠镜检:≥3 枚腺瘤,息肉直径≥1 cm,病理为绒毛状息肉或混合性息肉,重度增生,恶性病变,或≥20枚增生性息肉。

但很多学者认为,单次大便潜血和乙状镜检查有 24% 的漏诊近端结肠肿瘤的机会。

大规模纤维结肠镜筛查,必须保持良好的成功率、息肉检出率、安全性等。为此,美国胃肠学会、内镜学会等多学会大肠癌标准化工作委员会(USMSTF)提出了一些管理目标:如筛查对象和频度、插镜到盲肠时间、总检查时间和退镜时间、人群中息肉检出率、严重并发症发生率、检查期间药物应用等,这样有助于保证筛查的安全性,其做法应引起国内同行的重视。

还有一些手段可用于息肉的筛查,如大便 DNA 检查,可能通过发现大便中肿瘤相关基因的变异,达到无创诊断的目的,目前主要用于大肠癌的研究。内镜医师还可以利用一些特殊功能的肠镜来帮助判断息肉的性质,如利用色素内镜检查、放大内镜检查可通过对息肉进行原位放大观察、分类,并借助喷洒染料观察息肉表面特征和类别,可以有效地鉴别腺瘤性息肉,敏感性可达 80.1%。光散射分光镜可以原位观察黏膜上皮细胞,并可以分析具有鉴别意义的胞核大小、形态和着色程度、染色质的量等,协助鉴别化生、癌前病变和癌。这些方法可以有效地辅助内镜医师的判断,减少患者的检查次数。CT 和 MRI 虚拟肠镜是近年来出现的息肉检查新手段,而且其方法和技术都在不断改善,总的看来,虚拟肠镜为患者尤其特殊人群(儿童、老年人、有不适于肠镜或钡灌肠检查的全身疾病等)提供了一个无创性息肉检查方法,对因肠息肉癌变导致的不全梗阻的患者,可用虚拟肠镜为进行全结肠检查。但虚拟肠镜不能看到息肉的大体病理特点(息肉表面形态、颜色、软硬度等),准确性和敏感性还有待于提高。Yasuda 报道 110 名同时接受全结肠镜和 PET 检查者,PET 的阳性率为 24%(息肉直径为 5～30 mm),假阳性率为 5.5%,其阳性率随息肉增大而增加,在息肉≥13 mm 时阳性率为 90%。提示 PET 可作为非侵袭性检查手段,而且可能在因其他目的做 PET 时,附带地发现大肠息肉。

九、预防

如何预防息肉的发生或阻止已有息肉发展乃至萎缩是大肠息

肉诊治中备受重视的热点问题。多类研究认为非甾体抗炎药可以促使已有息肉的萎缩、数目减少,推迟手术治疗的时间。Okai 等还报道 1 例多发腺瘤女性 Gardner 综合征患者,每天服用 2 次舒林酸(每次 100 mg),6 个月后肠镜复查发现结肠腺瘤变小和变少,40 个月后肠镜复查息肉全部消失,51 个月再复查仍没有复发。Johns Hopkins 大学的 Cruz-Correa 等利用循证医学方法进行前瞻性双盲对照研究,证实家族性息肉病患者接受全结肠切除、回肠直肠吻合(ileorectal anastomosis,IRA)后应用舒林酸可以减少残留直肠的息肉复发。St.Mark 医院的 Brooker 等也用随即对照研究证实在肠道息肉内镜切除后,常规应用 APC 可减少息肉的复发。但 Johns Hopkins 大学的 Giardiello 在另一项随机双盲安慰剂对照的研究中认为,常规剂量的舒林酸不能阻止 FAP 患者发生息肉。目前,一些研究认为,腺瘤性息肉可分为非甾体抗炎药敏感和不敏感型,后者对非甾体抗炎药治疗无效。非甾体抗炎药不敏感型息肉主要与 $K\text{-}ras$ 突变及 β-连环素和 COX-2 表达的改变有关。另外,补充钙剂(碳酸钙 3 g/d)对息肉预防有益。

第七节 肠 结 核

肠结核是由结核分枝杆菌侵犯肠道引起的慢性特异性感染,绝大多数继发于肠外结核,过去在我国比较常见。由于人民生活水平的提高、卫生保健事业的发展及肺结核患病率的下降,本病已逐渐减少。据国内统计约占综合医院收治患者总数的 0.49%。

本病多见于青少年及壮年,年龄在 30 岁以下者占 71.5%,40 岁以下者占 91.7%,男女之比为 1.00:1.85,男女分布的差别在 40 岁以下比较显著,而 40 岁以上大致相同。

一、病因和发病机制

肠结核多由人型结核分枝杆菌引起,少数饮用未经消毒的带菌牛奶或乳制品,也可发生牛型结核分枝杆菌所致的肠结核。

结核分枝杆菌侵犯肠道主要是经口感染。患者多有开放性肺结核或喉结核,因经常吞下含结核分枝杆菌的痰液,可引起本病。或经常和开放性肺结核患者共餐,忽视餐具消毒隔离,也可致病。此外,肠结核也可由血行播散引起,见于粟粒型结核;或由腹腔内结核病灶,如女性生殖器结核的直接蔓延引起。结核病的发生是人体和结核分枝杆菌相互作用的结果。结核分枝杆菌经各种途径进入人体,不一定致病。只有当入侵的结核分枝杆菌数量较多,毒力较大,并有机体免疫功能异常,肠功能紊乱引起局部抵抗力削弱时,才会发病。

结核分枝杆菌进入肠道后好发于回盲部,其次为升结肠,少见于空肠、横结肠、降结肠、十二指肠和乙状结肠等处,罕见于直肠。此与下列因素有关:①含结核分枝杆菌的肠内容物在回盲部停留较久,结核分枝杆菌有机会和肠黏膜密切接触,增加了肠黏膜的感染机会。②回盲部有丰富的淋巴组织,而结核分枝杆菌容易侵犯淋巴组织,因此回盲部成为肠结核的好发部位,随着病变发展,感染可从回盲部向上、向下扩散。

二、病理

本病的病理变化随人体对结核分枝杆菌的免疫力与变态反应的情况而定。如果人体的变态反应强,病变以渗出性为主;当感染菌量多、毒力大,可有干酪样坏死,形成溃疡,称为溃疡型肠结核。如果机体免疫状态良好,感染较轻,则表现为肉芽组织增生,进一步可纤维化,成为增生型肠结核。实际上,兼有这两种病变者并不少见,称为混合型或溃疡增生型肠结核,其病理所见是两型的综合。兹将溃疡型和增生型病理特征分述如下。

(一)溃疡型肠结核

在肠壁的集合淋巴组织和孤立淋巴滤泡呈充血、水肿等渗出性病变,进一步发展为干酪样坏死,随后形成溃疡,常围绕肠周径扩展,其边缘不规则,深浅不一,有时可深达肌层或浆膜层,并累及周围腹膜或邻近肠系膜淋巴结。溃疡边缘与基底多有闭塞性动脉内膜炎,故引起出血的机会较少。在慢性发展过程中,病变肠曲和附近肠外组织紧密粘连,所以溃疡一般不发生急性穿孔。晚期患者常有慢性穿孔,形成腹腔脓肿或肠瘘。在修复过程中,因大量纤维组织增生和瘢痕形成,可使肠段收缩变形,从而引起肠管环形狭窄。但引起肠梗阻者仅少数,由于动脉管壁增厚,内腔狭窄,甚至闭塞,因血管有闭塞性内膜炎,故因溃疡而致大出血者少见。

(二)增生型肠结核

病变多局限在盲肠,有时可涉及升结肠的近段或回肠末端,有大量结核肉芽肿和纤维组织增生,使肠壁有局限性增厚与变硬。往往可见瘤样肿块突入肠腔,使肠腔变窄,引起梗阻。

三、诊断

(一)临床表现

肠结核的临床表现在早期多不明显,多数起病缓慢,病程较长,如与肠外结核并存,其临床表现可被遮盖而被忽略。因此,活动性肠外结核病(如出现明显的消化道症状),应警惕肠结核存在的可能性。本病主要临床表现可归纳如下。

1.腹痛

腹痛是本病常见症状之一,疼痛多位于右下腹,反映出肠结核好发于回盲部的病理特征;然而也可在中上腹或脐周,是回盲部病变引起的牵涉痛,经仔细检查可发现右下腹压痛点。疼痛性质一般为隐痛或钝痛,有时在进餐时诱发,由于回盲部病变使胃回肠反射或胃结肠反射亢进,进食促使病变肠曲痉挛或蠕动加强,从而出现疼痛与排便,便后可有不同程度的缓解。在增生型肠结核或并发肠梗阻时,有腹绞痛,常位于右下腹,伴有腹胀、肠鸣音亢进、肠型与蠕动波。

2.大便习惯异常

由于病变肠曲的炎症和溃疡使肠蠕动加速,肠排空过快,以及由此造成的继发性吸收不良,因此腹泻是溃疡型肠结核的主要临床表现之一,腹泻常具有小肠性特征,粪便呈糊样或水样,不含黏液或脓血。不伴有里急后重。一般每天排便 2～4 次,如果病变严重,涉及范围较广,则腹泻次数增多,有达每天十余次者。溃疡涉及乙状结肠或横结肠时,大便可含黏液、脓液,但便血者少见。此外,间有便秘,大便呈羊粪状,腹泻与便秘交替。在增生型肠结核多以便秘为主要表现。

3.腹部肿块

腹部肿块主要见于增生型肠结核,系极度增生的结核性肉芽肿使肠壁呈瘤样肿块。在少数溃疡型肠结核合并局限性结核性腹膜炎者,因其病变肠曲和周围组织粘连,或包括有肠系膜淋巴结结核,也可出现腹部肿块。腹部肿块常位于右下腹,一般比较固定,中等质地,伴有轻重不等的压痛。

4.全身症状和肠外结核的表现

全身症状和肠外结核的表现常有结核毒血症,以溃疡型肠结核为多见,表现轻重不一,多数为午后低热或不规则热、弛张热或稽留热,伴有盗汗。患者倦怠、消瘦、苍白,随病程发展而出现维生素缺乏、脂肪肝、营养不良性水肿等表现。此外,也可同时有肠外结核,特别是肠系膜淋巴结结核、结核性腹膜炎、肺结核的有关表现。增生型肠结核一般病程较长,但全身情况较好,无发热或有时低热,多不伴有活动性肺结核或其他肠外结核证据。

5.腹部体征

无肠穿孔、肠梗阻或伴有腹膜结核或增生型肠结核的病例,除在右下腹部及脐周有压痛外,通常无其他特殊体征。

(二)实验室检查

1.血常规与血沉化验

血常规与血沉化验可有外周血红细胞计数减少,血红蛋白含量下降,在无并发症的患者白细胞计数一般正常。红细胞沉降率多明显加速,可作为随访中评定结核病活动程度的指标之一。

2.结核菌素试验

结核菌素试验如为强阳性,说明有结核分枝杆菌感染,可做诊断时的参考。一般成人皆受过结核分枝杆菌感染,所以一般阳性对诊断帮助不大。本试验方法有多种,目前国内主要采用的是皮内注射法。常用的为 1/2 000 稀释液,每毫升含 50 个结素单位(U),0.1 mL 含 5 个单位,因皮内法技术易掌握,剂量准确,试验结果易判定。

检查方法及判定标准:①检验反应时间以 72 小时最适宜。②用手指轻轻抚摸注射局部,查知有无硬结,如有硬结,应用毫米刻度的透明尺测量之。③硬结大小记录反应的判断:硬结平均直径大小用毫米数记录之。如硬结平均直径≥5 mm 为阳性反应,<5 mm 为阴性反应,3 岁以下≥15 mm 为强阳性,成人≥20 mm 为强阳性。④查验反应应在良好光线下进行,但需避免日光直接照射。反应分度:阴性,(-)只有针眼,硬结。阳性:(+)硬结平均直径为 5～9 mm;(++)硬结平均直径为 10～19 mm;强阳性(+++)硬结平均直径为≥20 mm,有水疱坏死或淋巴管炎。

3.粪便检查

溃疡型患者的大便多为糊样或水样,一般不含黏液或脓血,肉眼血便少见。常规镜检可见少量脓细胞和红细胞。在病变广泛涉及结肠远端者,可呈痢疾样大便,但属罕见,极易造成误诊。粪便浓缩法抗酸杆菌或粪便结核分枝杆菌培养阳性率均不高。如果在排菌性肺结核患者粪便找到结核分枝杆菌不能排除吞咽带结核分枝杆菌痰液所致,故该项检查对诊断帮助不大。

(三)X 线检查

X 线钡餐造影包括双重对比或钡剂灌肠检查对肠结核的诊断具有重要意义。鉴于钡餐检查除可明确胃肠的器质性病变外,还可了解其功能性障碍,故应属首选。对有并发肠梗阻者,最好进行钡剂灌肠,因为钡餐可以加重肠梗阻,往往促使部分性肠梗阻演变为完全性肠梗阻;对病变累及结肠的患者宜加用钡剂灌肠检查,常可更满意地显示结肠器质性病变。

在溃疡型肠结核,病变的肠段多有激惹现象,钡剂进入该处排空很快,充盈不佳,病变上下两端肠曲钡剂充盈良好,称为 X 线钡影跳跃征象。在回盲结核,由于盲肠和其邻近回肠有炎症、溃疡,该处往往不显影或显影极差,回肠末段则有钡剂潴留积滞。病变的肠段如能充盈,可因黏膜遭破坏而见皱襞粗乱,肠的边缘轮廓不规则,且由于溃疡,而显锯齿状征象。当病变发展过程中纤维组织增生,有时可见肠腔变窄,肠段收缩变形,回肠盲肠正常角度丧失,回盲瓣硬化并有盲肠内侧压迹。此外,伴有肠功能紊乱常使钡餐在胃肠道运动加快,于12小时内几乎全部排空,小肠有分节现象,并见钡影呈雪花样分布。病变广泛并涉及各段结肠者,其X线征象可酷似溃疡性结肠炎的表现,但结肠结核多同时累及回肠末端,病变则以结肠近段为主,下段即使累及,病变较轻。

增生型肠结核主要表现为盲肠或同时升结肠近段,回肠末段的增生性狭窄,收缩与畸形,可见钡影充盈缺损,黏膜皱襞紊乱,肠壁僵硬,结肠袋形消失,往往因部分梗阻而使近端肠曲明显扩张。

(四)乙状结肠镜和纤维结肠镜检查

一般肠结核患者不作为常规检查措施,但在重症患者病变涉及乙状结肠下段或直肠者,可借助乙状结肠镜检查和直视下采取活组织检查,以明确溃疡的性质与范围,对诊断与鉴别诊断有很大的帮助,用纤维结肠镜检查可察看升结肠、盲肠和回肠末段的病变,并可做活组织检查及照相等,对本病诊断有重要价值。病变部可见肠壁僵硬黏膜充血、水肿,触碰易出血,结节状或息肉样隆起,有时可见边缘不规则的潜行溃疡,黏膜活检可有结核结节及干酪样坏死或查到抗酸杆菌是确诊最有力的依据。

(五)腹腔镜检查

对腹腔无广泛粘连,而诊断又十分困难的病例,可以考虑做腹腔镜检查,病变肠段浆膜面可能有灰白色小结节,活检有典型的结核改变。

(六)聚合酶链式反应

聚合酶链反应(PCR)又称DNA体外扩增技术。PCR技术在基因水平上为结核病原学快速、敏感、特异诊断开辟了新的途径。

本病诊断一般可根据下列各点:①青壮年患者有肠外结核,主要是肺结核;②临床上有腹痛、腹泻、发热、盗汗等症状;③有右下腹压痛、肿块或原因不明的肠梗阻表现;④胃肠 X 线检查发现回盲部有激惹、钡剂充盈缺损或狭窄等征象。当肺结核患者的肺部病灶好转,但一般情况与结核毒血症表现反见恶化时,应考虑本病。

在实际工作中,因早期症状多不明显,诊断常有困难,有时甚至 X 线钡餐检查也难肯定病变性质。在疑为肠结核的患者,可给抗结核药物试治 2 周,观察临床表现有无好转,有利于明确诊断。

四、鉴别诊断

(一)克罗恩病

本病的临床表现和 X 线钡餐表现有时可与肠结核相似,容易造成误诊,但两者仍有一些不同之处以资鉴别:①肠结核多伴随其他器官结核;②肠结核并发肠瘘、出血、肠壁或器官脓肿的机会比克罗恩病少;③X 线检查结核造成肠道的缩短比克罗恩病更明显,病变单纯累及回肠多见于克罗恩病,而仅累及盲肠则多考虑为结核;④内镜检查肠结核的溃疡常呈环形,而克罗恩病的溃疡多为纵行,裂隙状溃疡及铺路石征多见于克罗恩病;⑤组织学(最重要的鉴别)肠结核可在肠壁或肠系膜淋巴结找到干酪坏死灶或结核分枝杆菌而克罗恩病则否;⑥抗结核治疗肠结核有效,但克罗恩病效果差;⑦肠结核手术切除病变后的复发率比克罗恩病低,克罗恩病术后复发率在 5 年内一般达 50%。

(二)结肠癌

本病因有腹痛、腹泻、腹块及进行性消瘦、苍白等表现,必须和肠结核加以鉴别。鉴别要点可包括以下几方面:①发病年龄一般比肠结核大,常在 40 岁以上,且无肠外结核病变证据;②病程有进行性发展趋势,一般无发热、盗汗等毒血症表现,而消瘦苍白等全身消耗症状比较明显;③腹块开始出现时往往可以推动,其粘连固定不如肠结核显著,压痛常缺如,但表面呈结节感,质地较坚硬;④X 线检查的主要发现是病变部位有钡剂充盈缺损,但涉及范围较局限,不累及回肠;⑤肠梗阻更为常见,且出现较早;⑥纤维结肠镜检查可窥见肿瘤,在直视下取活检及细胞刷涂片均可证实结肠癌诊断。

(三)肠淋巴瘤

肠淋巴瘤的一般状况,恶化比肠结核迅速,腹块出现较早,X 线显示扩张肠段黏膜皱襞有破坏,可伴有浅表淋巴结及肝脾大,肺门淋巴结肿大,抗结核治疗无效。如果病变在回盲部,结肠镜检查并活检往往会有阳性结果,倘若临床鉴别十分困难,应及早手术探查。

(四)阿米巴或血吸虫肉芽肿

肠阿米巴病或血吸虫病在其慢性期可以形成肉芽肿病变,特别是病变涉及回盲部者,常与肠结核的表现相似,应加鉴别。但是这些患者经追询病史均有流行病学和感染史,其脓血便均较肠结核为明显,大便检验可以查到阿米巴滋养体、包囊或血吸虫卵,必要时进行粪便孵化找血吸虫毛蚴,通过纤维结肠镜检查可窥见相应的病变,特异性治疗能够获得疗效。

(五)其他

一些少见的疾病,如肠道非结核性杆菌病(多见于 AIDS 患者)、性病性淋巴肉芽肿、梅毒侵犯肠道、肠放线菌病消化性溃疡与胆管感染等。根据病史、体征和有关实验室检查及其他相应的辅助检查等可与肠结核相鉴别。

五、并发症

肠结核在慢性演进过程中,可出现各种并发症。

(一)肠梗阻

肠梗阻是本病最常见的并发症,主要发生在增生型肠结核。溃疡型肠结核由于邻近腹膜粘连使肠曲遭受牵拉、束缚和压迫,或因肠溃疡愈合而有瘢痕收缩,可使肠腔狭窄引起梗阻。梗阻多系慢性进行性,常为部分性者,程度轻重不等,迁延时间较长,可严重地影响患者营养状况。少数可发展到完全性肠梗阻。

(二)肠穿孔

肠穿孔发生率次于肠梗阻,居第 2 位,主要为亚急性或慢性穿孔,可在腹腔内形成脓肿,溃破后形成肠瘘。急性穿孔较少见,常发生在梗阻近端极度扩张的肠曲,或见于有多段肠狭窄造成的闭锁性肠梗阻。溃疡型肠结核虽有肠曲周围组织粘连,溃疡一般不穿破进入游离腹腔,但在病情发展快,机体反应差时,溃疡可向深部穿透,引起急性穿孔。

(三)其他

有腹膜炎、肠粘连、肠套叠和收缩性憩室等。

六、治疗

肠结核的治疗目的是消除症状,改善全身情况,促使病灶愈合及防止并发症发生,肠结核早期病变是可逆的,因此应强调早期治疗;如果病程已至后期,即使给予合理足时的抗结核药物治疗,也难免发生并发症。

(一)休息与营养

机体抵抗力的降低是结核发生、发展的重要因素,因此合理的休息与营养应作为治疗的基础,以增强机体的抵抗力。对活动性肠结核须卧床休息,积极改善营养,必要时宜给静脉内高营养治疗。

(二)抗结核化学药物治疗

抗结核药物多达十几种。一般认为,抗结核药物可分为杀菌药和抑菌药两大类。前者指在常规剂量下,药物在机体内外的浓度高于在试管内最低抑菌浓度 10 倍以上,否则是抑菌药物。有人也习惯于将抗菌作用较强而不良反应小的药物划为一线药,其余均划为二线药。1987 年全国结核病防治工作会议规定的一线药物有异烟肼、链霉素、对氨基水杨酸钠、氨硫脲。1992 年国际防痨协会/世界卫生组织研究小组主张将异烟肼、利福平、吡嗪酰胺、链霉素、氨硫脲和乙胺丁醇列为抗结核的主要药物。

药物临床运用应坚持早期、联用、适量、规律和全程使用敏感药物的原则,化疗方案视病情轻重而定,过去一般以链霉素、异烟肼、对氨基水杨酸钠为首选,进行长程标准化疗,疗程在 0.5～1.0 年。目前为使患者早日康复,防止耐药性的产生,多采用短程化疗,疗程为 6～9 个月。一般用异烟肼与利福平两种杀菌药联合。在治疗开始1～2周即有症状改善,食欲增加,体温与粪便性状趋于正常。对严重肠结核,或伴有严重肠外结核者宜加链霉素或吡嗪酰胺或乙胺丁醇联合使用,疗程同前。

1.异烟肼(INH)

本药具有强杀灭结核菌作用,列为首选和基本的抗结核药物。

(1)制菌作用:其试管内最低的抑菌浓度为 $0.005\sim0.500\ \mu g/mL$,浓度稍高即有杀菌作用。其杀菌作用与细菌的生长繁殖有关。细菌的生长繁殖愈快,杀菌作用愈强,对静止期的细菌,作用则较差。由于INH的分子穿透性强,能穿透细胞膜进入细胞内和病变组织中,所以对细胞内外的细菌均有杀灭作用。同时,其杀菌作用也不受环境酸碱度的影响。故称之为"全杀菌药物"。其作用机制主要是抑制结核菌的脱氧核糖核酸的合成。单一用本药时,易产生继发性耐药菌。细菌对 INH 产生耐药性后,由于其致病力降低,耐药菌又有不均一性(即部分细菌并不耐药)细菌的环境再发生改变(如还有其他药物环境或与其他细菌共存的情况),以及耐药菌生长繁殖时,就有可能恢复对药物的敏感性即所谓"复归"。故临床上多不因查出细菌已对 INH 耐药而停用本药。

(2)体内代谢:口服本药后,在小肠内迅速吸收,1～2 小时血浆浓度达高峰,半衰期约6 小时。INH 进入人体后,主要在肝内进行乙酰化代谢。在乙酰转化酶的催化下,与乙酰辅酶 A 反应,脱去氨基,生成乙酰异烟肼、异烟酸腙型化合物而失去活性,只有一部分保留的游离 INH 继续保持其抗菌作用。代谢物主要经肾脏排出。乙酰化的速度有明显的个体差异,可分为快型、中间型及慢型。白种人多为慢型,黄种人多为快型。快型较慢型者疗效稍差,但出现不良反应较少。

(3)不良反应:使用常规剂量时,很少出现不良反应。主要的不良反应有以下几项。①肝损害:常发生于老年人或大剂量服用时,一般可出现转氨酶升高,严重者发生肝细胞性黄疸。②周围神经炎:多见于男性,大剂量服用者。表现为四肢感觉异常,腱反射迟钝,肌肉轻瘫,形成原因是 INH 的氨基与维生素 B_6 的吡哆醛缩合成腙型化合物,致体内维生素 B_6 排出增加,造成维生素 B_6 的缺乏。对大剂量服用本药者加服维生素 B_6 可以预防周围神经炎的发生。其他不良反应有记忆力减退、头晕、精神兴奋或嗜睡等精神症状,故有癫痫病史者慎用,以免诱发。此外,偶可出现男性乳房发育。少见的变态反应有药疹、发热、白细胞计数减少等。

(4)用法、剂量:常规剂量为 300 mg/d(4~6 mg/kg),间歇法用量增至 15 mg/kg。已证明本药在血中高峰浓度较持续抑菌浓度杀菌效果更好,故采用顿服法。

2.链霉素(SM)

(1)制菌作用:对结核菌最低抑菌浓度为 0.5 μg/mL。在碱性环境中,对细胞外的生长代谢旺盛的结核分枝杆菌有杀灭作用,但在酸性环境下,细胞内及生长代谢低下的结核分枝杆菌无作用,所以是"半杀菌药"。其作用机制主要是抑制细菌蛋白质的合成。

(2)体内代谢:肌内注射后 0.5~3.0 小时内血浓度达高峰,浓度可达 20 μg/mL,半衰期 2~3 小时。本药易渗入胸腔及腹腔中,不易渗入脑脊液,但可由胎盘进入胎儿循环。本药绝大部分肾脏排出,故肾功能障碍者慎用。

(3)不良反应:常见的变态反应有皮疹、发热,多发生在治疗后第 2~4 周。发生变态反应时,应立即停药,否则可继续加重,甚至发生严重的剥脱性皮炎。过敏性休克则少见,主要的毒性反应为第Ⅷ对颅神经的损害,可出现头晕、恶心、呕吐、共济失调(前庭神经损害症状)、耳鸣、耳聋(听神经损害症状)。一旦发生应及时停药,否则可造成不可逆转的神经性耳聋。为避免毒性反应的发生,要严格限制使用剂量,疗程亦不宜过长。幼儿不会诉述听力减退,在使用时须特别注意。对前庭神经损害所出现的症状,可用泛酸钙、硫酸软骨素、三磷酸腺苷等治疗,SM 引起的常见毒性反应还有口唇周围麻木感,严重者头面部和四肢也有麻木感,局部肌肉抽搐。这些不良反应是因药物中所含杂质如甲醛链霉素、甲醛链霉胍等所致。如仅有一过性的口唇麻木感,可不必停药,症状严重时要考虑停药。SM 对肾脏的损害多表现为蛋白尿及管型尿。使尿由酸性变为碱性,可减少蛋白尿的发生,不妨碍治疗。但对肾功能不良者慎用。

(4)用法、剂量:本药只能肌内注射,剂量不超过 1 g,一般成人使用 0.75 g/d,间歇使用时1 g/d。

3.利福平(RFP)

(1)制菌作用:对结核分枝杆菌的最低浓度为 0.02~0.50 μg/mL。口服治疗剂量后血中浓度可为最低抑菌浓度的 100 倍。本药对细胞内外的细菌,对繁殖期或静止期的细菌都有杀菌作用,所以亦是"全杀菌药"。本药对非结核分枝杆菌也有良好的制菌作用。其作用机制是抑制结核分枝杆菌的核糖核酸合成。单一用本药时,细菌极易产生耐药性。与其他抗结核药物无交叉耐药。

(2)体内代谢:口服后吸收迅速而完全,2 小时血中浓度可达高峰,半衰期 4 小时,有效浓度可维持 8~12 小时。在胆汁中浓度很高,可达血中浓度的 5~20 倍。本药进入肠中后,部分重行吸收,再从胆汁排出,形成肝肠循环,最后由粪便和尿中排出。进食后服 RFP 可减少或延缓药物的吸收,故宜在空腹时顿服。如同时服 PAS、巴比妥类药物,亦可降低 RFP 的血浓度。本药可通过胎盘影响胎儿,故妊娠妇女不宜使用。

(3)不良反应:多发生在用药后 1~3 个月内。常见的不良反应为肝损害,多表现为一过性的转氨酶升高,同时伴有恶心、呕吐、厌食、腹胀或腹泻等胃肠道反应,一般在数周后可渐消失,必须停药者只占少数。老年人、肝病患者、嗜酒者用药时,应严密观察其肝功能变化。与 INH、吡嗪酰胺并用可加重肝损害。其他不良反应如皮疹、发热、气促、休克等变态反应并不多见。本药在高剂量、间歇使用时,血液中可产生利福平抗体,因而产生的免疫反应和不良反应较多见。除上述的胃肠道与皮肤反应,还有"流感综合征",患者有头痛、嗜睡、乏力、低热等感冒样症状。一般剂量愈大,间歇时间愈长,机体产生抗体愈多,发生的不良反应也愈严重。

(4)用法、剂量:每天剂量 450 mg(体重在 50 kg 以下)~600 mg(体重在 50 kg 以上),早饭前 1 小时顿服。间歇使用剂量 600~900 mg,每周 2~3 次。

4.利福定(RFD)

利福定是利福霉素的衍生物,我国 1976 年研制成功。试管内制菌作用较 RFP 强 10 倍,对小白鼠的半数致死量仅为 RFP 的 1/3。成人口服 150～200 mg/d,与 RFP 有交叉耐药。不良反应很少发生。

5.吡嗪酰胺(PZA)

(1)制菌作用:最低抑菌浓度为 12.5 μg/mL。在体内抗菌作用比在试管内作用强。本药在酸性环境中的抗菌作用较好,在中性和碱性环境中失去活性而无作用。并且,本药在细胞内抑制结核菌的浓度比在细胞外低 10 倍,对在巨噬细胞内处于静止状态的结核分枝杆菌有杀菌效果。因本药对细胞外及在中性或碱性环境中的细菌无效,故也是"半杀菌药"。本药单一服药时,极易产生耐药菌。与其他抗结核药无交叉耐药,临床上吡嗪酰胺与 INH 或 SM 合用时具有较好的疗效,可能是本品加强了后两者抑菌作用的结果。该药极易产生耐药性,一般只用于短程治疗。

(2)体内代谢:服药 2 小时后,血中药物浓度可达高峰,脑脊液中浓度可和血浓度相近。主要由尿中排出。

(3)不良反应:主要的不良反应为肝损害,有转氨酶升高及胃肠道反应等,有时发生关节痛,是由于本药可引起尿酸排出减少,引起高尿酸血症所致。变态反应有发热、皮疹、日光过敏性皮炎等。

(4)用法、剂量:25～30 mg/(kg・d),一般为 1.5～2.0 g/d,间歇使用 2～3 g/d,顿服或分2～3 次服。

6.乙胺丁醇(EMB)

(1)制菌作用:最低抑菌浓度为 1～5 μg/mL。与其他抗结核药物无交叉耐药。对已耐 INH、SM 的细菌仍有抑制作用。其作用机制是抑制细菌核糖核酸的合成。

(2)体内代谢:口服吸收良好,2～4 小时血中药物浓度达高峰。自尿和粪中排出。肾功能不良时,可引起蓄积中毒。

(3)不良反应:很少见。大剂量服用可引起球后视神经炎而致视力减退、影像模糊、中心暗区及红绿色盲等。通常在停药后,视力可恢复。

（4）用法、剂量：15～25 mg/(kg·d)，一般在开始时 25 mg/(kg·d)。可与 INH、RFP 同时1次顿服。

7.对氨基水杨酸钠（PAS）

（1）制菌作用：最低抑菌浓度为 1～10 μg/mL，由于其制菌力较差，一般只作为辅助药物，通常与 INH 与 SM 合用，既可增强药物的杀菌作用，又可延缓耐药菌的产生。其作用机制可能是干扰了结核菌的代谢过程。

（2）体内代谢：口服吸收快，1～2 小时在血液中浓度可达高峰，分布迅速，但不易进入脑脊液中。在肝内发生乙酰化代谢，与 INH 合用时，可发生乙酰化竞争，使 INH 乙酰化减少，而增加了游离 INH 的浓度，从而加强后者的疗效。本品主要经尿中排出。

（3）不良反应：主要为胃肠道刺激症状，患者常因不能耐受而停药。饭后服或同时用碱性药，可减少胃肠道反应。变态反应如皮疹、发热、白细胞计数减少、剥脱性皮炎，多在治疗后 3～5 周发生。对本药过敏者常可诱发对 INH、SM 也发生变态反应，临床处理中应予注意。本药尚可引起肝损害、甲状腺肿大，但均不多见。

（4）用法、剂量：常用剂量为 8～12 g/d，分次口服。本药针剂可溶于 5％葡萄糖溶液 500 mL 中做静脉滴注，有利于病变的吸收和全身症状的改善。但必须注意本药的新鲜配制和避光，严格无菌操作，剂量从4～6 g开始，渐增到 12 g，每天或隔天 1 次。

8.氨硫脲（TBI）

（1）制菌作用：最低抑菌浓度为 1 μg/mL，半衰期 48 小时，其作用机制尚未明确。临床疗效与对氨基水杨酸钠相近。由于本药生产容易，价格低廉，可取代 PAS。单一服本药极易产生耐药菌，与乙（丙）硫异烟胺有单向交叉耐药性，即耐本药者对乙（丙）硫异烟胺仍敏感，而对后者耐药者则对本药不再敏感。

（2）体内代谢：口服后吸收较慢，4 小时血中浓度才达高峰。从肾脏排出也较缓慢，说明在体内有蓄积作用。

（3）不良反应：出现较多严重。常见有胃肠道反应，如恶心、呕吐、厌食等;对肝脏、造血系统均有损害,严重的可有肝功损害、黄疸、粒细胞计数减少、贫血等。变态反应有皮疹、发热、剥脱性皮炎。不良反应的发生频率与用药剂量有明显关系。故临床应用时要定期复查血、尿常规及肝肾功能。

(4)用法、剂量:每天口服剂量 100～500 mg,开始小量,渐增至足量。

9.乙(丙)硫因胺(1314Th,1321Th)

(1)制菌作用:两药的抗结核作用相同,其中 1321Th 的不良反应少,易耐受。最低抑菌浓度为0.6～2.5 μg/mL。两药相互可交叉耐药。对已耐 INH、SM、PAS 的结核分枝杆菌本药仍有抑制作用。其作用机制均为抑制结核分枝杆菌的蛋白质合成。

(2)体内代谢:服后吸收良好,3 小时血浓度达高峰。易渗透入胸腹腔及脑脊液中。经肾脏排出。

(3)不良反应:常见的有胃肠道反应及肝损害,与 INH、RFP 并用时,应严格掌握用药剂量。少见的不良反应有口腔炎、头痛、痤疮及精神症状等。

(4)用法、剂量:0.5～1.0 g/d,一般不超过 0.6 g/d,分 2～3 次服,较易耐受。

10.卡那霉素(KM)

(1)制菌作用:最低抑菌浓度为 2.5～10.0 μg/mL。抗结核作用仅为 SM 的一半。其作用机制与 SM 同,可阻止结核分枝杆菌蛋白质合成。

(2)体内代谢:口服不吸收,肌内注射后吸收快,1～2 小时达血浓度高峰。可分布于各组织,但不能渗入正常的血-脑屏障,从尿中排出。

(3)不良反应:同 SM 的不良反应,发生率更高,以往使用过 SM 者再用本药,更易发生听神经损害。

(4)用法、剂量:常规剂量为 1 g/d,肌内注射,高龄或肾功能不良者慎用。在静脉滴注或胸、腹腔注入时,由于吸收快可引起呼吸暂停,故应注意缓注。

11.卷曲霉素(CPM)

(1)制菌作用:最低抑菌浓度为 $1\sim 8\ \mu g/mL$。抗结核分枝杆菌的作用为 SM、EMB 的一半,为 INH 的 1/10,与 1314Th 相近。与 SM 无交叉耐药,与 KM、VM 有交叉耐药。其作用机制亦为阻止结核分枝杆菌蛋白质合成。

(2)机体代谢:口服不吸收,肌内注射后吸收快,2 小时血中浓度达高峰。可分布于各组织,经肾脏排出。肾功能不全时,药物在血中含量较高,说明有蓄积作用。

(3)不良反应:与 SM 不良反应相似,并可有肝损害。嗜酸性粒细胞增多也常见,曾有报道出现低钾血症和碱中毒。注射局部疼痛较重。

(4)用法、剂量:口服吸收不好,必须深部肌内注射,每天剂量 1 g。

12.其他

如紫霉素(VM)制菌作用弱,不良反应与 SM 同,日用量为 1 g,肌内注射,由于价高而效果差已不使用。又如环丝氨酸(CS),制菌作用弱,不良反应较重,且可引起精神紊乱、抑郁症等不良反应,现也已很少应用。

用药的选择,一般以第一线药物(SM、INH、PAS)为首选,用于初治病例。为延缓或防止耐药性的产生,目前强调两药联合治疗。对肠结核病情严重者,或伴有严重的肠外结核患者宜 3 药联合应用,其中对氨基水杨酸钠可做静脉滴注。抗结核药物合理化疗的原则,目前应用的是"早期联合、全程、规律、适量"5 项原则。

近年来,在抗结核间歇治疗方面进行了大量研究,认为其优点在于效果好、毒性少,费用低。一般主张每周 2 次的间歇给药,效果良好。药物选择仍以联合治疗为原则,用药剂量比连续给药的单日剂量酌增加 1 倍,但 SM、PAS、KM 及乙硫异烟胺因其毒性反应较大,仍维持原单日量。也有主张先用每天连续疗法,0.5~1.0 个月后继以间歇疗法,可提高治疗效果。

（三）对症治疗

腹痛可用颠茄、阿托品或其他抗胆碱能药物。摄入不足或腹泻严重者应补充液体与钾盐，保持水、电解质与酸碱平衡。对不完全性肠梗阻的患者，除按上述对症治疗外，需进行胃肠减压，以缓解梗阻近段肠曲的膨胀与潴留。

（四）手术适应证

手术只限于并发症的治疗，包括以下各种情况：①结核溃疡发生穿孔；②局限性穿孔伴有脓肿形成或瘘管形成；③瘢痕引起肠狭窄或肠系膜缩短，造成肠扭曲；④局部的增生型结核引起部分肠梗阻；⑤肠道大量出血经积极抢救不能满意止血者。手术前及手术后均需进行抗结核药物治疗。

七、预后

在抗结核药出现之前，肠结核预后差，病死率高。抗结核药在临床广泛应用以后，使肠结核的预后大为改观，特别是对黏膜结核，包括肠结核在内的疗效尤为显著。本病的预后取决于早期诊断及时治疗，当病变尚在渗出阶段，经治疗后可痊愈，预后良好。合理选用抗结核药物，保证充分剂量与足够疗程，是决定预后的关键。

八、预防

做好预防工作是防治结核病的根本办法，并着重对肠外结核的发现，特别是肺结核的早期诊断与积极的抗结核治疗，尽快使痰菌转阴，以免吞入含菌的痰而造成肠感染。必须强调有关结核病的卫生宣传教育。要教育患者不要吞咽痰液，应保持排便通畅，要加强卫生监督，提倡用公筷进餐，牛奶应经过灭菌消毒。

第五章

肝胆疾病

第一节　自身免疫性肝炎

自身免疫性肝炎(autoimmune hepatitis,AIH)是一种原因不明的慢性进行性肝脏炎症性疾病,具有典型的自身免疫性疾病特征和自身免疫调节紊乱的自身免疫性炎症疾病。AIH 多好发于女性,具有遗传易感性,以自身抗体和高 γ-球蛋白血症为特征,汇管区大量淋巴细胞和浆细胞浸润及门静脉周围炎是其典型病理组织学特征。

一、流行病学

AIH 是慢性、隐匿性、进展性疾病,全球范围广泛发生,且不同国家、地区显示出差异性。研究证实 AIH 在西欧和北美国家有较高的发病率和患病率,欧洲的年发病率为(0.8~1.9)/10 万,流行率为(11.6~17)/10 万,北美的阿拉斯加人患病率为 42.9/10 万人,而亚太地区的年发病率为 0.67/10 万人~2.0/10 万人。目前我国尚缺乏相关流行病学资料,但各项统计数据表明我国 AIH 的发病率呈逐年上升的态势,已成为我国肝炎发生的重要疾病。AIH 发病具有普遍性,各个年龄段均可发病,男、女发病比率约为 1:3.6,30~40 岁为高发年龄。

二、病因和发病机制

AIH 的发病机制尚未完全阐明,但目前已证实,由于遗传易感性及环境诱发因素共同作用引起自身免疫耐受缺失,产生免疫调节功能紊乱,从而导致肝脏炎症性坏死,并最终进展为肝硬化。

(一)遗传因素

人白细胞抗原(HLA)是人类主要组织相容性复合体(MHC)的产物,位于染色体 6 短臂,决定了 AIH 的遗传易感性,是目前已知确定的遗传高危因子之一。有研究显示不同地区、种族的 HLA 遗传易感位点存在显著差异,一些非 HLA 区域易感基因也被证实与 AIH 的发病密切相关,如与 AIH-1 发病相关的细胞毒性 T 淋巴细胞相关抗原-4、*Fas* 基因、SH2B3 等。还有研究指出 AIH 是由多基因参与、遗传与宿主易感性共同作用的一种复杂的遗传病,HLA 是遗传风险因子中最重要的,在 AIH 的发病中发挥关键作用。

(二)环境因素

当人接触病原体、药物和外源性化学物质时,可增加患某种免疫性疾病的风险,这可能是先天的,也可以是诱导的。*HLA-DR-DQ* 等位基因之间的密切联系与抗原呈递 CD4$^+$ T 细胞结合和对合抗原有关,这表明 AIH 可被特定抗原诱导产生 II 类 HLA 分子。研究通过分析 AIH 患者肝内 T 细胞的 Toll 受体发现,T 细胞只被一部分特定的抗原活化。病毒感染、药物或暴露于外源性物质为 AIH 诱发因素,主要通过分子模仿或提呈自身抗原导致凋亡小体形成。

(三)性别

AIH 具有强烈的女性易患因素,女性与男性的比例为 4:1。因此,女性可能诱导 AIH 发生,但并未证实性别差异在 AIH 发病机制中的作用。X 连锁遗传性免疫功能异常患者具有破坏性的严重症状,但与自身免疫疾病无关。统计研究发现,小儿和成人 AIH 患者男女比例是相同的,且绝经后 AIH 的发病率增加,反驳了雌激素是 AIH 主要的危险因素的说法。与男性不同,女性患者在雌激素和催乳素、生长激素、黄体酮、睾酮等激素的共同影响下会产生更强烈的免疫反应。女性妊娠期间,也可诱导或加重自身免疫疾病。有关研究表明,胎儿微嵌合体能持续存在妊娠后多年,它可能会破坏机体自身的免疫耐受,然而目前还没有任何证据证明它与 AIH 的发病机制有关。总而言之,女性患者固有和适应性免疫反应更加强烈,即AIH女性患者的自身抗原能更好地启动免疫反应和降低免疫调节应答。

(四)病毒感染

肝脏病毒感染可能是 AIH 易感人群自身免疫反应的触发因素。由于病原体的某些抗原与机体组织抗原表位相同或相似,在病原体感染机体时,刺激人体产生特异性抗体与组织抗原发生交叉反应,致组织损伤。外源性抗原和自身抗原的分子模拟机制被认为是AIH 最主要的启动机制。目前认为微粒体细胞色素 P4502D6(CYP2D6)是表达在肝细胞表面的肝特异性膜蛋白,其为肝肾微粒体抗体-1(LKM-1)的靶抗原,在人和小鼠中这个蛋白表位的氨基酸序列完全一样。有人通过转染含有 *CYP2D6* 基因的病毒进入小鼠体内,成功制造了小鼠 AIH 模型,且小鼠产生的 LKM-1 抗体与AIH 患者血清 LKM-1 表位相似。许多文献报道病毒感染可诱发AIH,如肝炎病毒(甲、乙、丙型)、单纯疱疹病毒(HSV)等,其可能是通过分子模拟机制与肝细胞发生交叉免疫反应,导致肝细胞损伤。线粒体内膜丙酮酸脱氢酶复合物的 E2 亚单位(PDC-E2)是抗线粒体抗体(AMA)的主要成分,AMA 是原发性胆汁性胆管炎(PBC)特异性抗体,少部分 AIH 也有阳性表现。

(五)药物和肝毒性物质

药物诱导 AIH 的机制包括产生与蛋白质结合的药物代谢产物,并作为抗原复合物刺激自身抗体(主要是 CYP1A2 和 CYP2A6)的产生,以及淋巴细胞的致敏。WEILER 等认为支持药物诱导 AIH的主要特征有携带具有遗传倾向的单体型 HLA-B8-DR3,高球蛋白血症,组织学呈现严重的肝纤维化或肝硬化,需要应用免疫抑制,缓解后不能撤药,频繁与其他肝外自体免疫状况相关。毒性物质被代谢后导致新抗原的形成,并呈递给 T 细胞,随后开启免疫激活过程,涉及与介导抗原表达的 TCR 或 MHC 结合。

三、病理

AIH 的典型病理表现为汇管区大量炎性细胞浸润,并向周围肝实质侵入形成界面性肝炎。AIH 患者肝组织活检可见活动性病变，大量的肝细胞损伤，在汇管区、界面和肝实质深部有密集的淋巴细胞和浆细胞浸润，形成明显的界面性炎症，并与临床症状的严重程度相一致。当病情进展时，桥接坏死常见，可有炎性细胞和塌陷网状支架包绕变形肝细胞形成玫瑰花结样改变。汇管区的炎性细胞浸润，包括淋巴细胞、部分浆细胞、活化的巨噬细胞和少量的嗜酸性粒细胞。肝小叶界面性肝炎表现为淋巴细胞、巨噬细胞和少量浆细胞的浸润。免疫组化分析表明，汇管区的炎性细胞浸润 T 淋巴细胞以 α/β T 细胞受体，CD4$^+$T 细胞为主，而 CD8$^+$CTLs 细胞为界面性肝炎中门静脉周围炎的主要炎性细胞。

四、临床表现

多数 AIH 患者起病隐匿，无特异性的临床症状和体征。主要临床表现为乏力、恶心、呕吐、食欲减退、上腹部不适等，少数患者可出现皮疹及不明原因发热。部分患者可呈急性甚至暴发性发作。急性 AIH 的临床表现类似于其他急性肝炎，常表现为疲劳、乏力，可伴黄疸、关节痛或血清学变化。在这些患者中必须早期识别并及时治疗，避免进展为急性肝功能衰竭。

部分患者无明显临床症状和体征，仅表现为肝功能异常。约 30%患者起病时就已进展至肝硬化阶段，故此类患者（尤其是年老者）可出现腹水、脾大等肝硬化失代偿期的表现。部分患者可能伴发多种自身免疫性疾病，并导致多脏器受损，甲状腺疾病和关节炎是最常伴发的自身免疫性疾病，多见于女性患者。

（一）分型

AIH 根据血清学自身抗体和临床表现的不同可分为 3 型。

1. 1 型

1 型为最常见的 AIH 类型。血清免疫球蛋白水平升高，抗核抗体（ANA）和平滑肌抗体（SMA）阳性，肝活检示门静脉区浆细胞浸润是 1 型 AIH 的诊断基础。其他可能出现的自身抗体包括核周型中性粒细胞胞质抗体（pANCA）和去唾液酸糖蛋白受体抗体（抗 AS-

GPR)。pANCA 可见于 50%～90% 的 1 型 AIH 患者中，但在 2 型 AIH 患者中缺如。1 型 AIH 占 AIH 患者的 80.8%，70% 的患者为女性，且年龄＜40 岁，多数患者对免疫抑制剂的治疗效果好，停药后不易复发。

2.2 型

较 1 型 AIH 少见，以 I 型抗肝肾微粒体抗体（抗-LKM1）为特征性抗体，其他可出现阳性的自身抗体还包括抗-ASGPR，以及 1 型肝细胞溶质抗原抗体（抗-LC1）。2 型 AIH 主要发生于儿童，患者年龄多＜14 岁，主要分布于西欧，预后较 1 型 AIH 差，病情进展快，易形成肝硬化。

3.3 型

可溶性肝抗原抗体/肝胰抗原抗体（抗-SLA/抗-LP）是此型的特征性抗体，占原因不明的慢性肝炎患者的 18%～33%，且无器官和种属特异性，是目前发病及研究较少的亚型。由于多数阳性患者同时具有 1 型或 2 型 AIH 抗体，国际上对该分型仍存在争议。

(二)重叠综合征

临床上慢性肝脏疾病常伴有自身免疫现象，除 AIH 外，乙型、丙型肝炎也可出现自身免疫现象，同时 AIH 经常与原发性胆汁性胆管炎（PBC）、原发性硬化性胆管炎（PSC）共同发病，造成诊断上的困难。但临床上由于不适当使用干扰素可能使 AIH 病情恶化，而盲目使用免疫抑制剂又可能加重病毒血症，故区分 AIH 与病毒性肝炎、PBC、PSC 的重叠表现尤为重要。

1.AIH/PBC 重叠综合征

PBC 是一种肝内小胆管慢性非化脓性炎症而导致的胆汁淤积性疾病，其主要表现为乏力和瘙痒，部分患者可有右上腹不适，以 ALP、GGT 升高为主，线粒体抗体（AMA）滴度＞1：40，以及相应的组织学病理学特点，三者具备时可作出确诊性诊断。当 AIH 与 PBC 重叠时，可表现为 ANA 及 AMA 阳性，ALT、AST、ALP 及 GGT 均升高，而肝组织活检可既有 AIH 的特征也有 PBC 的特征。

2.AIH/PSC 重叠综合征

PSC 是一种进展性胆汁淤积性肝病,PSC 主要表现为胆管的进行性纤维增生性炎症,可侵犯整个肝内外胆管系统,引起胆汁淤积、肝纤维化和肝硬化。PSC 的诊断主要依赖独特的胆管影像学改变,表现为肝内外胆管受累,其组织学特征是纤维性闭塞性胆管炎,抗丙酮酸脱氢酶复合物 E_2 亚单位抗体是诊断 PSC 的特异性指标。当 AIH 与 PSC 重叠时,可有 AIH 的自身抗体出现,肝组织活检表现出 AIH 和 PSC 的特征,胆管造影提示 PSC 的特征。

五、辅助检查

(一)实验室检查

1.生化检查

AIH 表现为长期的血清 ALT 和/或 AST 异常,通常血清 γ-球蛋白和免疫球蛋白 IgG 水平升高。部分患者可有胆红素升高,ALP 一般正常或轻度升高,对 ALP 高于正常上限 2 倍者须考虑其他诊断或是否存在重叠综合征。

2.自身抗体

自身抗体的检测对于 AIH 的诊断具有重要意义。多数抗体单独检测结果不足以支持 AIH 诊断。因此,这些结果的应用需要结合临床证据和其他的实验室检查结果。ANA、SMA 和抗-LKM1辅助诊断 AIH 意义极其重要,对疑似病例应首先进行这 3 种抗体检测。当这些抗体阴性时,可进一步检测抗-SLA/抗-LP、抗-LC1、pANCA 和抗-ASGRP 等以排除 AIH。

(1)ANA:是 AIH 中最常见的自身抗体(阳性率 75%),ANA 泛指抗各种核成分的抗体,是一种广泛存在的自身抗体,出现于1型自身免疫性肝炎。ANA 的性质主要是 IgG,也有 IgM 和 IgA,甚至 IgD 和 IgE。ANA 可以与不同来源的细胞核起反应,无器官特异性和种属特异性。但这些抗体对肝病诊断特异性及预后价值不大。但 20%~30% 的 1 型 AIH 患者两者抗体阴性。典型 1 型 AIH 的 ANA 阳性滴度明显升高(成人≥1∶80,儿童≥1∶40)。但诸多疾病,如类风湿关节炎、桥本甲状腺炎及药物等均可有 ANA 阳性。ANA 至今仍是诊断 AIH 敏感性最高的标志性抗体,应用免疫荧光染色法检测显示主要以核膜型或胞质型为主。在 AIH 中 ANA 滴度一般较高,通常超过 1∶160(间接免疫荧光法),但其滴度与病程、预后、病情进展、疾病活动度,以及是否需要进行肝移植没有相关性。ANA 亚型对 1 型 AIH 的诊断价值有限,在慢性肝炎、其他自身免疫性疾病甚至健康老年人群中亦可有一定的阳性表现。

(2)SMA:在 AIH 阳性率高达 90%,并常与 ANA 同时出现,SMA 针对的是胞浆骨架蛋白,如肌动蛋白、肌钙蛋白、原肌球蛋白、肌动蛋白的聚合体形式(F-肌动蛋白),自身免疫性肝炎可出现高滴度的 SMA。在自身免疫性肝炎中,抗平滑肌抗体的主要靶抗原为 F-肌动蛋白,与肝细胞质膜有密切关系是诊断型 AIH 的特异性指标。也可见于多种肝脏疾病或风湿性疾病等。高效价的 SMA 与 ANA 同时出现(即呈阳性)是诊断型 AIH 最重要的参考指标,其阳性率高达92.2%,此类抗体灵敏度较高,但特异性差。单一的自身抗体检测不能诊断 AIH,需结合其他临床指标才能诊断。SMA 亦无器官和种属特异性,在传染性单核细胞增多症和其他病因导致的肝病及感染性和类风湿关节炎中,这些患者血清中可呈阳性表现。AIH 患者在使用免疫抑制剂治疗病情缓解后,血清 ANA 或 SMA 滴度也常随之降低,甚至消失。但抗体水平与疾病的预后无关。

(3)抗-LKM1:为 2 型 AIH 特异性抗体,敏感性为 90%,在 AIH 中检出率较低(约 10%)。2 型 AIH 较少见,在欧洲约占 AIH 的 20%,在美国约占 AIH 的 4%,主要以抗 LKM1 阳性为特征。该型主见于女性和儿童,也见于成人,约占 20%。目前只有该型自身靶抗原已被确定,多认为细胞色素氧化酶 P4502D6(CYP2D6)是 AIH 的特异性自身靶抗原,体外研究也表明抗 LKM1 可抑制该酶活性,用 P450IID6 作抗原可诱导建立 AIH 动物模型。有报道针对 CYP2D6(245~254)靶点的 CD8[+]T 细胞免疫反应可能是 2 型 AIH 的免疫反应方式。

(4)LC1:是 2 型 AIH 中还常存在的另外一种自身抗体,属器官特异性而非种属特异性自身抗体,在2型AIH患者阳性率约为30％,可与抗LKM1同时存在,也可作为唯一的自身抗体出现。临床抗LC1多见于年龄<20岁的年轻AIH患者,年龄>40岁的AIH患者少见。该抗体滴度与2型AIH的疾病活动性具有相关性,对疾病的早期治疗有很大帮助,为AIH疾病活动标志及预后指标。抗LC1阳性患者一般病变相对较重。抗LC1浓度常与AST水平相平行,是判断疾病活动度的一个敏感指标。

(5)抗SLA/LP:识别的自身抗原SLA是肝细胞浆内一种可溶性的、相对分子质量为50的蛋白分子,可能是一种转运核蛋白复合物。抗SLA/LP对AIH具有很强的特异性,其检测有助于AIH患者的诊断及治疗,但其阳性率仅10％～30％。此抗体阳性AIH患者肝脏病变常较为严重且进展快,停药更易复发。

(二)肝组织学检查

肝组织学检查对AIH诊治的重要性表现为:①提供AIH患者确诊依据,特别是在自身抗体阴性患者;②有助于与其他肝病(如药物性肝损伤、Wilson病等)鉴别;③明确有无合并其他自身免疫性肝病,如PBC和PSC重叠存在;④评估分级和分期;⑤治疗后复查有助于判断合适的停药时机,如Ishak评分系统中肝炎活动度(HAI)<4分时停药相对安全。因此,建议尽可能对所有拟诊AIH且无肝活检绝对禁忌证的患者行肝组织学检查,可采用的方法包括经皮肝活检、经颈静脉肝活检以及腹腔镜下肝活检等。

AIH组织学以肝细胞损伤为主,病理学特点如下。

1.界面性肝炎

(1)在组织学上,肝细胞和门管区/纤维间隔交界处称为"界板",炎症细胞由该区域向小叶内延伸,导致相邻肝细胞呈单个或小簇状坏死、脱落,称为界面性肝炎。界面性肝炎是AIH的组织学特征之一,中重度界面性肝炎支持AIH的诊断,但需排除其他慢性肝病如病毒性肝炎、药物性肝损伤、Wilson病等。

(2)淋巴-浆细胞浸润:门管区及其周围浸润的炎性细胞主要为淋巴-浆细胞。浆细胞评分>3分(即浆细胞占炎症细胞≥20％)或小叶内/门管区见浆细胞灶(≥5 个浆细胞聚集为 1 灶)有助于 AIH 的诊断,但浆细胞缺如不能排除 AIH。

2.小叶内表现

未经治疗的 AIH 小叶内常出现中等程度炎症。当炎症明显时,可见 3 区坏死/桥接坏死。肝细胞受炎症细胞攻击后出现水肿、变性、坏死,再生的肝细胞呈假腺样排列,称为“玫瑰花环样”结构。穿入现象是指淋巴细胞进入肝细胞后在其周围形成空晕样结构,发生穿入的细胞主要为 CD8$^+$ T 细胞,可导致肝细胞凋亡。

3.特殊类型 AIH 组织学表现

(1)急性 AIH。可分为两大类:①无慢性肝炎病史,以急性肝损伤为首发症状的 AIH;②以慢性肝炎表现的 AIH 急性发作或恶化甚至发展为肝功能衰竭。肝组织学上,前者可出现中央静脉炎伴周边坏死(3 区坏死)、桥接坏死伴小叶内炎症细胞浸润;后者 3 区坏死相对较少,可有多核肝巨细胞、多灶融合坏死,甚至亚大块或大块坏死。

(2)AIH 相关肝硬化:未经治疗的 AIH 可进展为肝硬化,这一阶段炎症往往减轻或者耗尽,门管区/纤维间隔轻度非特异性炎症伴有轻度界面性肝炎,诊断需要结合临床。

六、诊断

AIH 临床表现多变,任何肝功能异常者均应考虑存在本病的可能。AIH 的诊断无特异性指标,患者以往病史、酒精摄入史、药物服用史及肝炎暴露史的全面回顾对于 AIH 的诊断至关重要,此外还应进一步除外病毒性和代谢性肝病,在排除其他可能导致肝损伤的病因后,确诊主要是基于生化、免疫,以及组织学的特征性表现。

七、鉴别诊断

(一)病毒性肝炎

患者临床症状及组织学变化及血生化表现与 AIH 类似,常出现高球蛋白血症,同时常在血清中监测出 ANA、SMA、抗-LKM1、抗-SLA/抗-LP 等自身抗体,尤其是丙型病毒性肝炎。这类患者临床、血清学、组织学不能与 AIH 鉴别,此时病毒核酸监测有重要的鉴别价值。

（二）PBC

PBC 与 AIH 鉴别主要依据生化、组织学、免疫学特点。PBC 患者 ALP 或 GGT 显著升高,是正常的 4～5 倍或更高,ALT、AST 轻度升高,肝内胆汁淤积,胆红素升高,以结合胆红素为主,高胆固醇血症(80%的患者),IgM 增高,ANA 阳性,肝脏病理检查胆管破坏、减少。但当 PBC 患者 AMA 阴性,胆汁淤积不显著,病变早期胆管损伤不明显时,两者鉴别很难。这类患者可通过糖皮质激素诊断性治疗和随访观察,以资鉴别。

（三）药物性肝炎

慢性药物性肝炎也会有 AIH 的特点,如高球蛋白血症和自身抗体。仔细询问服药史及肝外表现如发热、皮疹、关节痛淋巴结肿大、血象嗜酸性粒性细胞增多。肝组织学显示肝小叶或腺泡的区带坏死、微泡脂肪肝、嗜酸性粒细胞有助于诊断。

（四）非酒精性脂肪性肝炎

非酒精性脂肪性肝炎患者血清中出现 ANA 等自身抗体时,通过生化和免疫学很难与 AIH 鉴别,此时肝脏病理检查是必要的。非酒精性肝炎患者活检表现为严重的脂肪变性、多形核白细胞浸润、中心区纤维化。

八、治疗

AIH 患者如不进行临床干预,可迅速进展为肝硬化或终末期肝病。目前主要采用非特异性免疫抑制:泼尼松联合硫唑嘌呤(AZA)治疗或者泼尼松单药治疗作为 AIH 的标准治疗方案。上述方案能显著改善大多数中重度 AIH 患者的肝生化指标并延长生存期。但至少有 10%～15%的患者对标准治疗方案应答不佳。另有部分患者因不能耐受药物不良反应或停药造成复发。AIH 的总体治疗目标是获得并维持肝组织学缓解、防止进展为肝硬化和/或肝功能衰竭,进而提高患者的生存期和生活质量,生化缓解定义为血清氨基转移酶(ALT 和 AST)以及 IgG 水平均恢复正常。肝组织学缓解定义为肝内炎症消失或轻微(Ishak 评分系统 HAI<4 分,Scheuer 分级系统 G≤1)。

(一)治疗指征

所有活动性 AIH 患者均应接受免疫抑制治疗,并可根据疾病活动度调整治疗方案和药物剂量。

(1)建议中度以上炎症活动的 AIH 患者[血清氨基转移酶水平>3×正常值上限(ULN)、IgG >1.5×ULN 和/或中重度界面性肝炎]接受免疫抑制治疗。急性表现(ALT 或者 AST >10×ULN)或重症 AIH 患者[伴国际标准化比率(INR)>1.5]应及时启动免疫抑制治疗,以免进展至肝功能衰竭。

(2)对于轻微炎症活动(血清氨基转移酶水平<3×ULN、IgG <1.5×ULN 和/或轻度界面性肝炎)的老年(>65 岁)患者需平衡免疫抑制治疗的益处和风险做个体化处理。暂不启动免疫抑制治疗者须严密观察。

(二)治疗方案

1.一线治疗

对于未经治疗的 AIH 成人患者,若非肝硬化或急性重症者,建议将泼尼松联合硫唑嘌呤 AZA 作为初始一线标准治疗方案,即泼尼松用于诱导缓解,AZA 用于维持缓解。该方案可显著减少泼尼松剂量及其不良反应。泼尼松可快速诱导症状缓解,而 AZA 需 6~8 周才能发挥最佳免疫抑制效果,多用于维持缓解。联合治疗尤其适用于同时存在下述情况,如绝经后妇女、骨质疏松、脆性糖尿病、肥胖、痤疮、情绪不稳以及高血压患者。泼尼松初始剂量为 0.5~1.0 mg/(kg·d)(通常 30~40 mg/d),诱导缓解治疗一般推荐如下用药方案:泼尼松 30 mg/d,第 1 周、20 mg/d,第 2 周、15 mg/d,第 4 周,泼尼松剂量低于 15 mg/d 时,建议以 2.5 mg/d 的幅度渐减至维持剂量(5~10 mg/d);维持治疗阶段甚至可将泼尼松完全停用,仅以 AZA 50 mg/d 单药维持。需要强调的是,糖皮质激素的减量应遵循个体化原则,可根据血清 ALT、AST 和 IgG 水平改善情况进行适当调整。如患者改善明显可较快减量,而疗效不明显时可在原剂量上维持 2～4 周。可在使用泼尼松 2～4 周后出现显著生化应答后再加用 AZA,初始剂量为 50 mg/d,可视毒性反应和应答情况渐增至 1～2 mg/(kg・d)。理想情况下泼尼松可撤药,仅 AZA 单药维持。伴发黄疸的 AIH 患者可先以糖皮质激素改善病情,总胆红素水平恢复至较低水平(<50 μmol/L)时再考虑加用 AZA 联合治疗。

泼尼松单药治疗适用于合并血细胞减少、巯基嘌呤甲基转移酶功能缺陷、并发恶性肿瘤的 AIH 患者。AIH"可能"诊断患者也可以单药泼尼松进行试验性治疗。活动性 AIH 相关肝硬化失代偿期患者在预防并发症的基础上可谨慎使用小剂量糖皮质激素(一般剂量为 15～20 mg/d)口服,疾病好转后应快速减量至维持量(一般剂量为 5.0～7.5 mg/d)。来自我国的一项真实世界研究显示,小剂量糖皮质激素治疗 AIH 肝硬化失代偿期患者能获得较高应答率(62.5%),接受治疗者的生存率更高。此外,治疗第 7 天的应答情况(血清总胆红素水平的变化)可预测预后,有助于判断是否继续糖皮质激素治疗或是需要其他治疗。

布地奈德作为第 2 代糖皮质激素,特点为肝脏首过清除率约 90%,主要部位为肠道和肝脏,所以全身不良反应较少。布地奈德可作为 AIH 的一线治疗方案,适用于需长期应用糖皮质激素维持治疗的 AIH 患者以减少不良反应。但不宜用于肝硬化患者,布地奈德可通过肝硬化患者门静脉侧支循环直接进入体循环而失去首过效应的优势,同时还可能有增加门静脉血栓形成的风险。来自欧州的多中心临床研究结果表明,布地奈德和 AZA 联合治疗方案较传统联合治疗方案能更快诱导缓解,而糖皮质激素相关不良反应显著减轻,可作为 AIH 的一线治疗方案,布地奈德在急性重症 AIH 或急性肝功能衰竭中的作用尚不清楚,因此不建议在此类情况下使用。

2.二线治疗

对一线治疗应答欠佳或不耐受糖皮质激素或 AZA 不良反应的 AIH 患者,可选择二线治疗方案,药物包括吗替麦考酚酯(MMF)、他克莫司(FK506)、环孢素 A(CsA)、甲氨蝶呤、6-巯基嘌呤(6-MP)

等。MMF是一种与硫嘌呤类药物分子结构和代谢不同的嘌呤拮抗剂,是在标准治疗效果不佳患者中应用最多的替代免疫抑制剂。对于AZA和6-MP均不耐受的患者,可使用MMF作为二线药物,可从250 mg每天2次的剂量开始,逐渐增加至500 mg每天2次口服。此外,胆汁淤积性AIH患者如糖皮质激素疗效欠佳也可考虑加用小剂量MMF治疗,以避免AZA诱导胆汁淤积的不良反应。虽然MMF的骨髓抑制等不良反应显著低于AZA,但使用MMF初期也需定期(每2周1次)监测血常规检查。他克莫司在治疗失败、不完全应答和对AZA不耐受患者中具有补救治疗价值。两项关于成人AIH二线治疗的Meta分析显示,75%~94%的患者经他克莫司治疗后血清氨基转移酶改善或正常。最常见的不良反应是神经系统症状(震颤、头痛)、肾脏并发症(高血压、肾功能不全)和脱发。

3.三线治疗

对于一、二线治疗无应答的AIH患者,应重新评估原诊断的准确性和患者的服药依从性。三线治疗药物包括西罗莫司、英夫利昔单抗和利妥昔单抗等。小样本量病例中报道过抗TNF-α制剂(英夫利昔单抗)在难治患者挽救性治疗中的作用。但也有研究发现抗TNF-α药物可致肝损伤,甚至可引起药物诱导的AIH样肝损伤。利妥昔单抗是针对B细胞表面受体CD20的单克隆抗体,在对6例成人AIH患者(3例AZA不耐受和3例糖皮质激素/AZA及MMF无效的患者)的治疗中,所有患者血清转氨酶和IgG水平显著改善,67%的患者获得生化缓解。

4.肝移植术

AIH患者进展至急性肝功能衰竭或终末期肝病时,应考虑行肝移植术。重症AIH可导致急性或亚急性肝功能衰竭,如短期(1~2周内)的糖皮质激素治疗效果不明显时,需及时与肝移植中心联系,以免失去紧急肝移植术机会。失代偿期肝硬化患者的移植指征与其他病因导致的肝硬化相似,包括反复食管-胃底静脉曲张破裂出血、肝性脑病、顽固性腹水、自发性细菌性腹膜炎和肝肾综合征等并发症经内科处理效果不佳,终末期肝病模型(MELD)评分>15或

Child-Pugh 评分＞10,或符合肝移植标准的肝细胞癌(HCC)。选择恰当的时间进行肝移植术十分关键,应尽早做好肝移植术准备。AIH肝移植预后通常较好,影响肝移植患者生存的主要因素是 AIH 复发和移植排斥。复发性 AIH(rAIH)的发生率约为 23%,确诊的中位时间为肝移植术后26 个月。HLA-DR 位点不匹配是 rAIH 的主要危险因素。术前较高的血清 IgG 水平、移植肝的中重度炎症与 AIH 复发有关,提示术前未能完全抑制疾病活动是复发的危险因素之一。因此,AIH 患者在肝移植术后的免疫抑制方案应兼顾抗排异反应和防止AIH 复发。由于长期应用糖皮质激素预防移植后排斥反应、移植物功能丧失或复发来改善 AIH 成人患者和移植物存活率的证据有限,2019 年 AASLD 建议肝移植术后应考虑逐渐停用糖皮质激素。少数(6%～10%)非 AIH 患者在肝移植后出现类似 AIH 的血清学和组织学表现,称为新发 AIH。建议复查肝活检、血清 IgG 水平和自身抗体来区分免疫介导性疾病和其他导致同种异体移植功能障碍的原因。AIH 复发或移植术后新发 AIH 的肝移植患者建议在钙调蛋白抑制剂的方案上加用泼尼松和 AZA 来联合治疗。

九、预后

AIH 若不予治疗,可进展为肝硬化,甚至引起肝功能衰竭导致死亡。多数患者对免疫抑制剂治疗应答良好,约 80% 患者可获得缓解,病情缓解后可保持良好的生活质量。缓解患者的10 年及 20 年生存率超过 80%。

第二节　非酒精性脂肪性肝病

非酒精性脂肪性肝病(NAFLD)是指除外过量饮酒和其他明确的损肝因素,以弥漫性肝细胞大泡性脂肪变为病理特征的临床综合征。NAFLD 包括单纯性脂肪肝(SFL)、非酒精性脂肪性肝炎

(NASHD)及其相关肝硬化和肝细胞癌(HCC),它们的发病和胰岛素抵抗及遗传易感性关系密切,随着肥胖和糖尿病患者的增多,NAFLD已成为西方发达国家慢性肝病和肝功能试验异常的首要病因,并呈现全球化和低龄化趋势。NAFLD除导致肝病相关死亡外,还可促进2型糖尿病(T_2DM)和动脉粥样硬化的发生,因此对人类健康和社会发展构成严重威胁。

一、流行病学

包括中国在内的亚太地区 NAFLD 流行率取决于检测脂肪肝的方式,以及国家所处的区域位置。基于超声的研究表明亚太地区 NAFLD 患病率为 2%～35%,且主要集中于非肥胖人群。如最近一项来自香港的使用磁共振波谱的研究发现,922 例研究对象中 NAFLD 的患病率为 27%。NAFLD 群体间患病率的差异与地区相关,如"城乡差别"。在中国,NAFLD 整体患病率为 1%～30%(中位数 10%),调查对象的年龄、性别构成、地域、经济状况(城市高于农村,沿海地区高于内陆)不同,NAFLD 患病率也不同,其中城市地区 NAFLD 的患病率几乎是的农村地区的 2 倍(20.3% vs 11.1%)。印度的 NAFLD 流行病学研究中,东部(24.5%)和南部(32%)NAFLD 患病率明显高于西部(16.6%)地区。同时与中国相似的是,NAFLD 在城市人群中的患病率明显高于较偏僻地区。亚洲农村地区较低的流行率表明"东方"生活方式可能起到保护作用,与亚洲城市地区的"西方"生活方式相比,"东方"生活方式仍然是农村的主流生活方式。

二、病因与发病机制

目前 NAFLD 已成为我国第一大慢性肝病,NAFLD 的具体发病机制尚待探索。早期研究认为胰岛素抵抗(IR)导致的肝脂肪变性即为第一次打击,氧化应激和脂质过氧化等作用下肝细胞最终发生损伤、炎症、纤维化等病理改变形成第二次打击。如今被广泛认可的是基于"二次打击"学说提出的"多重打击"学说,包括脂毒性、线粒体功能障碍、内质网应激、脂肪组织功能障碍、炎性细胞因子以及肠源性内毒素等多重打击因素,该学说也为 NAFLD 的发病机制提供了更为准确的解释。目前临床中尚缺乏关于 NAFLD 有效治疗药物,因此深入了解 NAFLD 的致病机制、寻求有效的治疗靶点至关重要。

三、临床表现

NAFLD 的临床表现随其病因和脂肪浸润程度而异,脂肪变性和炎症反应是非酒精性脂肪性肝炎(NASH)的两个重要特征。NAFLD 发病缓慢,多数患者并无自觉症状,多在体检时发现;若出现症状,则以肝区隐痛、右上腹胀满感或压痛等多见,偶有中上腹痛。患者的疼痛系由肝大、肝包膜张力增加、肝韧带被牵拉、脂肪囊肿破裂,或这些因素综合所致。严重脂肪性肝炎可出现黄疸、食欲减退、恶心、呕吐等症状。部分患者可有肝大。失代偿期的肝硬化患者临床表现与其他原因所致的肝硬化相似。

四、实验室改变

脂肪肝患者的血液学、生化指标与其肝活检组织学检查结果的相关性较差,仅 $20\%\sim30\%$ 经肝活检证实的脂肪肝病例有 1 项或多项肝功能生化指标异常。并且,至今尚无理想的定性和定量反映脂肪肝有无及其程度的实验指标。但是,血液实验室检查指标的检测确实有助于判断脂肪肝的病因、病理类型及其病情轻重和预后。

急性小泡性脂肪肝患者如出现肝、肾功能不全,以及 DIC 相关的血液学指标改变,常提示病情严重。慢性大泡性脂肪肝其血清转氨酶(ALT 和 AST)、碱性磷酸酶(ALP)、γ-谷氨酰转肽酶(GGT),以及 C-反应蛋白等可轻度升高,转氨酶升高幅度一般不超过正常值上限的 $2\sim4$ 倍;而血清胆红素、白蛋白和凝血酶原时间(prothrombin time;PT),以及靛青绿(ICG)清除率一般正常。如果血清转氨酶持续升高或明显异常则提示并发脂肪性肝炎,胆红素升高和 PT 延长可反映脂肪性肝炎的程度较重。Ⅲ 型前胶原肽、Ⅳ 型胶原-7S 成分、透明质酸等多种血清纤维化指标的联合检测,可反映是否已并发脂肪性肝纤维化和肝硬化。

肥胖、糖尿病引起的营养过剩性脂肪肝患者血清 AST/ALT 比值多＜1,GGT 升高常不明显。血清胆碱酯酶和卵磷脂胆固醇酰基转移酶活性在营养过剩性脂肪肝时常升高,而其他原因性脂肪肝多无明显变化,甚至呈下降趋势。空腹血液葡萄糖、胰岛素、脂质和尿酸水平升高也常反映机体营养过剩。低血浆蛋白(包括白蛋白、转铁蛋白),以及低胆固醇血症,常提示蛋白质能量缺乏所致的营养不良性脂肪肝。酒精性脂肪肝时转氨酶很少超过正常值的 6 倍,AST/ALT比值常＞2,线粒体 AST(ASTm)和 GGT 显著升高,GGT/ALP 比值＞2。此外,平均红细胞容积和免疫球蛋白 A 选择性升高(IgA_1/IgA_2比值降低),血清糖类缺乏性转铁蛋白(carbohydrate deficient transferrin;dTF)及其与总转铁蛋白比值升高等有助于酒精性脂肪肝的诊断。血清铜蓝蛋白浓度降低,而与白蛋白结合的血清铜含量增加提示 Wilson 病。HCV 等血清学标记物的检测可明确有无肝炎病毒现症感染。

五、放射/影像学改变

肝脏实时超声、计算机体层摄影(computer tomography;CT)、磁共振成像(magnetic resonance imaging;MRI)等检查可见脂肪肝患者有肝大和弥漫性或局灶性肝脏灰度/密度的改变,现已广泛用于判断脂肪肝的有无,以及肝内脂肪的分布类型。由于影像学检查对肝内脂肪浸润程度的判断不够精确,并且对肝内炎症和纤维化的识别能力极差,只有在发现肝脏萎缩变小、肝脏硬度增加,以及脾大等门静脉高压征象时才提示并发脂肪性肝硬化。因此,现有影像学检查虽对单纯性脂肪肝的诊断有帮助,但它既不能检出脂肪性肝炎也不能早期发现脂肪性肝纤维化和肝硬化。

(一)实时超声

肝组织脂肪变弥漫性累及 10% 的肝细胞时,实时超声(B 超)图像便可出现异常改变;当组织学脂肪沉积于肝超过 30% 的肝细胞时,B 超即可检出脂肪肝;肝脂肪含量达 50% 以上的脂肪肝,超声诊断的敏感性高达 90%。对于 B 超诊断为胆囊结石合并脂肪肝的患者行胆囊切除的同时取肝组织活检,89.9%有不同程度的肝细胞脂肪变性。

B超诊断脂肪肝有以下特征:①可见致密的点状高回声,又称明亮肝;②肝深部即远场回声衰减,肝肾回声对比度加大;③肝内管腔结构模糊不清;④肝大,饱满,肝缘变钝。近来趋于把这些标准量化,以综合积分判断脂肪肝的程度。彩色多普勒超声对局灶性脂肪肝的鉴别诊断和肝内血流异常的发现有一定参考价值。鉴于B超检查具有简便、价廉,以及无创伤和无危害等优点,目前B超已作为诊断脂肪肝和随访其病情演变的首选方法,并已广泛用于人群脂肪肝的流行病学调查。但应注意B超诊断脂肪肝的特异性不够理想,超声诊断之脂肪肝与其肝组织学变化之间并不总是呈正相关关系。其原因主要为超声缺乏客观性定量指标,且各检查医师对脂肪肝的判定标准也不统一;此外,肝脏回声强度可受肝纤维化的程度、超声检查仪的质量,以及患者皮下脂肪厚度等许多因素的影响。

(二)计算机体层摄影

CT平扫正常肝脏密度(CT值)高于脾脏和肝内血管,肝脏的CT值较脾脏一般要高出7~8 HU。弥漫性脂肪肝在CT图像上表现为肝脏的密度普遍低于脾脏、肾脏和肝内血管的密度,重度脂肪肝时其肝脏CT值甚至变为负值。由于CT值的高低与肝内脂肪浸润程度呈负相关,而脾脏CT值多较固定,故可根据肝/脾CT比值来衡量脂肪肝的程度,或作为随访疗效的客观依据。脂肪肝时可见脾脏的CT值较肝脏高,肝/脾CT值之比<0.9;并且,肝内门静脉或肝静脉像清晰可见。有报道认为,脂肪肝患者在肝脂肪变性累及40%以上的肝细胞时,CT方可作出脂肪肝的诊断。因此,CT对脂肪肝诊断的敏感性低于B超,但相比而言,CT诊断脂肪肝的特异性,以及对局灶性脂肪肝判断的准确性远高于B超。近年来已有探索用CT图像的面罩式覆盖法定量分析肝内脂肪浸润的报道。

(三)MRI和DSA

MRI对脂肪肝的确诊并不敏感,无论从信号强度,还是计算弛豫时间,均难以将脂肪肝与正常肝组织相区分,这与脂肪肝肝脏含水量不增加有关。临床上可利用这一缺点,鉴别 CT 上难以与肝脏恶性肿瘤区分的局灶性脂肪肝和弥漫性脂肪肝伴正常肝岛,其中位相磁共振成像(phase-contrast MRI)对局灶性脂肪肝的诊断最为可靠。由于 MRI 缺乏 CT 值那样的定量分析指标,故仅凭 MRI 确诊脂肪肝确实很困难。脂肪肝的数字减影血管造影(digital sub traction angiography;DSA)检查可表现为肝动脉轻度扩张,全部分支呈现充血倾向,但病灶中的血管形态、走行和分布均无异常,并且无病理性血管征象。目前 MRI 和 DSA 主要用于实时超声及 CT 检查确诊困难者,特别是局灶性脂肪肝难以与肝脏肿瘤鉴别而又不愿接受肝活检组织学检查者。

六、诊断

NAFLD 的临床分型包括 SFL、NASH 和肝硬化。其诊断依据如下。

(1)每周饮酒中含乙醇量<140 g(女性<70 克/周)。

(2)除外药物、毒物、感染或其他可识别的外源性因素导致的脂肪肝。

(3)肝脏影像学表现符合弥漫性脂肪肝的诊断标准。

(4)无其他原因可解释的肝酶持续异常。

(5)肝活检提示脂肪性肝病。

(6)存在体重增长迅速、内脏性肥胖、空腹血糖增高、血脂紊乱、高血压病等危险因素。

具备上述第 1~2 项和第 3、4 项中任一项者可能为 NAFLD。具备上述第 1 项+第 2 项+第 5 项者可确诊为 NAFLD,可根据肝活检改变区分 SFL 和 NASH,结合临床诊断脂肪性肝硬化。同时具备第 6 项和/或经相关处理后第 3~4 项指标改善者可明确 NAFLD 的诊断。亚太地区 NAFLD 工作组认为,对于排除其他损肝因素的脂肪肝患者,需高度怀疑 NAFLD 可能;对于不明原因的血清 ALT 升高者,如果影像学提示脂肪肝且存在代谢危险因素,那么 NAFLD 最有可能是其转氨酶异常的原因。

七、预防和治疗

(1)鉴于 NAFLD 是肥胖和代谢综合征(MetS)累及肝脏的表现,大多数患者肝组织学改变处于单纯性脂肪肝阶段,治疗 NAFLD 的首要目标为减肥和改善 IR,预防和治疗 MetS、T2DM 及其相关并发症,从而减轻疾病负担、改善患者生活质量并延长寿命;次要目标为减少肝脂肪沉积,避免因"附加打击"而导致 NASH 和慢加急性肝功能衰竭;对于 NASH 和脂肪性肝纤维化患者还需阻止肝病进展,减少肝硬化、HCC 及其并发症的发生。NAFLD 患者的疗效判断需综合评估人体学指标、血清生物化学指标,以及 B 超等肝胆影像学变化,并监测药物不良反应,从而及时调整诊疗方案。在治疗和随访过程中,建议密切观察患者的生活方式、体质量、腰围和动脉血压变化,每隔3~6个月复查血清生物化学指标和糖化血红蛋白,6~12个月复查上腹部 B 超。血清氨基酸转移酶恢复正常和肝脂肪变消退,即使提示 NASH 改善也不代表肝纤维化程度不加剧。通过肝瞬时弹性成像、MRS、MRE 动态观察肝脂肪变和纤维化程度在 NAFLD 疗效评估和新药研发中的作用有待明确。定期肝活组织检查至今仍是评估 NASH 和肝纤维化患者肝组织学变化的唯一标准,治疗 NASH 的目标是脂肪性肝炎和纤维化程度都能显著改善,至少要达到减轻肝纤维化而脂肪性肝炎不加剧,或者 NASH 缓解而纤维化程度不加重。

(2)改变不良生活方式:减少体量和腰围是预防和治疗 NAFLD 及其并发症最为重要的治疗措施。对于超重、肥胖,以及近期体量增加和"隐性肥胖"的 NAFLD 患者,建议通过健康饮食和加强锻炼的生活方式教育纠正不良行为。适当控制膳食热量摄入,建议每天减少2 092~4 184 kJ(500~1 000 kcal)热量;调整膳食结构,建议适量脂肪和碳水化合物的平衡膳食,限制含糖饮料、糕点和深加工精致食品,增加全谷类食物、ω-3 脂肪酸以及膳食纤维摄入;一日三餐定时适量,严格控制晚餐的热量和晚餐后进食行为。避免久坐少动,建议根据患者兴趣并以能够坚持为原则选择体育锻炼方式,以增加骨骼肌质量和防治肌少症。例如,每天坚持中等量有氧运动30分钟,每周5次,或者每天高强度有氧运动20分钟,每周3次,同时做8~10组阻抗训练,每周2次。1年内减重3%~5%可以改善MetS和逆转单纯性脂肪肝,体量下降7%~10%能显著降低血清氨基酸转移酶水平并改善NASH,但是体量下降10%以上并维持1年才能逆转肝纤维化,遗憾的是,肥胖症患者1年内能够减重10%以上者<10%。包括临床营养师、运动康复师在内的多学科联合策略对提高NAFLD患者参与生活方式干预项目的积极性并长期坚持至关重要,健康中国2030计划的有效实施有望控制我国肥胖、T2DM和NAFLD的流行。

(3)针对MetS的药物治疗:对于3~6个月生活方式干预未能有效减肥和控制代谢危险因素的NAFLD患者,建议根据相关指南和专家共识应用1种或多种药物治疗肥胖症、高血压病、T2DM、血脂紊乱、痛风等疾病,目前这些药物对患者并存的NASH特别是肝纤维化都无肯定的治疗效果。BMI≥30 kg/m² 的成人和BMI≥27 kg/m² 伴有高血压病、T2DM、血脂紊乱等合并症的成人可以考虑应用奥利司他等药物减肥,但需警惕减肥药物引起的不良反应。此外,应谨慎长期使用可能会增加患者体质量的药物。血管紧张素Ⅱ受体拮抗剂可以安全用于NAFLD和NASH患者的高血压病的治疗。ω-3多不饱和脂肪酸虽可能安全用于NAFLD患者高TG血症的治疗,但是该药对血清TG>5.6 mmol/L患者的降脂效果不肯定,此时常需贝特类药物降低血脂和预防急性胰腺炎,但需警惕后者的肝毒性。除非患者有肝衰竭或肝硬化失代偿,他汀可安全用于NAFLD和NASH患者降低血清LDL-C水平以防治心血管事件,目前无证据显示他汀可以改善NASH和肝纤维化。他汀使用过程中经常出现的无症状性、孤立性血清ALT增高,即使不减量或停药亦可恢复正常。尽管二甲双胍对NASH并无治疗作用,但其可以改善IR、降低血糖和辅助减肥,建议用于NAFLD患者T2DM的预防和治疗。人胰高糖素样肽-1(GLP-1)类似物利拉鲁肽不仅具备多重降糖机制,而且能够减肥和改善IR,适合用于肥胖的T2DM患者的治疗。吡格列酮虽然可以改善 NASH 患者血清生物化学指标和肝组织学病变,但该药在中国患者中长期应用的疗效和安全性尚待明确,建议仅用于合并 T2DM 的 NASH 患者的治疗。

(4)减肥手术:又称代谢手术,不仅最大程度地减肥和长期维持理想体质量,而且可以有效控制代谢紊乱,甚至逆转 T2DM 和 MetS。国际糖尿病联盟建议,重度肥胖(BMI≥40 kg/m²)的 T2DM 患者,以及中度肥胖(35 kg/m²≤BMI≤39.9 kg/m²)但保守治疗不能有效控制血糖的 T2DM 患者都应考虑减肥手术。轻度肥胖(BMI:30~34.9 kg/m²)患者如果保守治疗不能有效控制代谢和心血管危险因素也可以考虑减肥手术。亚裔群体的 BMI 阈值应下调 2.5 kg/m²。近 10 年全球减肥手术的数量持续增长,不管哪种类型的减肥手术都较非手术治疗能最大程度地减肥,亚洲国家以袖状胃切除术最为常用。合并 NASH 或代偿期肝硬化不是肥胖症患者减肥手术的禁忌证。减肥手术不但可以缓解包括纤维化在内的 NASH 患者的肝组织学改变,而且可能降低心血管疾病病死率和全因死亡率,但其改善肝脏相关并发症的作用尚未得到证实。目前尚无足够证据推荐减肥手术治疗 NASH,对于严重的或顽固性肥胖患者,以及肝移植术后 NASH 复发的患者可以考虑减肥手术。亦可考虑给严重的病理性肥胖或减肥治疗失败的受体,以及合并肝纤维化的 NASH 供体进行减肥手术。

(5)针对肝损伤的药物治疗:鉴于改变生活方式和应用针对 MetS 的药物甚至减肥手术难以使 NASH 特别是肝纤维化逆转,为此有必要应用保肝药物保护肝细胞、抗氧化、抗炎,甚至抗肝纤维化。来自美国的临床试验结果显示,维生素 E(α-生育酚,800 IU/d)口服 2 年可以使无糖尿病的 NASH 成人血清氨基酸转移酶恢复正常并显著改善肝脂肪变和炎症损伤。然而,我国药典并无大剂量维生素 E 治疗慢性肝炎的适应证,并且长期大剂量使用维生素 E 的安全性令人担忧。来自美国的临床试验结果显示,奥贝胆酸显著减轻 NASH 患者肝纤维化程度,但是该药对脂代谢有不良影响,可导致皮肤瘙痒,并且其在 NASH 治疗中的作用并未被日本的临床试验所证实。目前在我国广泛应用的水飞蓟素(宾)、双环醇、多烯磷脂酰胆碱、甘草酸二胺、还原型谷胱甘肽、S-腺苷甲硫氨酸、熊去氧胆酸等针对肝损伤的治疗药物安全性良好,部分药物在药物性肝损伤、胆汁淤积性肝病等患者中已取得相对确切的疗效,但这些药物对NASH 和肝纤维化的治疗效果仍需进一步的临床试验证实。在综合治疗的基础上,保肝药物作为辅助治疗推荐用于以下类型NAFLD 患者:①肝活组织检查确诊的 NASH;②临床特征、实验室及影像学检查提示存在 NASH 或进展性肝纤维化,例如,合并 MetS和 T2DM,血清氨基酸转移酶和/或 CK-18 持续升高,肝瞬时弹性检查 LSM 值显著增高;③应用相关药物治疗 MetS 和 T2DM 过程中出现肝脏氨基酸转移酶升高;④合并药物性肝损伤、自身免疫性肝炎、慢性病毒性肝炎等其他肝病。建议根据肝损伤类型、程度以及药物效能和价格选择 1 种保肝药物,疗程需要 1 年以上。对于血清ALT 高于正常值上限的患者,口服某种保肝药物 6 个月,如果血清氨基酸转移酶仍无明显下降,则可改用其他保肝药物。至今尚无有效药物可推荐用于 NASH 患者预防肝硬化和 HCC,咖啡、阿司匹林、二甲双胍、他汀等对肝脏的有益作用仍需临床试验证实。

(6)肝移植:NAFLD 对肝移植的影响涉及到移植的供体和受体两大方面,我国目前已面临脂肪肝作为供肝而出现的移植后肝原发性无功能的高发风险,而由于 NASH 导致的失代偿期肝硬化、HCC等终末期肝病需进行肝移植的病例亦在不断增多。NASH 患者肝移植的长期效果与其他病因肝移植相似,特殊性主要表现为年老、肥胖和并存的代谢性疾病可能影响肝移植患者围手术期或术后短期的预后,肝移植术后 NAFLD 复发率高达 50%,并且有较高的心血管并发症的发病风险。为此,需重视 NASH 患者肝移植等待期的评估和管理,以最大程度为肝移植创造条件。肝移植术后仍须有效控制体质量和防治糖脂代谢紊乱,从而最大程度降低肝移植术后并发症发生率。

(7)减少附加打击以免肝损伤加重:对于 NAFLD 特别是NASH 患者,应避免极低热量饮食减肥,避免使用可能有肝毒性的中西药物,慎用保健品。鉴于 NAFLD 患者偶尔过量饮酒可导致急性肝损伤并促进肝纤维化进展,而合并肝纤维化的 NAFLD 患者即使适量饮酒也会增加 HCC 发病风险,NAFLD 患者需要限制饮酒并避免过量饮酒。多饮咖啡和饮茶可能有助于 NAFLD 患者康复。此外,还需早期发现并有效处理睡眠呼吸暂停综合征、甲状腺功能减退症、小肠细菌过度生长等可加剧肝损伤的并存疾病。

八、随访

大多数 NAFLD 呈良性经过。少数 NAFLD 患者可进展为肝硬化、肝衰竭或肝癌。NASH 合并肝硬化的患者应进行胃-食管静脉曲张和 HCC 筛查。

第三节 肝 脓 肿

肝脓肿是指肝实质内单发或多发的脓性物积聚,大多是细菌性、阿米巴性或混合性脓肿,是消化系统常见严重疾病。而细菌性肝脓肿是指化脓性细菌侵入肝脏,造成局部肝组织炎症、坏死、液化,脓液积聚而形成的肝内化脓性感染。

一、细菌性肝脓肿

(一)流行病学

细菌性肝脓肿多继发于体内其他感染,最常见于胆道感染(尤其由胆道手术、胆管结石、恶性肿瘤、蛔虫梗阻所致感染)或身体其他脏器感染所致菌血症,常见于阑尾炎、憩室炎时细菌经肠系膜循环入门静脉侵入肝脏。炎症性肠病(尤其是克罗恩病)时肠黏膜屏障的受损亦为肝脓肿的危险因素。此外,未经治疗的口腔感染和细菌性心内膜炎所致菌血症也不可忽视。而钝性或穿透性肝损伤和邻近器官脓肿扩大至肝脏引起肝脓肿则较为少见。临床上也有部分患者的传播途径不明,称之为隐源性肝脓肿。细菌性肝脓肿发病率没有明显的性别、种族或地理差异,50～70 岁的年龄发病率相对较高,近年来糖尿病成为肝脓肿的易患因素。

(二)病原学

20 世纪 80 年代以前,普遍认为引起细菌性肝脓肿的病原体以肠道来源菌群为主,如大肠埃希菌及其他肠杆菌科,链球菌属及肠球菌属。随着病原菌流行病学变化及抗生素的广泛应用,过去10 年间,在东南亚,肺炎克雷伯杆菌已取代大肠埃希菌等占据主要地位;在中欧,细菌性肝脓肿主要病原菌是大肠埃希菌、链球菌或金黄色葡萄球菌。其中肺炎克雷伯杆菌性肝脓肿多伴发于糖尿病患者。一方面,糖尿病患者的葡萄糖降解率减少,为白细胞提供能量功能受抑制,中性粒细胞趋化功能缺陷,杀菌活性减弱;另一方面,长期高血糖有利于细菌生长,尤其是呼吸道、泌尿道、皮肤和女性外阴部等处;同时,糖尿病患者易发生血管病变,导致局部血液循环障碍,周围组织供氧减少,不仅影响局部组织对感染的反应,也有利于厌氧菌生长和降低白细胞依赖氧的杀菌能力。

(三)感染途径

1.经胆道

经胆道为细菌性肝脓肿最主要的感染途径,由于胆道炎症、蛔虫症、结石,以及其他如壶腹部狭窄、胰头癌等原因使胆总管狭窄与阻塞,细菌沿着胆管上行进入肝脏形成脓肿。

2.经门静脉

所有胃肠道、腹腔内的感染均可通过门静脉进入肝脏,如痔核感染、坏疽性阑尾炎、菌痢、憩室炎、溃疡性结肠炎、大肠癌伴感染,可引起门静脉属支的血栓性静脉炎,脓毒栓子脱落进入肝内,即可形成脓肿。

3.经肝动脉

身体任何部位的化脓性病变,如败血症、骨髓炎、中耳炎、皮肤疖痈、亚急性细菌性心内膜炎、呼吸道感染等,特别在发生脓毒血症时,细菌可经肝动脉进入肝脏。

4.肝外伤

特别是肝的贯通伤或闭合伤后肝内血肿的感染而形成脓肿。

5.邻近组织脏器化脓性炎症的直接蔓延

胆囊穿孔、膈下脓肿、胰腺脓肿、胃十二指肠溃疡穿孔等均可蔓延累积到肝脏。

（四）临床表现

早期多为非特异性的前驱症状，精神萎靡、呕吐、贫血、体重下降。头痛、肌肉及关节疼痛等。随后可以出现寒战、高热及肝区疼痛等不适，但疼痛可能不局限于右上腹，常伴血清碱性磷酸酶的升高。低清蛋白血症、白细胞计数增多，以及谷丙转氨酶水平的增高也较常见。值得注意的是，这些症状并不常见于老年人和免疫抑制的患者。体征，如肝大（50%）、摩擦音（50%）、呼吸系统表现（50%）、黄疸（25%）、可扪及肿块（25%），或脾大（25%）比较常见，可能对诊断有帮助。所谓的经典三联征：黄疸、发热、腹部压痛则比较罕见。邻近膈肌的肝脓肿可以引起胸膜炎性胸痛、咳嗽及呼吸困难，当这些症状与上诉非特异性症状同时存在时，容易导致诊断困难。腹腔内并发症包括脓肿破溃入腹腔，胆道或胃肠道，门静脉或肠系膜静脉血栓形成。据报道如果发展为败血症、肝脏和多器官衰竭和肠系膜静脉血栓形成的患者致死率高。该病死率比多发性肝脓肿更高。恶性肿瘤被认为是病死率的另一个独立的危险因素。

（五）诊断

用腹部 CT 进行影像学和超声检查至关重要。B 超的阳性诊断率高达 75%~95%，为初步诊断的首选方法。超声的表现根据脓肿的分期略有不同，早期为模糊的高回声景象，随着脓肿的逐渐成熟和脓腔的形成，可见低回声或无回声肿块。应当注意脓腔脓液非常稠厚时，可能与肝脏的实质性包块混淆。此外，超声还可以显示胆道结石及胆管扩张，肝内胆管结石，因此对于肝脓肿有很大的病因诊断鉴别价值。CT 对于鉴别诊断肝脏其他性质的包块具有重要的诊断价值，其敏感性高达 95%。对比增强检查，门静脉期可见显著的环形强化的脓肿壁及无明显强化的中央脓腔。CT 是诊断脓肿内气体的最灵敏的方法。MRI 与 CT 或者超声相比,在诊断肝脓肿不具有优越性。ERC、经皮肝穿胆管造影术或 MRC 适用于其他病因不明的情况下。不过,ERC 不适用于之前行过胆汁转移术的患者。有将近一半的患者会出现血培养阳性结果,3/4 的患者的脓肿穿刺物培养阳性。腹部平片及胸部 X 线片对诊断肝脓肿无特异价值。胸部 X 线片可显示肺不张、胸腔积液或右侧膈肌抬高。实验室检查有白细胞计数升高、贫血、低蛋白血症、转氨酶及碱性磷酸酶升高等。持续的高血糖提示患者可能并存糖尿病,或者由于脓毒症导致血糖控制不佳。

(六)鉴别诊断

1.阿米巴肝脓肿

阿米巴肝脓肿是阿米巴病最常见的肠外表现,以长期发热、右上腹或右下胸痛、全身消耗及肝大压痛、血白细胞计数增多等为主要临床表现。穿刺抽吸物为类似"鱼酱"的棕色液体,抽吸物显微镜检查中见到滋养体可确诊。

2.原发性肝癌

尚没有完全液化的肝脓肿,其影像学表现与肝癌相似,继发感染的肝癌也可出现肝脓肿的表现,临床上需要结合病史、实验室检查及影像资料综合鉴别。原发性肝癌患者多有慢性肝病史、全身情况进行性恶化、血 AFP 及 CEA 明显升高等表现,肝血管造影、腹部增强 CT 或 MRI、肝穿刺活检等可协助确诊。临床上如遇肝脓肿与肝癌鉴别困难时,应先按感染进行治疗。

3.胆道感染

胆道感染也可表现为发热伴右上腹痛,但常伴有明显的皮肤巩膜黄染,腹部超声或 CT 检查可协助确诊。

4.右膈下脓肿

多继发于腹腔感染或腹腔术后,临床亦常表现为发热、右上腹或右下胸痛,腹部超声或 CT 检查可协助确诊。

5.肝血管瘤

临床多无特殊症状,常在腹部影像学检查时偶然发现。瘤体较大时可能因压迫造成局部疼痛等表现。超声可见肝脏内圆形或类圆形的均质、高回声、边界清晰的占位。

(七)治疗

1.初步评估和支持治疗

肝脓肿患者入院后需完善全身状况的评估并给予支持治疗。病情评估包括生命体征监测、营养风险评估、脏器功能评估等。对于病情稳定的患者,在抗菌治疗的同时应酌情予以补充优质蛋白。对于危重症患者(脓毒症或脓毒症休克),入院即进行营养风险评估,如不能耐受肠内营养,建议在初始阶段提供滋养型喂养(10~20 kcal/h或 500 kcal/d)(1 kcal=4.186 kJ),24~48 小时后如可耐受则逐步增加至目标热量的 80%,建议每天输送 1.2~2.0 g 蛋白质。危重症患者应尽早恢复肠内营养。对于并发多脏器功能衰竭的患者,应予以积极保护脏器功能,如呼吸衰竭的患者予机械通气辅助呼吸,肾功能衰竭的患者予以床旁连续性肾脏替代治疗,肝功能衰竭的患者积极保护肝脏功能,必要时可考虑行人工肝治疗,心功能衰竭的患者在明确诱因后酌情对症支持治疗;对于正在行免疫抑制治疗的患者,需综合评估调整原治疗方案,及时减量或停用免疫抑制药物等。对于合并休克的患者,应积极予以充分补液扩容,必要时可使用血管活性药物,同时注意纠正水、电解质及酸碱平衡紊乱。中药皮硝有消肿清火、泻下、软坚等功效,可局部外敷促进肝脓肿成熟液化。

2.原发病的筛查和治疗

消除及控制潜在病因是治疗肝脓肿的基础,肝脓肿原发病的治疗尤为重要。通过病史、实验室检测和影像学检查等可以明确患者是否有肝脓肿的高危因素,在此基础上可进一步行胃肠镜、经内镜逆行性胰胆管造影术(ERCP)、心脏彩超等检查。合并糖尿病的肝脓肿患者需加强血糖管理,但应注意防止低血糖的发生,一般在治疗后的 10~14 天易发生低血糖;既往有胆道操作史,肝脓肿(感染)与胆道相通的患者,ERCP 有助于引流肝脓肿;合并消化道肿瘤的患者在肝脓肿治疗结束后需尽早进行肿瘤的内外科治疗;存在感染性心内膜炎的患者抗菌药物选择方面应覆盖阳性菌等。

3.具体治疗措施

(1)药物：一旦考虑为细菌性肝脓肿,需尽早使用抗生素治疗。对于脓肿直径≤3 cm 及散在小脓肿、脓肿早期且尚未完全液化、局部中毒症状轻者,选择应用能覆盖 G^+ 及 G^- 细菌的大剂量广谱抗生素,而该病多合并有厌氧菌感染,应加用抗厌氧菌药物。遵循足量、全程的用药原则,防止耐药菌株的产生。同时对合并糖尿病患者应及时药物控制血糖。

(2)介入治疗：随着影像技术的广泛应用,B 超或 CT 引导下经皮肝穿刺抽脓或置管引流术已作为治疗细菌性肝脓肿的首选方案。指征为:①保守治疗效果不佳。②脓肿液化明显,脓肿壁已形成。③脓肿直径＞3 cm 时且直径＜5 cm,经反复穿刺抽脓即可获得理想疗效;对于直径≥5 cm,脓液多且不易抽净而建议行置管引流;对于脓腔≥10 cm,有学者建议在 B 超引导下从不同部位向同一脓腔分别置入 2 根引流管以便充分引流。④凝血功能正常,全身状况差不能耐受开腹手术者。随着介入超声技术和操作器械的发展,内镜超声引导下细菌性肝脓肿引流治疗成为一种新的选择,其优势在于可以到达经皮穿刺方式不易处理的部位(如肝尾状叶和肝左叶腹腔面脓肿)。

(3)外科手术治疗：虽经皮肝穿刺抽脓或置管引流术已成为主流,但仍无法取代外科手术治疗。其手术指征为:①经皮肝穿刺抽脓或引流效果不佳;②脓肿直径≥5 cm 并合并中毒症状重者;③脓肿破溃或有破溃可能者;④特殊部位脓肿(如尾状叶、膈顶部、及左外叶)的脓肿;⑤伴有胆道系统疾病(胆石症、肝硬化、胆道出血等)需手术治疗者;⑥不能很好配合穿刺者。随着微创外科的进步,腹腔镜治疗可有效地处理多房性细菌性肝脓肿及对脓肿破裂后行腹腔灌洗引流。而对于部分局限性肝脓肿、脓肿壁厚或位于肝脏边缘较大脓肿有破溃可能致感染扩散者则可考虑行肝部分切除术。

二、阿米巴肝脓肿

(一)流行病学

阿米巴病是地方病,在温带和热带气候可发现,如印度、埃及和南非。每年有 4 万～10 万人死于阿米巴病。在美国,阿米巴病的患者为到流行国家的移民和游客。感染途径通常为摄入污染的食物或水果。男同性恋者之间的传播明显增加。据美国方面的报道,34 000的 HIV 阳性患者中只有 2 例患有溶组织内阿米巴病。日本、韩国、澳大利亚和我国台湾地区报告表明男性同性恋中的发病率显著增高。发病率的增加很可能是由于肛门-口交和这种寄生虫在亚太地区流行率的增加。

(二)病因

滋养体附着,然后侵入结肠上皮细胞进入黏膜下层,通过各种蛋白水解酶和炎性细胞作用,形成"烧瓶样溃疡",这会导致腹泻和肠道组织的破坏。滋养体通过门静脉循环到达肝脏,从而导致脓肿的形成。

(三)微生物学

阿米巴痢疾有两种形式。囊肿是摄入的形式,能动滋养体在回肠末端或结肠形成。溶组织内阿米巴可以通过分子技术与大肠埃希菌毒蛾进行鉴别,后者不具有致病性。

(四)临床表现

阿米巴感染后可无症状,但每年有 4%～10% 的无症状患者将会发展为侵袭性疾病。肝脓肿是最常见的肠外表现。患者可有或无阿米巴性结肠炎的表现,可能要经过数月甚至数年后才会演变为肝脓肿。症状和体征包括腹泻(可能带血)、腹痛与压痛、肝大、发热、咳嗽、体重减轻、碱性磷酸酶增加和白细胞计数增多。通常在肝右叶会形成单一性脓肿;不太常见于肝左叶脓肿。细菌双重感染和败血症可能会发生,所以需要用抗生素对抗肠道微生物和葡萄球菌。蔓延到邻近部位可能会引起膈肌、膈下区、胸膜、肺和心包的感染,导致瘘的形成和脓性分泌物的积聚。

(五)并发症

1.血行播散

罕见,阿米巴原虫偶可侵入肝内血管,经肝静脉回流至右心,并随血流播散到全身而形成其他脏器的阿米巴病。

2.继发细菌感染

患者常高热不退,中毒症状明显。最常见的菌种有大肠埃希菌、金黄色葡萄球菌、产气荚膜杆菌、变形杆菌。其他厌氧菌也很常见。阿米巴肝脓肿患者肝穿刺抽脓后都应常规进行细菌培养检查。

3.穿破

脓肿位于肝脏表面、脓肿较大、反复多次抽脓可以诱发肝脓肿穿破。穿入胸腔形成脓胸,穿入肺内形成肺脓肿,与支气管相通则形成肝-胸膜-肺-支气管瘘,患者咳出大量脓液。穿破至肠道内,脓液可随粪便排出,预后较好。但如破入纵隔、心包、腹腔则预后差。

4.其他

少数患者因脓肿压迫胆小管或肝组织可出现轻度黄疸。慢性患者则多呈慢性病面容、消瘦、贫血、下肢营养性水肿,甚至腹水。

(六)治疗

1.药物治疗

急性炎症浸润期脓肿未形成,多发小脓肿及直径在 3 cm 以下的肝脓肿可用抗阿米巴药物和抗生素治疗。抗阿米巴药物:甲硝唑0.4~0.6 g,每天 3~4 次,20 天为 1 个疗程。替硝唑每天2 g,连线服3~5 天。氯喹第 1、2 天,每次 0.5 g,每天 2 次;以后每次 0.25 g,每天 2 次。共用 21 天。

2.穿刺治疗

阿米巴肝脓肿的患者,经影像学检查显示病灶已液化,直径超过 5 cm,在 B 超引导下肝脓肿穿刺术,大多数穿刺抽脓一次即可。对于直径>5.0 cm 较大的肝脓肿,尤其时间超过半个月时,脓肿壁变厚,脓肿与肝血窦"隔离",抗生素难以入脓腔。在抽脓的同时可给予生理盐水灌洗加入抗生素(如甲硝唑、丁胺卡那霉素、庆大霉素等)进行冲洗,直至冲洗液清亮。

3.外科治疗

内科治疗效果不佳者须外科手术治疗,其方法包括闭式引流、切开引流、肝叶切除或肝部分切除等。具体手术指征为:①巨大脓肿或多发性脓肿者;②脓肿破入腹腔或邻近脏器者;③脓肿合并细菌感染、脓液黏稠不易抽出或引流不畅者;④脓肿位置过深不宜穿刺且药物治疗效果不好者;⑤左叶肝脓肿有向心包穿破或穿刺抽脓有危险者。

第四节 硬化性胆管炎

硬化性胆管炎是一种以胆管慢性炎症和纤维化损害为特征的胆汁淤积性肝病,最终可发展为胆汁性肝硬化。按其病因可分为原发性和继发性,后者多见于胆管结石、反复胆道感染及胆道手术后,也可继发于动脉注射氟尿嘧啶及局部注射乙醇或乙醛治疗肝囊肿等。此外,艾滋病患者合并隐孢子虫、巨细胞病毒及毛孢子菌等感染,也可发生硬化性胆管炎。下面重点讨论原发性硬化性胆管炎(primary sclerosing cholangitis,PSC)。

一、病因

PSC 的病因至今未明,感染因素是较早的观点之一。由于 PSC 常伴发炎症性肠病(IBD),一般报道在 70% 左右,其中以溃疡性结肠炎(ulcerative colitis,UC)最多见,克罗恩病较少,故认为细菌及其毒素从炎性改变的肠壁经门静脉至胆管周围而发病。此后的研究结果表明细菌假说遇到了有力的驳斥:从未观察到 PSC 有典型的细菌性门静脉炎的临床表现;未发现细菌性肝脓肿;UC 发生 PSC 者仅占 5%;不少 PSC 伴 UC 者是在确诊 PSC 数年后发生 UC;PSC 病变发展不因 UC 行结、直肠切除治愈而停止。某些病毒尤其是巨细胞病毒可引起胆管损害,但其与 PSC 发病的关系尚未得到证实。

遗传因素与 PSC 的发病有一定关系。文献中有少量在同一家族中兄弟姐妹均患 PSC 的报道。人体白细胞抗原(human leukocyte antigen,HLA)的一些等位基因如 $HLA-B8$、$DR3$、$DRw52\alpha$ 等在 PSC 患者血液中的检出率增高,也提示遗传的倾向性。

目前更看重免疫机制。在细胞免疫方面,发现肝门管区及胆管周围浸润的炎性细胞均以T淋巴细胞为主,门管区多数是具有免疫辅助诱导功能的 T 淋巴细胞亚型 CD4$^+$,胆管周围主要聚集有抑制免疫和细胞毒性的另一亚型 CD8$^+$细胞。正常人的胆管上皮皆表达 HLA-Ⅰ类抗原,而研究发现 PSC 患者的胆管上皮则表达 HLA-Ⅱ类抗原——DR,但部分原发性胆汁性胆管炎(PBC)及各种原因所致的肝外胆管梗阻者的胆管上皮中也有相同异常发现。胆管上皮的 HLA-DR表达与 PSC 的发病关系尚不清楚。体液免疫方面的证据多为非特异性的:PSC 患者血中各种免疫球蛋白水平不同程度的升高;抗细胞核因子及抗平滑肌抗体阳性;血液和胆汁中免疫复合物水平增高及廓清受损;血中抗中性粒细胞胞质抗体(ANCA)多为阳性。有研究发现,一种仅表达于肝外胆管上皮和结肠上皮的肽类物质,在 16 例 PSC 中约 2/3 患者血清检测为阳性,而其他肝病及继发性肝外胆管狭窄者检测均为阴性,但其病理生理作用还不清楚。

根据上述免疫异常现象、某些 *HLA* 等位基因阳性,以及 PSC 常伴发免疫相关疾病(除常见的 UC 外,还可伴发硬化性甲状腺炎、风湿性关节炎、腹膜后纤维化、红斑狼疮、类肉瘤病等),故普遍推断 PSC 是一种免疫介导性疾病。

二、病理

PSC 的组织病理改变:早期仅见肝门管区以大、小淋巴细胞为主的炎性细胞浸润,多核细胞少见,极少发现肉芽肿。相继出现纤维组织增生,小点片坏死,胆小管数量减少,同时胆管壁及其周围慢性炎性细胞浸润及纤维组织逐渐增多,胆管上皮细胞从立方状变为多形性并逐渐萎缩消失,基底膜断裂、增厚,胆管壁纤维化加重、增厚、不光滑、狭窄甚至闭塞。多数为肝内外胆管均受累,也可仅累及肝内或肝外胆管。Larusso 等按病变程度分为 4 期:①Ⅰ期,肝门管区及胆管慢性炎症;②Ⅱ期,门管区周围炎及炎症区纤维化;③Ⅲ期,纤维化加重,出现纤维隔和/或桥性坏死;④Ⅳ期,胆汁性肝硬化。

三、临床表现

PSC 多见于男性，男女之比约为 2：1。多在壮年期发病（平均35～50 岁），起病缓慢，常见症状有疲乏、体重减轻、皮肤瘙痒、间歇性黄疸、上腹疼痛等，或伴有畏寒、发热、复发性胆管炎症状。晚期可出现持续黄疸、肝脾大、腹水、上消化道出血、肝性脑病等胆汁性肝硬化和门静脉高压的临床表现。

四、实验室检查

实验室检查主要显示血清碱性磷酸酶、胆红素、转氨酶和多种免疫球蛋白升高，还可发现自身免疫抗体如抗细胞核因子和抗平滑肌抗体。

五、影像学检查

影像学检查对诊断 PSC 具有重要价值。B 超和 CT 可发现病变胆管管壁明显增厚，管腔狭窄甚至闭塞，其近侧胆管轻度扩张。磁共振胰胆管造影（MRCP）可完整地显示胆管树，是以诊断为目的的首选检查。内镜下逆行胰胆管造影（ERCP）是诊断硬化性胆管炎的"金标准"，且能配合治疗。ERCP 可见胆管树局灶性或弥漫性狭窄，呈枯树枝样或蜘蛛足样，如间以正常或憩室样扩张的胆管节段，则呈串珠样改变。肝内胆管明显扩张者也可选择经皮肝穿刺胆管造影（PTC）。肝活检病理检查是了解炎症范围、纤维化程度、有无肝硬化，以及对病情分期的重要依据。

六、诊断

目前 PSC 的诊断标准是根据 Mayer 诊断标准加以修改而成，即：①胆管造影显示胆管系统有明显狭窄，典型者呈枯枝状；②手术探查发现病变胆管呈纤维性狭窄，管壁增厚，管腔缩小，病变长度在2～3 cm 以上；③无胆道结石存在；④既往无胆道手术史；⑤病理学检查证实胆管壁纤维化，并排除原发性胆汁性肝硬化；⑥病理组织学检查排除胆管癌；⑦没有继发性硬化性胆管炎的证据。

有一种称之为"小胆管"的 PSC，其诊断非常困难，因为受累的胆管太小,以至 ERCP 不能显示其异常处。这种患者常伴有 IBD,肝功能检验显示淤胆表现,肝活检与通常的 PSC 相似。儿童的 PSC 诊断比较困难,因其诸多表现更像自身免疫性肝炎,在与后者鉴别时,应多次行 ERCP 检查,特别是伴有 IBD 者。

七、治疗

PSC 病因不明,除了对晚期患者实施肝移植外,迄今尚无任何治疗方法能有效控制其病变的进行性发展,现有的措施仅能起到暂时缓解症状和改善肝功能的作用。

(一)对症和并发症治疗

1.瘙痒

PSC 患者的瘙痒以夜间和气温高时为甚,高脂饮食会加重症状。瘙痒的主要机制尚不明确,通常认为可能与皮肤内胆酸淤滞有关,可用考来烯胺治疗。对胆汁分泌较多者,绝大多数有效,如不能耐受考来烯胺,则可用盐酸降脂树脂替代。最近认为瘙痒很可能由阿片样肽受体介导,故对考来烯胺没有反应的患者可用纳洛酮。此外还可用其他药物如利福平、甲睾酮、熊去氧胆酸、苯巴比妥或紫外线照射及血浆过滤疗法。

2.脂肪泻与维生素缺乏

PSC 晚期可能发生脂肪泻和脂溶性维生素吸收不良。脂肪吸收不良可能与分泌入小肠的结合胆汁酸减少,以及 PSC 相关的胰腺功能不足有关。在晚期 PSC 患者中,维生素 A 缺乏者超过 82%,维生素 D、E 缺乏者占 43%～57%。因此对 PSC 患者应经常进行脂溶性维生素监测,缺乏者及时给予相应补充。

3.代谢性骨病

PSC 患者发生的代谢性骨病以骨质疏松多见,其机理尚不十分明确,可能与淤胆导致成骨抑制有关,故建议用 25-OH-D_3、钙剂、熊去氧胆酸,以及降钙素治疗。

4.胆管炎

细菌性胆管炎与胆道中的操作、胆道结石或阻塞性狭窄有关。

广谱抗生素可应用于反复发作的胆管炎,但其并不能阻止 PSC 的病情发展。环丙沙星对胆道有高渗透性,可用于细菌性胆管炎的治疗和预防。其他也可用阿莫西林等药物。

5.胆管癌

10%PSC 患者会发展至胆管癌。由于血清肿瘤标志物(CEA、CA19-9)对此特异性不高,胆道造影易与原来胆管不规则狭窄的表现相混淆,而胆管冲洗/活检细胞学检查又常为阴性,故早期诊断比较困难。目前应用正电子发射扫描成像(PET)对诊断较有帮助。一般认为如长期有慢性溃疡性结肠炎和肝硬化的患者,并发胆管癌概率较高。由于对已经明确的胆管癌行手术、化疗、放疗效果都不理想,故有些专家建议对 PSC 应早期进行肝移植以避免发展到胆管癌。

(二)一些比较特殊的药物治疗

1.排铜药物

PSC 患者肝脏铜的浓度较高。一项双盲随机前瞻性试验显示 D-青霉胺可以增加尿铜的排泄,但对症状、实验室检查、肝组织学改变、疾病的进展情况,以及存活率等均无改善,且 21%患者用 D-青霉胺会产生明显的不良反应,因此该药的临床应用受到限制。

2.抗纤维化药物

曾经有报道用秋水仙碱能减少 PSC 的死亡率。但是一项双盲实验显示,PSC 患者用秋水仙碱治疗(1 mg/d)3 年,与安慰剂组相比较,其症状、血清生化指标、肝脏组织学改善,以及存活时间均无显著差异。

3.熊去氧胆酸

熊去氧胆酸(UDCA)是一种亲水性的胆汁酸,是目前 PSC 治疗药物中应用最多的一种。它比较安全,没有明显的不良反应,患者能较好耐受。UDCA 能使血清中胆酸浓度增加 20%～30%、胆汁流量增加,以及胆汁及尿中排泄的胆酸增加,能保护细胞,稳定细胞膜,减少胆管异常 HLA 的表达,改善 T 细胞反应,减少免疫球蛋白,以及细胞因子的产生。UDCA 常规剂量为13～15 mg/(kg・d)。一项双盲对照实验显示,同安慰剂相比,常规剂量的 UDCA 使血清 ALP、转氨酶水平有显著降低,但对于疾病的发展进程、存活时间却没有差异。最近有人用大剂量的 UDCA,25～30 mg/(kg·d)治疗,显示 UDCA 能延长患者的存活时间($P=0.04$)。此外,UDCA 还能降低伴有溃疡性结肠炎患者发生肠肿瘤的概率。

4.免疫抑制剂及抗炎药

较常用的免抑制剂有硫唑嘌呤、环孢素、甲氨蝶呤等,抗炎药主要为糖皮质激素。单用免疫抑制剂或者糖皮质激素对阻止 PSC 的病情进展没有作用。早先曾对 10 例 PSC 患者用小剂量的甲氨蝶呤(每周15 mg)治疗 1～5 个月,全部患者的症状、肝功能均有所改善,9 例进行肝活检显示 6 例肝组织学有改善,其中 2 例胆道造影也显示正常。但后来的另一项双盲试验显示,用小剂量甲氨蝶呤仅使 ALP 降低,而肝组织学、胆道造影均无改善。另外有人应用新型强力免疫抑制剂 FK506 治疗 10 例 PSC 患者,用药 1 年后,胆红素、AKP、转氨酸下降 70％～86％,且对肾功能无影响,但目前还没有更多的相关资料。

UDCA、免疫抑制剂和抗炎药是目前治疗 PSC 最引人注目的药物,且联合用药效果相对较好。一项试验对 15 例 PSC 患者联合用 UDCA、硫唑嘌呤、泼尼松,平均治疗 41 个月,转氨酶显著下降。其中 10 例做肝活检,有 6 例显示组织学改善。在同一个试验中,7 例开始时只用 UDCA,患者转氨酶无明显下降,当加入免疫抑制剂后,则转氨酶明显降低。

(三)内镜和放射介入治疗

该疗法是近年研究较多、进展较快的领域之一。内镜和放射介入治疗虽不能影响 PSC 的基本病变,但能部分解除胆管狭窄,改善胆汁流,控制复发性细菌性胆管炎,改善肝功能,延缓病情进展和胆汁性肝硬化的发生。经治疗后患者临床状况改善,可为接受肝移植手术创造条件。最近 Kawas 强调,血清转氨酶等进行性增高、黄疸加深或胆管炎患者可能是内镜治疗的最大受益者。

1.内镜下胆管扩张术

于常规 ERCP 检查术后,向明显狭窄部位插入 7～10 F 钢丝引导分级扩张器或直径为 4～8 mm 的球囊,将扩张器来回通过狭窄段,球囊内则注入造影剂,使之膨胀,将狭窄部位撑大,维持 30～60 秒。术后生化指标常明显改善,但术后再狭窄发生率高,故常在扩张成功后再放置内支撑管。

2.内镜下经乳头放置胆管内支撑管

ERCP 检查后,先行乳头肌切开术,如胆管内有小结石,可用网篮取出,然后向胆管内放置支撑管。支撑管的材料质量、形状与手术成功率有很大关系。术前及术后长期服用 UDCA 和抗生素,以防感染和支撑管为胆泥堵塞。目前主张在内镜下扩张狭窄部位后短期放置支架较为适宜。Ponsioen 等报道,平均置管 11 天(1～23 天),83％患者瘙痒、右上腹痛、畏寒发热等症状和生化改变得以长期改善,并能维持数年之久,明显降低了术后即刻和后期发生胆管炎的危险性,故认为短期置管安全有效。

3.鼻胆管引流及胆道清洗

适用于胆管壁水肿、炎症、溃疡而引起的管腔狭窄但管壁无严重纤维化,或内镜扩张、置支撑管失败的 PSC 患者。经内镜放置鼻胆管后,用特殊灌注装置将加有皮质类固醇和抗生素的灌洗液自动灌洗胆管。一般每天 4 次,14 周为 1 个疗程。疗程结束后拔除鼻胆管,放置内支撑管。此法使患者甚感痛苦,住院时间长,可能合并感染,且因外引流会使胆汁丢失而引起胆汁酸代谢紊乱。

4.经皮介入治疗

经皮穿刺胆管,扩张胆管或放置内支撑管。该治疗耗时,可并发感染、出血、胆汁性腹膜炎等,且因胆管狭窄常为弥漫性,技术上困难较大,不宜作为首选治疗,可用于不能做 ERCP 的患者。

第五节 良性胆管狭窄

良性胆管狭窄（benign biliary stricture，BBS）目前仍然是临床肝胆胰外科医师面临的具有挑战性的问题。其中绝大多数是胆囊切除术的并发症。随着胆道外科手术的广泛开展和腹腔镜手术的不断普及，这一问题更加突出。

一、病因

（一）损伤性

占肝外胆管狭窄的90％左右，主要为医源性损伤。绝大多数胆管损伤发生于胆囊切除术或其他上腹部手术中。腹腔镜胆囊切除术的发生率为0～1.2％，高于传统的开腹胆囊切除术。在临床上，胆管损伤的近期表现为胆漏，以及梗阻所引起的症状，晚期则表现为胆管狭窄。

（二）炎症性

胆道感染所致胆管壁炎症、溃疡及纤维组织增生均可引起胆管狭窄。常见于胆管结石引起的胆管管壁溃疡后，以胆总管末端（Oddi括约肌狭窄）、肝门部及肝内胆管为主。寄生虫引起的慢性炎症也是原因之一。

（三）肝移植术后

引起移植后狭窄的主要原因是缺血与再灌注损伤、肝动脉或门静脉栓塞、缝合过密、免疫排斥反应，以及吻合口周围积胆汁、积血、Oddis括约肌功能紊乱等所导致吻合口的纤维组织过度增生。

（四）胰腺病变

慢性胰腺炎反复发作，胰腺组织纤维化或形成假性囊肿，可压迫胰内段胆管致其狭窄。

（五）其他

如先天性胆管狭窄、胆管良性肿瘤等。原发性硬化性胆管炎常同时累及肝内、外胆管。上腹部肿瘤放射治疗也可造成胆管损伤引起狭窄。肝十二指肠韧带内肿大淋巴结的压迫、胆管周围感染形成的纤维化瘢痕等亦可引起。

二、病理

胆管狭窄引起胆汁引流不畅,近段胆管压力增高并继发性扩张,胆汁淤积产生梗阻性黄疸。如果狭窄不解除,很容易引起继发性感染,使原有症状加重。长期淤胆易导致胆色素结石形成,并继发胆汁性肝硬化、门静脉高压症。

三、分型

Bismuth 根据狭窄的部位不同将胆管狭窄分为 5 型。

(1)Ⅰ型:肝总管低位狭窄,狭窄部位距肝门近端>2 cm。

(2)Ⅱ型:肝总管中位狭窄,狭窄部位距肝门近端<2 cm。

(3)Ⅲ型:肝总管高位狭窄,狭窄近端达左右肝管汇合处。

(4)Ⅳ型:左右肝管汇合处狭窄。

(5)Ⅴ型:二级肝管狭窄。

四、临床表现

取决于狭窄的程度及感染的范围和轻重。胆道术后所致者症状出现可早可晚,但术后 2 年后出现的胆管狭窄大多由于胆总管结石而非胆道损伤引起。症状无特异性,大多数患者狭窄的初期常表现为上腹部隐痛不适、腹胀、食欲缺乏、发作性黄疸或胆管炎。胆管炎为最常见表现,典型症状包括发作性右上腹痛、寒战、发热及轻度黄疸,抗感染治疗多有效,复发的间歇时间不等。体检常无明显阳性发现。持续性黄疸多见于双侧肝胆管狭窄,单侧肝胆管狭窄容易致患侧肝组织萎缩,健侧则增生、肿大。少数患者确诊时已发生胆汁性肝硬化伴门静脉高压,出现相应的临床表现。

五、诊断

诊断良性胆管狭窄时,在排除恶性病变后,需准确判断狭窄部位、程度、范围、有无相邻血管损伤。此外,还应确定有无并发症,如梗阻性黄疸、肝硬化、胆管炎、脓毒症等,这些资料对选择治疗方式及时机、判断治疗难易和成败,以及预测是否容易复发具有重要意义。病史对良性胆管狭窄的诊断具有重要意义。肝移植术后患者发生黄疸,反复胆道感染或是胆管结石形成,即应想到本症可能。

(一)实验室检查

转氨酶可有轻度升高,血清谷氨酰转酞酶(γ-GT)、总胆红素和直接胆红素增高。合并感染时血白细胞增高,核左移。病史较长合并肝硬化者可有血清蛋白降低。

(二)影像学检查

可提供胆管狭窄的直接证据,并对狭窄部位、程度、性质及有无结石、内瘘等并发症的诊断有较大价值。

1.口服或静脉胆道造影

图像较模糊,对诊断病理性胆总管狭窄帮助不大,故已很少采用。

2.B超

最简便、安全、无创、应用广泛。但由于十二指肠的影响,对胆管、十二指肠后段和胰腺诊断不令人满意。

3.CT

对胆管扩张、结石、占位性病变均有较高的诊断率,但仅能提供各个切面胆管的断层图像。

4.经内镜逆行胆胰管造影(endoscopic retrograde cholangiopancreatography,ERCP)

基本无创,目前为胆总管狭窄的首选诊断方法。梗阻不完全时,可以显示胆道全貌;梗阻完全时,仅可显示梗阻远侧情况。

5.经皮肝穿刺肝胆管造影(percutaneous transhepatic cholangiography,PTC)

能清晰显示梗阻近侧胆管,而且对梗阻严重者可行 PTCD 从而达到治疗目的。必要时,联合 ERCP 检查,可以全面了解胆道系统情况。

6.经 T 形管胆道造影检查

对于没有拔除 T 形管的患者可经 T 形管进行胆道造影,以明确狭窄的部位及程度,但要注意无菌操作及同时应用适当的抗生素以预防可能发生的感染。

7.磁共振胆胰管显像(magnetic resonance cholangiopancreatography,MRCP)

MRCP 是应用磁共振胆管重建的方法,无须插管,不用造影剂,避免了并发症和造影剂过敏等不良反应,具有简便、安全、无创的优点,不受梗阻程度影响,可显示梗阻近远侧胆管情况,对胆管狭窄的部位、长度、程度和性质的诊断具很高的敏感度和准确性。对 ERCP 失败和不宜行 PTC 或 ERCP 者是最有效的替代方法。在胆树影像上,良性狭窄肝内胆管呈枯树枝状改变,可与恶性狭窄常呈现的软藤征样改变相鉴别。

六、治疗

胆管的良性狭窄是上腹部手术的一个严重并发症,若不治疗可转化为反复发作的胆管炎、胆汁性肝硬化、肝衰竭直至死亡。因此,应强调早诊断早治疗,方可获得较好的治疗效果和预后。

(一)内镜及放射介入治疗

越来越多的外科医师主张首先尝试采用内镜或放射介入治疗胆管损伤与狭窄,尤适合于损伤程度轻、低位胆管狭窄、发现较早的病例,以及胆管损伤后病情危重和腹腔镜胆囊切除术后的患者。方法有狭窄段球囊扩张及扩张后置管引流、植入支架等。目前经皮球囊扩张和内镜下放置支架已成为治疗良性胆道狭窄的首选步骤。PTC 和 ERCP 既可用于胆道疾病的诊断也是内镜及放射介入治疗的前提。

1.经 ERCP 途径

(1)内镜下乳头括约肌切开术(endoscopic sphincterectomy,EST):适用于胆总管末端和乳头部狭窄长度<1.5 cm 者,也可用于 Oddi 括约肌功能紊乱,Oddi 括约肌压力明显增高者,还可作为各种

ERCP 治疗前的准备。方法是：先行 ERCP,以了解狭窄的部位和范围、判断切口大小,换用高频电凝切开刀,于乳头开口 11～12 点位置通电烧灼。切开方法有退刀切开法、推进切开法和乳头开窗法,其中退刀切开法最为常用。切开长度应不超过十二指肠乳头头侧隆起的根部即冠状带,一般在 1.0～1.5 cm,＞2.5 cm危险性大大增加。并发症有出血、肠穿孔、急性胰腺炎、胆管炎等。

(2)内镜下引流术:内镜治疗胆道狭窄仅适于胆系尚保持有完整连续性的病例。置管引流治疗可达到减黄消炎的目的,并可扩张狭窄段,为手术创造条件。分内、外引流两种:外引流为通过鼻胆管将胆汁引流到体外;内引流即胆道内支撑,又分塑料支架和金属支架。两种引流各有优缺点,外引流能直接观察引流量及引流物的性状,且能行胆道冲洗,缺点是患者喉头有不适感不易接受,还易引起水电解质紊乱。相反,内引流虽不易引起水电解质紊乱,但不能行胆道冲洗,无法直接观察引流的效果,且金属支架价格昂贵较难普及。

1)内镜下胆管狭窄球囊扩张、支架置入术(内引流术)。

适应证:主要用于不完全性胆管狭窄,尤其是胆总管中上段狭窄。

所需器械材料:＞3.2 mm 活检孔道的十二指肠镜,ERCP 造影导管,引导钢丝,胆道扩张探条、气囊,胆道支架(各型号),支架推进器。

方法:支架置放术前应先行 ERCP,以确定狭窄部位、程度、长短,将导丝通过狭窄部位,退出造影导管,换用球囊进行扩张,注意要使球囊跨过狭窄两端,一般压力为 53.4 kPa(400 mmHg),维持1～2 分钟,反复扩张2～3 次即可。为保持扩张效果,退出球囊后应置入内支撑导管或直接置入塑料支架。由于金属支架有良好的形状记忆特性和膨胀性,如置放金属支架,也可不必先行球囊扩张,导丝通过狭窄部位后即以推进器推送支架,X 线下定位后,将支架安放于适当位置。近期并发症发生率多在 2％～10％,主要是急性胆管炎,急性胰腺炎、胆管穿孔、出血;远期并发症主要为支架堵塞、移位或穿孔。

注意事项:支架有塑料支架(聚四氟乙烯)和金属支架(多为镍钛合金,如 Teflon)。塑料支架容易移位而且放置 3~6 个月后常因堵塞而需要更换。镍钛记忆合金支架具有球囊扩张和胆道支撑双重作用,不易堵塞或移位,置入简便,对机体损伤小,临床应用广泛,缺点是不能更换且价格昂贵。根据管腔狭窄的情况可选用不同直径和长度的支架,一般应使支架直径大于扩张后的胆管直径 1~2 mm,支架两端超出狭窄部位 2 cm。防止支架扩张不全:置入支架前应用胆道扩张导管充分扩张狭窄段胆道,同时要注意顺应正常胆道解剖走向,逐步扩张,切忌粗暴,以免造成胆道和周围血管的损伤。避免阻塞其他胆道分支。

2)内镜下鼻导管外引流术(endoscopic nasobiliary drainage, ENBD):外引流方法与内镜下支架置放术大致相同,只是于胆管内放置鼻胆管,退出内镜后,再将引流管从口咽转至鼻腔拉出,并固定于面颊部,接引流袋即可。此法最适宜于术前引流减黄,因鼻导管长期存留会对鼻和消化道黏膜刺激、压迫,影响患者的生活,不宜长期保留。

2.经皮途径

(1)经皮肝穿球囊扩张术、胆道内支架置放术。

1)适应证:高位肝外胆管较短的狭窄或胆肠吻合口狭窄,胆管扩张显著,狭窄段距肝门有一段距离者。

2)方法:经皮肝穿球囊扩张术:先行 PTC,选择距狭窄段较近的扩张胆管,避开大血管,行经皮经肝胆管引流(PTCD)。若肝内胆管均显著扩张,应选择肝左外下支,因其距腹壁最近,易于操作及 B 超监测。1 周后胆管炎得到控制,瘘管初步形成,用扩张导管或球囊扩张瘘管,每周 1~2 次,2~3 周后即可扩至 16 F 大小,支架放置时间不能少于 6 个月。

经皮肝穿胆道内支架置放术:先在 X 线下以 seldinger 法经皮肝穿刺胆管,置入导丝,并将其通过胆管狭窄部。然后在导丝引导下将内支架插到胆管狭窄部并释放,手术即告完成。Walstent 以其弹性回复力,持续、轻柔地扩张狭窄部,在一周左右可扩张到最大直径。术后留置引流管于胆管内行 PTCD,并常规应用抗生素、维生素 K 及保肝药,PTCD 管拔除时间可依病情而定。

3)禁忌证:凝血时间延长、出血倾向者。

4)并发症:主要有出血、气胸、胆汁瘘、胆汁性腹膜炎等。减少进针次数,避免损伤大血管,进出肝实质时嘱患者屏气等措施有助于减少并发症发生。

经皮肝穿球囊扩张及内支架置放术属创伤性操作,虽较为简单但有较高的死亡率,多为危重情况下和晚期胆道恶性梗阻时的治疗措施。

(2)经皮经 T 形管窦道途径 T 形管尚保留者均可采用此法。适用于胆-肠吻合口狭窄、胆-胆吻合口狭窄、胆管下端炎性狭窄等,只要狭窄范围局限,经 T 形管窦道插管可及者均可。先行 T 形管造影判明病情,经胆道镜沿 T 形管向狭窄部置入导丝,再沿导丝插入扩张导管,由 8 F 开始,依次换用 10 F、12 F 直至 18 F,将 18 F 导管固定保留,接引流装置即可。扩张亦可分期进行。或用球囊扩张,沿导丝插入扩张球囊,使狭窄部位于球囊中央,向球囊注水,使压力保持在 20.0～26.7 kPa(150～200 mmHg),持续 10 秒左右,反复 4～6 次,至狭窄段扩张至 6～8 mm,每天一次,连续 2 周,为防止复发,术后应置入支撑导管或内支架6月,以防再狭窄形成。

原发性硬化性胆管炎患者,由于其肝内外胆管普遍狭窄,手术、内镜等治疗均不能达到满意治疗效果。

(二)其他

激光、高频电、微波等也有报道用于胆管狭窄的治疗,取得了一定效果,原理是通过内镜活检孔导入激光、高频电、微波探头,利用相应技术达到治疗目的,但远期疗效尚待观察。

第六章

胰 腺 疾 病

第一节　急性胰腺炎

急性胰腺炎(AP)是指因胰酶异常激活对胰腺自身及周围器官产生消化作用而引起的、以胰腺局部炎性反应为主要特征,甚至可导致器官功能障碍的急腹症。其中约 20% 为重症急性胰腺炎(SAP),病情凶险,治疗棘手。近年来,按病程分期进行个体化治疗的治疗理念和多学科诊治(MDT)的治疗模式的应用,显著降低了SAP 的病死率。

一、流行病学

在过去 30 年中,AP 发病率呈逐渐上升的趋势。据报道,AP 的年发病率为(4.9～73.4)/10 万。国内发病率相关数据少见,调查的流行病学资料显示,上海市(1988～1995 年)胰腺炎估计发病率为 18.6/10 万,其中男性 17.0/10 万,女性 23.0/10 万。在我国,胆石病仍是 AP 的主要病因。高甘油三酯血症已跃居第二,酒精性居第三。但西方国家和日本易发酒精性胰腺炎。

二、病因

(一)胆道疾病

能够引起 AP 的胆道疾病有胆管炎症、结石、寄生虫、水肿、痉挛等,这些原因阻塞胰管均会导 AP 的发生。

(二)高脂血症

高脂血症性 AP 发病率呈上升态势,我国 10 年间由 8.1% 上升至 18.2%,目前已超过酒精而成为仅次于胆道疾病的第二大病因。

(三)酒精

轻度饮酒一般不会引起 AP,只有严重酗酒史(饮酒 ≥50 g/d,且 >5 年)时方可诊断为酒精性 AP。酒精性 AP 在西方国家是第二大病因(占 AP 的 25%~35%)。

(四)其他病因

如药物、病毒感染原、肿瘤以及代谢原因(如高钙血症)等均可引起 AP。此外,逆行胰胆管造影(ERCP)后、腹部手术后等医源性因素诱发的 AP 发病率也呈上升趋势。

(五)特发性急性胰腺炎(IAP)

IAP 定义是指最初实验室(包括脂质和钙水平)和影像学检查(如腹部超声和 CT)后不能确定病因的胰腺炎,有些最终可能找出病因,而大部分不能确诊。这些 IAP 可能与解剖和遗传等因素相关,如胰腺分裂、Oddis 括约肌功能障碍以及遗传缺陷(如胰蛋白酶原基因突变)等。

三、发病机制

既往对 AP 发病机制的研究已取得一定进展,如传统的胰酶自身消化学说、炎症因子学说、免疫遗传学说等。这也大大降低了 AP 的死亡率。改善了预后。同时,近年来一些研究也对 AP 的发病机制提出了新的认识,例如,钙离子通路导致线粒体通透性转换孔和钙释放激活在 AP 发生的作用机制;肥胖、高脂血症介导的 AP 机制,这些已被阐明,为临床上解决 AP 诊治的关键问题和靶向药物研究提供了理论依据,例如营养支持的时间和方式,胆囊结石相关 AP 的胆囊切除术时机以及感染性坏死的处理等。

(一)钙离子通道

腺泡细胞中钙离子浓度病理性升高是 AP 的触发点,其可介导促细胞死亡和促炎途径,例如过早的激活胰蛋白酶原、NF-κB 途径激活和线粒体功能障碍。酒精和胆汁酸可破坏细胞内外钙离子浓度动态平衡,并通过肌醇 1,4,5-三磷酸酯受体信号通路引起全面而持续的病理性细胞溶质钙离子升高,钙离子作为信号传导机制的一部分从 ER 释放,该机制启动酶原胞吐并刺激线粒体中 ATP 产生。研究显示,在 ERCP 术后胰腺炎和胆源性胰腺炎中发生的导管阻塞由升高的细胞外钙离子浓度介导,其导致线粒体通透性转换孔在高电导状态下打开,并且该过程导致产生 ATP 所需的膜电位丧失,进而导致细胞钙毒性的线粒体功能障碍最终引发腺泡细胞的坏死。研究表明,钙通道阻滞剂可预防 AP 和人类腺泡细胞动物模型中的细胞坏死,从而降低局部和全身损伤程度。

(二)胰蛋白酶原激活

胰蛋白酶原早期激活是另一种重要的病理性细胞事件,可导致腺泡细胞坏死。各种胰腺损伤可引发溶酶体与腺泡细胞内的酶原融合,这一过程称为定位。共定位发生在其他毒素激发的腺泡内细胞事件的背景下,例如包含继发于细胞骨架功能障碍的酶原颗粒的蛋白酶的胞吐作用减少以及溶酶体和消化酶的合成增加,一旦酶原颗粒与溶酶体融合,组织蛋白酶 B 将激活胰蛋白酶原为胰蛋白酶。研究显示胰蛋白酶导致膜脆性增加,致使漏出的内吞空泡释放胰蛋白酶和组织蛋白酶 B,空泡可能会破坏细胞骨架和/或细胞器.胰蛋白酶的释放会在腺泡细胞内外引起自身消化,组织蛋白酶 B 的释放会导致坏死性凋亡,这是一种受调节的坏死形式。

(三)酒精和高甘油三酯血症

在 AP 发作期间,其破坏了酶原颗粒的正常顶端分泌路径。酒精抑制顶端分泌,而促进基底外侧分泌。腺泡细胞坏死还导致酶释放到胰腺区域,例如,脂肪酶通过基底外侧膜自由释放到间质、胰周区域和血流。脂肪酶将循环甘油三酯和储存在胰腺内和胰周脂肪细胞中的甘油三酯水解成饱和及不饱和的游离脂肪酸(FFA),亚油酸、油酸和亚麻酸等 FFA 通过抑制线粒体复合物 I 和 V 以及增加 TNF 和其他趋化因子水平来增加炎症反应而引起细胞毒性。

(四)基因突变

目前已鉴定出几种在 AP 中具有致病作用的突变,其中包括蛋白酶丝氨酸-1、丝氨酸蛋白酶抑制剂 Kazal 1 型、胰凝乳蛋白酶 C、密蛋白-2 和钙敏感受体基因的突变

四、病理

(一)急性水肿型胰腺炎

胰腺局限或弥漫性水肿、肿大变硬、表面充血、包膜张力增高。镜下可见腺泡、间质水肿,炎性细胞浸润,血管变化常不明显,渗液清亮。

(二)急性出血坏死型胰腺炎

重型者变化为高度充血水肿,呈深红、紫黑色。镜下见胰组织结构破坏,有大片出血坏死灶、大量炎细胞浸润。继发感染可见脓肿,胰周脂肪组织出现坏死,可形成皂化斑。

五、临床表现

(一)症状

AP 的典型症状为急性发作的持续性上腹部剧烈疼痛,常向背部放射,伴有腹胀、恶心、呕吐,且呕吐后疼痛不缓解,部分患者可出现心动过速、低血压、少尿等休克表现,严重脱水和老年患者可出现精神状态改变。

(二)体征

轻者仅表现为腹部轻压痛,重者可出现腹膜刺激征,偶见腰肋部皮下淤斑征(Grey-Turner 征)和脐周皮下淤斑征(Cullen 征)。

六、辅助检查

(一)血清酶学

血清淀粉酶和/或脂肪酶升高 3 倍以上时,要考虑 AP,二者的活性高低与病情严重程度不呈相关性。血清淀粉酶和/或脂肪酶升高 3 倍以上时,要考虑 AP。与淀粉酶相比,脂肪酶升高出现更早并且持续更久。血清淀粉酶一般在 AP 发作后 6~12 小时内升高,3~5 天恢复正常;血清脂肪酶一般在 AP 发作后 4~8 小时内升高,

24 小时达峰值,8～14 天恢复正常。因此对于发病 12 小时后至 3 天内就诊的患者,淀粉酶的敏感性更高,而对于早期或者后期就诊的患者,脂肪酶的敏感性可能更高,但二者的活性高低与病情严重程度无相关性。

(二)血清标志物

能反映 AP 严重程度的血清标志物包括 C-反应蛋白(CRP)、尿素氮、肌酐、血钙和降钙素原等,对 MSAP 和 SAP 需加以监测。血清 CRP 是反映 SIRS 或感染的重要指标,发病 72 小时后的血清 CRP ≥150 mg/L提示 AP 病情较重。持续升高的 BUN>7.5 mmol/L、升高的红细胞压积(HCT)>44%、肌酐进行性上升也是病情重症化的指标。血钙降低通常提示胰腺坏死严重。降钙素原(PCT)水平的升高也是作为有无继发局部或全身感染的参考指标。

七、诊断

AP 的诊断标准包括以下 3 项。
(1)上腹部持续性疼痛。
(2)血清淀粉酶和/或脂肪酶浓度至少高于正常上限值 3 倍。
(3)腹部影像学检查结果显示符合急性胰腺炎影像学改变。
上述 3 项标准中符合 2 项即可诊断为急性胰腺炎。

八、局部并发症

(一)急性胰周液体积聚(APFC)

发生于病程早期,表现为胰周或胰腺远隔间隙液体积聚,并缺乏完整包膜,可以单发或多发。

(二)急性坏死物积聚(ANC)

发生于病程早期,表现为混合有液体和坏死组织的积聚,坏死物包括胰腺实质或胰周组织的坏死。

(三)包裹性坏死(WON)

一种包含胰腺和/或胰周坏死组织且具有界限清晰炎性包膜的囊实性结构,多发生于 AP 起病 4 周后。

(四)胰腺假性囊肿

有完整非上皮性包膜包裹的液体积聚,起病后 4 周,假性囊肿的包膜逐渐形成。

（五）感染性胰腺坏死

感染性胰腺坏死（IPN）包括早期的 ANC 合并感染和后期的 WON。

九、全身并发症

AP 的全身并发症包括全身炎症反应综合征、器官功能衰竭、脓毒症、腹腔内高压/腹腔间隔室综合征和胰性脑病。

（一）全身炎症反应综合征（SIRS）

SIRS 是 AP 最常见的全身并发症，多发生于 MSAP 和 SAP。AP 时符合以下临床表现中的 2 项及以上，可以诊断为 SIRS：①心率＞90 次/分；②体温＜36 ℃或＞38 ℃；③白细胞计数＜$4×10^9$/L 或＞$12×10^9$/L；④呼吸频率＞20 次/分，或 PCO_2＜4.3 kPa（32 mmHg）。SIRS 持续存在将会增加 AP 发生器官功能衰竭的风险。

（二）器官功能衰竭（OF）

AP 相关器官衰竭主要为呼吸、肾脏和循环衰竭，是 AP 最严重的全身并发症，也是 SAP 致死的主要原因。OF 可根据改良 Marshall 评分来评定。一种器官评分≥2 则定义为器官功能衰竭；器官功能在 48 小时内恢复者为一过性器官衰竭，否则为持续性器官衰竭（POF）；≥2 个器官衰竭并持续 48 小时以上者，则为持续性多器官衰竭（PMOF）。肠道功能衰竭在 SAP 中也可以发生，但目前其定义和诊断标准尚不明确。

（三）脓毒症

SAP 患者若合并脓毒症，病死率升高（50%～80%）。脓毒症主要以革兰阴性杆菌感染为主，也可有真菌感染。

（四）腹腔内高压（IAH）和腹腔间隔室综合征（ACS）

在 SAP 中，严重的肠道屏障功能障碍和高内毒素水平可引起 IAH 和 ACS，促炎反应引发了积液、腹水及后腹膜水肿，也可因过度的补液治疗导致 IAH。ACS 会导致腹腔和腹腔外重要的脏器发生功能障碍，死亡率明显升高。膀胱压（IAP）的间接指标：IAP 持续或反复>1.6 kPa(12 mmHg或16 cmH$_2$O)定义为IAH。IAH分为四级：Ⅰ级腹腔内压力 1.6~2.0 kPa(12~15 mmHg)；Ⅱ级 2.1~2.7 kPa(16~20 mmHg)；Ⅲ级 2.8~3.3 kPa(21~25 mmHg)；Ⅳ级>3.3 kPa(25 mmHg)。当出现持续性 UBP>2.7 kPa(20 mmHg)，并伴有新发的器官功能不全或衰竭时，就可以诊断 ACS。

(五)胰性脑病

AP的严重全身并发症之一，可表现为耳鸣、复视、谵妄、语言障碍及肢体僵硬、昏迷等，多发生于AP早期，但具体机制不明。

十、分型、分期

(一)分型

1.RAC分级

(1)轻症急性胰腺炎(MAP)：占急性胰腺炎的 80%~85%，不伴有器官功能障碍及局部或全身并发症，通常在1~2周内恢复，病死率极低。

(2)中重症急性胰腺炎(MSAP)：伴有一过性(≤48小时)器官功能障碍和/或局部并发症，早期病死率低，如坏死组织合并感染，则病死率增高。

(3)SAP：占急性胰腺炎的 5%~10%，伴有持续性(>48小时)器官功能障碍，病死率高。器官功能障碍的诊断标准基于改良 Marshall 评分系统，任何器官评分≥2分可定义存在器官功能障碍。

2.DBC分级

基于器官功能障碍和感染2项影响预后的因素进行分类。

(1)MAP：无胰腺(胰周)坏死及器官功能障碍。

(2)MSAP：无菌性胰腺(胰周)坏死和/或一过性(≤48小时)器官功能障碍。

(3)SAP：感染性胰腺(胰周)坏死或持续性(>48小时)器官功能障碍。

(4)危重型急性胰腺炎(CAP)：持续性器官功能障碍伴感染性胰腺(胰周)坏死。DBC分级中，器官功能障碍依据序贯器官衰竭

(SOFA)评分系统进行。

(二)分期

AP 的病程可分为早期和后期,两个阶段相互重叠,分别对应 AP 病程中的两个死亡高峰。早期指发病至发病后 2 周,其特点为出现全身炎性反应综合征(SIRS)及器官功能障碍。虽然 AP 早期阶段可出现局部并发症,但此时的局部并发症不是疾病严重程度的主要决定因素。后期指发病 2 周后,其特点为可能持续存在的 SIRS、器官功能障碍及局部并发症。

十一、治疗

MAP 的治疗以禁食、抑酸、抑酶、补液治疗为主。MSAP 及 SAP 需要采取补液治疗、器官功能维护、可应用抑制胰腺外分泌及胰酶的抑制剂(尚缺乏高质量的临床证据)、早期肠内营养、合理使用抗菌药物、处理局部及全身并发症。

(一)早期液体复苏

推荐采用"目标导向治疗"策略。

(1)早期液体复苏目的是改善有效循环血容量和器官灌注不足,具体补液措施可分为快速扩容和调整体内液体分布 2 个阶段,必要时使用血管活性药物(如去甲肾上腺素或多巴胺)维持血压。补液量包括基础需要量和流入组织间隙的液体量。

(2)输液种类包括胶体物质(天然胶体如新鲜血浆、人血清蛋白)、0.9%NaCl 溶液(生理盐水)和平衡液(乳酸林格液)。扩容时应注意晶体与胶体的比例(推荐初始比例为晶体:胶体=2:1),并控制输液速度(在快速扩容阶段可达 5~10 mL/(kg·h)。早期液体复苏时需设立复苏终点,每隔 4~6 小时评估液体需求,避免补液过度。

(3)液体复苏:在保障初期快速扩容的同时,也应避免过度的液体复苏,否则可能加重组织水肿并影响脏器功能。复苏成功的指标包括:尿量>0.5~1 mL/(kg·h)、平均动脉压(MAP)>8.7 kPa (65 mmHg)、心率<120 次/分、BUN<7.14 mmol/L(如果 BUN

＞7.14 mmol/L,在24小时内下降至少1.79 mmol/L)、HCT在35％～44％。入院后的24～48小时,应每隔4～6小时评估液体需求。在达到复苏指标后,应控制液体输注速度和输液量,并可小剂量应用利尿剂避免组织水肿。

(二)呼吸机辅助通气

SAP发生急性肺损伤时应给予鼻导管或面罩吸氧,维持氧饱和度在95％以上,要动态监测患者血气分析结果。当进展至ARDS时,应加强监护,及时采用机械通气呼吸机支持治疗。

(三)镇痛治疗

疼痛是AP的主要症状,缓解疼痛是临床重要的治疗目标。明显疼痛的AP患者应在入院24小时内接受镇痛治疗。

(四)营养支持治疗

相较于肠外营养,肠内营养对于不同严重程度的急性胰腺炎患者是安全、可耐受的,可降低感染性并发症、多器官功能障碍发生率和病死率。患者对鼻胃管和鼻空肠管的耐受性,以及操作后并发症发生率和病死率差异无统计学意义。鼻胃管有较好的安全性和可行性。相较于鼻空肠管,鼻胃管的放置更便捷,但当患者存在胃排空延迟或幽门梗阻时,应使用鼻空肠管。建议急性胰腺炎发病24小时或48小时内启动肠内营养,并且在胃肠功能能耐受的情况下,尽早经口进行营养。

(五)AP的药物治疗

现阶段仍缺乏针对AP的特异性药物。有关蛋白酶抑制剂及胰酶抑制剂,如生长抑素及其类似物在急性胰腺炎中的治疗价值尚缺乏高质量的临床证据。

(六)抗菌药物

对于无感染证据的AP,不推荐预防性使用抗菌药物。对于可疑或确诊的胰腺(胰周)或胰外感染(如胆道系统、肺部、泌尿系统、导管相关感染等)的患者,可经验性使用抗菌药。

(七)ACS的处理

SAP患者可合并ACS,当腹内压＞2.7 kPa(20 mmHg)时,常伴

有新发器官功能障碍,是 AP 患者死亡的重要原因之一。ACS 的治疗原则是:及时采用有效的措施降低腹内压,包括增加腹壁顺应性,如使用镇痛药、镇静药、肌松药等;清除胃肠内容物,如采用胃肠减压、灌肠、使用促胃肠动力药等方式;避免过量液体滴注,并引流腹腔或腹膜后积液等,如经皮穿刺引流。不建议在 AP 早期将 ACS 作为开腹手术的指征。

(八)局部并发症的处理

(1)没有明显症状或感染征象的部分 APFC 和 ANC 可在发病后数周内自行消失,无须干预,仅在合并感染时才有穿刺引流的指征。APFC 可待胰腺假性囊肿形成后(一般>6 周),考虑行进阶式微创引流/清除术(不限定手术方式)。对于有症状或合并感染、直径>6 cm 的假性囊肿及 WON 可施行微创引流治疗。在引流之前需针对性选择增强 CT、MRI、MRCP、EUS 等排除囊性肿瘤、假性动脉瘤、肠憩室及非炎症性的液体积聚等情况。

(2)IPN 是 AP 后的严重并发症,约 30% 的坏死性胰腺炎患者出现继发感染,病死率达 30%。IPN 的主要治疗手段包括应用抗菌药物、经皮穿刺引流(PCD)或内镜下穿刺引流、外科视频辅助清创或内镜下清创及开腹手术。目前认为 IPN 的首选干预策略为"Step-up"方式,即首先进行穿刺引流,对引流效果不佳的患者依次进行视频辅助清创和开腹手术。随着内镜技术的进步,内镜下"Step-up"手术的使用逐渐增多。

(九)胆源性胰腺炎的内镜治疗

伴发胆总管结石嵌顿且有急性胆管炎的 ABP,推荐入院 24 小时内行 ERCP 术;伴发胆总管结石嵌顿但无明确胆管炎的患者,推荐在入院 72 小时内行 ERCP。

(十)高脂血症急性胰腺炎治疗

除 AP 的常规治疗外,针对高脂血症性急性胰腺炎的早期治疗应包括禁食水≥24 小时后的饮食调节,使用降血脂药物及其他辅助降脂手段(小剂量低分子肝素、胰岛素、血脂吸附和/或血浆置换)控制血脂。早期控制甘油三酯水平是否影响急性胰腺炎并发症发生率与病死率仍有争议。目前,推荐尽快将甘油三酯水平降至<5.65 mmol/L。

(十一)胰瘘与胰管断裂综合征的处理

胰瘘多由各种原因引起的胰管破裂所致,其治疗原则为通常引流和抑制腺分泌为主,必要时可行内镜和外科手术治疗。20%~40%的坏死性胰腺炎患者可伴有胰管部分或完全的中断,WON患者合并胰腺与胰管断裂综合征(DPDS)的比例最高。胰管的完整性可通过 MRCP 评估。

(十二)门静脉、脾静脉血栓形成及胰源性门静脉高压的处理

门静脉、脾静脉血栓形成在急性胰腺炎患者中的发生率约为13%,严重者可导致肝功能衰竭、门静脉高压、脾脏和肠管坏死等。血栓形成与胰腺坏死位置和程度有关。研究发现,门静脉、脾静脉血栓形成后,抗凝治疗并未提高血管再通率,反而增加出血的发生率。胰源性门静脉高压又称左侧门静脉高压,多由急、慢性胰腺炎导致。多数胰源性门静脉高压无明显临床表现,可随访观察。少数患者表现为上消化道大出血,除对症止血治疗外,积极处理胰腺原发疾病是治疗的关键,对反复出血者,可考虑行脾脏切除术等治疗。

(十三)并发肠瘘、腹腔出血的处理

AP 后发生的肠瘘以结肠瘘常见,多由胰液腐蚀或手术操作等原因引起,治疗方式包括通畅引流及造口转流手术。对于发生腹腔出血的患者,建议先行血管造影检查明确出血部位,如为动脉性出血,则行血管栓塞术治疗;如未明确出血部位或栓塞失败、出血持续,可行手术治疗。

(十四)中医中药

中药作为 AP 的治疗方法之一,有良好的疗效。单味中药,如生大黄口服或灌肠、芒硝外敷等可以缓解腹痛、腹胀、全身炎症反应;复方制剂,如清胰汤、大承气汤、柴芍承气汤有抗炎、缓解肠麻痹、保护肠黏膜屏障等作用。

十二、随访

(1)21%的首发 AP 患者会发展为复发性急性胰腺炎(RAP),其

特征为 AP 发作次数≥2 次,且两次发病间隔≥3 个月。病因治疗是预防 AP 反复发作的主要手段。胆囊切除术有助于预防胆源性胰腺炎反复发作;对高脂血症患者,通过低脂饮食和减重后血脂控制仍不佳者需要口服降脂药物治疗。

(2)AP 患者 1 年内胰腺外分泌功能不全的发生率为 61%～85%,部分患者的外分泌功能不全会持续 6～18 个月;约 1/3 的患者会出现胰腺内分泌功能不全,约 40%的患者会在急性胰腺炎后出现糖尿病或糖尿病前驱表现。因此,急性胰腺炎患者康复后均需进行规律随访。MAP 患者随访至出院后 6 个月,MSAP 及 SAP 患者至少持续至出院后 18 个月。

第二节　慢性胰腺炎

慢性胰腺炎(CP)是一种由遗传、环境等因素引起的胰腺组织进行性慢性炎症性疾病,其病理特征为胰腺腺泡萎缩、破坏和间质纤维化。临床以反复发作的上腹部疼痛,胰腺内、外分泌功能不全为主要表现,可伴有胰管结石、胰腺实质钙化、胰管狭窄、胰管不规则扩张、胰腺假性囊肿形成等。

关于 CP 发病率或患病率的数据尚不充分。尸检报道的患病率为 0.04%～5.00%,基于 CT、超声或 ERCP 报告的有明显的胰腺组织学异常的 CP 年发病率为(3.5～4.0)/10 万。对于部分组织学变化不甚明显的 CP,常不易被上述影像学技术发现而低估了 CP 的实际患病率和发病率。

一、病因

致病因素多样,由遗传、环境和/或其他致病因素共同引起。酗酒是 CP 主要的致病因素之一,在西方国家及日本占 50%～60%,在我国约占 20%。目前认为遗传因素在 CP 发病中起重要作用,常见

易感基因包括 *PRSS1*、*SPINK1*、*CTRC* 和 *CFTR* 等。遗传性慢性胰腺炎为常染色体显性遗传，外显率为80%。主要突变位于 *PRSS1* 基因上。我国特发性慢性胰腺炎主要致病突变为 SPINK1c.194＋2T＞C。此外，CP 致病因素还包括高脂血症、高钙血症、胰腺先天性解剖异常、胰腺外伤或手术、自身免疫性疾病等，吸烟是 CP 独立的危险因素。复发性急性胰腺炎（RAP）是形成 CP 的高危因素，约 1/3 的 RAP 患者最终演变为 CP。

二、临床表现与诊断

（一）临床表现

CP 的发病率及严重程度是与胰腺病理改变的性质、程度有关，主要表现为腹痛及胰腺内、外分泌功能及形态的异常。

1.本病典型症状为腹痛、脂肪泻及糖尿病的症状

（1）腹部症状：腹痛为最突出及最常见的临床症状。腹痛常为剧痛，多位于中上腹，或右上腹、左上腹，放射至背部、前胸部等处。随着时间推移，腹痛的严重程度通常会减轻，并且持续时间减少。随着胰腺纤维化加重，部分患者腹痛可逐渐减轻甚至消失。发作期常伴有恶心、呕吐。部分患者无腹痛症状，仅有恶心、呕吐、食欲缺乏等表现。慢性胰腺炎晚期可出现腹泻，称为脂肪泻，表现为粪便量显著增多、伴有酸臭或者恶臭，部分患者可出现黄疸及腹部包块。

（2）胰腺外分泌功能异常表现：通常表现为营养不良、贪食、营养缺乏及生长障碍，尤其是脂溶性维生素 A、维生素 D、维生素 E、维生素 K 的缺乏引发的夜盲症、皮肤粗糙及钙吸收不良等表现。

（3）胰腺内分泌功能异常表现：由于 CP 胰岛细胞受累，胰岛素分泌不足，导致糖耐量试验异常，后期可有显性糖尿病的表现。

（4）查体：多数患者可有腹部压痛不明显或仅有轻度压痛。

2.辅助检查

（1）实验室检查：缓解期血细胞分析常为正常；急性发作期多有外周血白细胞计数增多，中性粒细胞比例升高，血淀粉酶、血脂肪酶升高。还可出现血糖增高、肝功能异常、低血钙、血气分析和 DIC 指

标异常等。胆总管有梗阻或炎症时,可伴有血清胆红素增高。

(2)影像学检查:①腹部 X 线检查,部分患者可见胰腺区的钙化、胰石或局限性的肠襻膨胀。②腹部B超和 CT,可见胰腺体积增大或缩小,扩张的胰管及钙化、结石,亦可发现胰腺的假性囊肿。B超和CT 均有一定的假阳性,但相比较而言,CT 较 B 超稍好。③经内镜逆行性胰胆管造影(ERCP),可见胰管的多发性狭窄、珠串状改变及结石。ERCP 为胆、胰管疾病诊断的敏感性、特异性均为最高的检查方法,但具有创伤性检查,易发生胆道逆行性感染及急性胰腺炎。④口服胆道造影,可见胰腺肿胀及假性胰腺囊肿、对周围肠道的压迫、推移,显示胆管及胆囊情况,排除胆道疾病。

(二)诊断

常依据典型的临床表现(反复发作上腹痛或急性胰腺炎等)、影像学检查(如提示胰腺钙化、胰管结石、胰管狭窄或扩张等)、病理学特征性改变、胰腺外分泌功能不全表现等可做出诊断。

三、治疗

CP 的治疗原则为祛除病因、控制症状、改善胰腺功能、治疗并发症和提高生活质量等。

(一)一般治疗

CP 患者需禁酒、戒烟,避免过量高脂、高蛋白饮食,适当运动。

(二)内科治疗

1.急性发作期治疗

治疗原则同急性胰腺炎。

2.胰腺外分泌功能不全的治疗

主要应用外源性胰酶替代治疗(PERT)。首选含高活性脂肪酶的肠溶包衣胰酶制剂,于餐中服用。疗效不佳时可加服 PPI、H_2RA 等抑酸剂。营养不良的治疗以合理膳食＋PERT 为主,症状不缓解时可考虑补充中链甘油三酯。脂溶性维生素缺乏时可适当补充维生素 D,尚无临床循证证据推荐补充维生素 A、维生素 E、维生素 K。

3.糖尿病

改善生活方式,合理饮食。怀疑存在胰岛素抵抗的患者,排除禁忌后可选用二甲双胍治疗,其他口服降糖药物不良反应显著,不做首选;口服药物效果不佳时改为胰岛素治疗。对于合并严重营养不良患者,首选胰岛素治疗。由于 CP 合并糖尿病患者对胰岛素较敏感,应注意预防低血糖的发生。

4.疼痛治疗

目前,对 CP 疼痛治疗推荐阶梯式止痛疗法。首先需要评估疼痛频率、严重度、对生活和其他活动的影响程度。可忍受的疼痛或即使有剧痛但不频繁者,应劝患者戒烟、戒酒,给予低脂饮食,补充胰酶,同时抑酸。疼痛严重或发作频繁者,以及有服用麻醉药止痛倾向的患者,可在上述治疗的基础上根据患者影像学异常进行内镜治疗,如括约肌切开术、胰管取石术和胰管内支架置入术。内镜治疗无法解决的胰管结石、胰管狭窄及胰腺囊肿则建议外科治疗,胰管的形态学变化决定了不同的手术方式。值得注意的是,目前尚无足够证据表明随着治疗方式有创性的增加,CP 疼痛的缓解率因此而提高。腹腔神经丛阻断术似乎对 CP 的效果也有限。

第三节 自身免疫性胰腺炎

自身免疫性胰腺炎(AIP)是一种少见病,占慢性胰腺炎发病率的 5%～6%,自身免疫性胰腺炎的确切的病因尚未明确,自身免疫性因素是该病的基础,起病隐匿,症状缺乏特异性,血清 IgG4 水平升高诊断意义大,是 AIP 的特征性的表现,自身免疫性胰腺炎影像学表现胰腺弥漫性或局限性肿大,糖皮质激素长期治疗对自身免疫性胰腺炎有显著疗效。

一、AIP 的临床分型与临床表现

AIP 虽归属于慢性胰腺炎,但是临床表现却不同于慢性胰腺炎,与慢性胰腺炎不同的是,AIP在急性期多以梗阻性黄疸为主要临床表现(约占 63%),仅有 35%左右的患者有轻至中度的腹痛,出现急性胰腺炎或严重腹痛者非常少见。更重要的是上述症状通过激素治疗后均可好转。同时,AIP 的胰腺外表现很常见,可累及胆道、唾液腺、泪腺、后腹膜、淋巴结、肝脏、肺、肾脏等,且受累的胰腺外器官的组织学改变与胰腺类似,提示其致病机制可能相同。西方学者报道的 AIP 胰腺外表现以炎症性肠病为主,溃疡性结肠炎的发生率可达 17%,而日本学者报道的主要为硬化性胆管炎、Sjögen 综合征及腹膜后纤维化样表现,出现炎症性肠病者非常少见(3.8%),可能与人种差异有关。AIP 的胰腺外表现可以与胰腺本身的病变程度不平行。

AIP 除上述胰腺和胰腺外表现外,尚有患者出现胰腺和胰周静脉闭塞、门静脉狭窄和胰周动脉受累,进而出现相应症状,与普通慢性胰腺相同病理生理变化。

AIP 组织病理学分为 2 个类型,分别是淋巴浆细胞性硬化性胰腺炎(lympho plasmacytic sclerosing pancreatitis,LPSP)和特发性导管中心性胰腺炎(idiopathic duct centric pancreatitis,IDCP);两者共同的组织病理学特点是导管周围淋巴浆细胞浸润及轮辐状纤维化,不同的是 LPSP 不伴有粒细胞上皮损伤。2009 年 Chari 等首次根据胰腺组织学特点,提出 AIP“亚型”的概念,将 AIP 分为以 LPSP 为特征性表现的 Ⅰ 型和以 IDCP 为特征性表现的 Ⅱ 型。

二、诊断与诊断标准

AIP 有其自身临床症状、影像学、血清学和组织学特点,但因缺乏特异性指标,故诊断需结合各方面特点,有时甚至需要包括消化科、胰腺外科、放射科和病理科等各相关科室的密切沟通和细致切磋。而 AIP 对激素反应良好,正确的诊断可避免不必要的手术创伤。由此可见,对诊断标准的理解与把握显得尤为重要。

(1)影像学表现在 AIP 的诊断中占有至关重要的位置。事实上,部分病例的诊断与放射科医师的典型描述和有价值的提示密不可分。从诊断标准的演变史中不难发现,影像学的描述一直不可或缺。

AIP的影像学特点为:①胰腺:呈弥漫性、局限性或局灶性肿大,典型者为"腊肠样"改变,部分不典型病例可出现局部肿块,需要与胰腺癌相鉴别;②胰胆管:主胰管弥漫性变细或局限性狭窄,病变累及胆总管下段时可造成局部呈陡然向心性狭窄,狭窄区往往较细长;③由于胰周积液、炎症或脂肪组织纤维化而出现胰周"鞘膜"征,增强时表现为动脉期密度略低,延迟期均匀强化。

可采用的检查方法包括增强CT/MRI、磁共振胰胆管成像(MRCP)、超声内镜、逆行性胰胆管造影(ERCP)及胆管内超声(IDUS)等。近年来,超声内镜在AIP诊断中的作用日显重要,它不仅能观察胰腺和胆管系统,还可观测胰周淋巴结,并进行组织活检。但超声内镜检查的准确性受操作者经验和设备等因素的影响。

(2)血清IgG4升高是AIP最为特征性血清学变化。IgG可分为4个亚类,其中IgG4仅占血清总IgG的3%～6%。以往认为IgG4升高仅见于过敏性皮炎、某些寄生虫感染、寻常型天疱疮、落叶型天疱疮等少数疾病。但自从Hamano等首次报道IgG4与AIP的相关性以来,多项研究提示IgG4诊断AIP的敏感性为67%～94%,特异性为89%～100%。IgG4一般定为高于正常的2倍。但血清IgG4不能单独用于诊断AIP,其水平正常并不能排除AIP。另有研究报道,IgG4联合血清总IgG和自身抗体检查,包括类风湿因子、抗核抗体、抗乳铁蛋白抗体和碳酸酐酶Ⅱ抗体等,可提高诊断的准确率。

各国纷纷推出了AIP的诊断标准,但均是在日本2006年的修改版的基础上,最主要是把胰腺外表现和对于激素治疗的反应纳入了诊断标准中;这些标准主要对于影像学不典型或者IgG4正常或增高倍数低于2倍时,可助于AIP诊断;同时这些诊断标准主要是针对Ⅰ型AIP。2011年AIP国际指南诞生,鉴于影像学不典型和/或血清IgG4升高小于正常值的2倍等不典型,将AIP诊断标准分成了典型和不典型2个亚型,对于不典型亚型2要注意与胰腺癌相鉴别,并提出了 Ⅱ 型 AIP 2 个亚型诊断标准。在 2012 年我国也推出了 AIP 的诊断标准,综合了上述的诊断标准,提出 A、B 和 C 3 种诊断标准。这一诊断标准简明易行;在 C(相当于亚型 2)将除外胰腺癌加入诊断的标准中。

胰腺癌和胆管癌是必须加以鉴别的疾病。在应用各种方法均无法鉴别时,即使采用激素试验性治疗,也应在胃肠病专家密切观察下进行,以避免贻误病情。关于激素试验性治疗,Moon 等研究显示,为期两周0.5 mg/(kg·d)泼尼松龙的试验性治疗即可获得影像学的明显改善,而对治疗无反应的患者经手术证实均为胰腺癌。但需要注意的是,部分胰腺癌也可能对激素治疗有反应。

三、治疗

AIP 的治疗以口服激素为主。如激素疗效不佳,首先需要考虑诊断是否正确,然后可换用或联用免疫调节剂乃至利妥昔单抗。对胰腺内、外分泌功能不全者应给予相应治疗。已经确诊的 AIP 患者无须常规进行 ERCP,对诊断不明确或黄疸较重患者可考虑内镜介入治疗。

(一)口服激素治疗

尽管有少部分 AIP 患者可自行缓解,但目前仍公认口服糖皮质激素是 AIP 的首选治疗方法。激素治疗可进一步证实诊断、缓解梗阻性黄疸等症状、改善组织结构异常、在急性期改善胰腺内外分泌功能。

(二)免疫调节剂和利妥昔单抗

硫唑嘌呤(AZA)、6-巯基嘌呤(6-MP)或霉酚酸酯(MMF)等免疫调节剂可用于激素治疗无效的患者。初步研究表明,利妥昔单抗(RTX)对激素和免疫调节剂抵抗的 AIP 患者效果良好。

(三)熊去氧胆酸

国内外有研究报道给予熊去氧胆酸治疗 AIP 患者,并发的糖尿病、肝功能损害明显改善,胰腺体积减小。但其治疗机制尚不明确,且临床应用报道尚少,其价值需进一步研究。

(四)内镜介入治疗

已经确诊的 AIP 患者无须常规进行 ERCP。诊断不明确或黄疸较重患者可考虑内镜介入治疗;也有观点认为激素可迅速降低黄疸,无需积极行 ERCP 干预。对激素治疗风险较大的患者,可首先行内镜介入治疗缓解黄疸。

(五)外科治疗

AIP 患者不建议手术治疗,当临床难以排除恶性肿瘤时可考虑手术。

四、AIP 的认识与进展

从 AIP 的诊断标准几经修改,从日本标准、韩国标准、欧美标准、亚洲标准到 2011 年国际 AIP 诊断标准推出,反映出人们对 AIP 的认知从表浅到深入、从典型到不典型、从局限到全面的过程。虽然各种标准不尽相同,但总体而言不外乎影像学、血清学、组织学、激素治疗反应和胰腺外器官受累等几个方面。

从Ⅰ型 AIP 的胰腺外器官受累和血清 IgG4 明显增高的特点,近年提出了 IgG4 相关性系统性疾病(IgG4-related systemic disease,IgG4-RSD)的概念,因为它们又可以视为一类以 IgG4 阳性浆细胞和 T 淋巴细胞广泛浸润全身不同器官为主要病理特点的纤维炎症性疾病。受累脏器包括胰腺、胆管、胆囊、纵隔和腹腔淋巴结、甲状腺、涎腺、肾脏、肺脏等。基于相似的血清学和组织学特点,目前认为 AIP 是 IgG4-RSD 重要的组成部分。AIP 两型之间的不同,也有人提出可能是 2 种不同的疾病,以及其复发及复发治疗,仍有很多问题有待研究。

第四节 胰 腺 囊 肿

随着高分辨率影像技术的广泛开展,越来越多的胰腺囊肿被发现,对这类疾病认识和了解也逐渐增加和积累。胰腺囊肿主要包括真性囊肿、假性囊肿和囊性肿瘤,在临床工作中需要正确区分鉴别,性质不同,恶性潜能不同,相应的治疗措施也不同。

一、流行病学

胰腺囊肿并非临床罕见病,由于研究人群、研究方法的不同,各国报道的胰腺囊肿检出率差异较大。据研究报道:在无临床症状健康成人中,胰腺囊肿的检出率在 2.6% 左右;在 80 岁以上高龄人群中,至少有 8% 的人存在胰腺囊肿。目前,我国在胰腺囊肿方面尚无大规模流行病学调查,但普遍认为胰腺囊肿检出率呈上升态势。

二、病因

胰腺真性囊肿主要由胰腺外分泌腺先天畸形或胰管后天阻塞所致,其特点是囊肿内壁覆有一层上皮细胞,占胰腺囊肿的 10% 左右;假性囊肿多继发于急、慢性胰腺炎,以及胰腺外伤后,炎性或血性渗液引起纤维及肉芽组织增生包裹渗液形成囊肿,缺乏上皮细胞覆盖,占全部胰腺囊肿的 80% 左右;囊性肿瘤病因不明,可能与遗传、免疫、基因突变等多种因素有关,占胰腺囊性病变的 10%~13%。

三、病理及病理生理

胰腺真性囊肿分先天性和后天性,先天畸形所致真性囊肿罕见,病理呈现为胰腺实质纤维化、胰腺实质萎缩缺失、囊腔充满浆液或黏液、囊腔内覆扁平上皮,同时合并肾脏、肝脏等器官的多发囊肿;后天胰管阻塞所致囊肿内壁为导管上皮或扁平上皮细胞,囊液清亮,富含大量的胰酶。假性囊肿多继发于急、慢性胰腺炎,以及胰腺外伤后,在急性胰腺炎、胰腺外伤时,胰管破裂、胰液外渗,导致胰腺本身及胰周组织自身消化、坏死、液化,造成胰液、炎性渗出等积聚形成囊肿,其内含胰腺分泌物、肉芽组织、纤维组织等;在慢性胰腺炎时,胰腺实质局灶性纤维化改变,造成胰管表现狭窄、胰液排出不畅,形成胰腺假性囊肿。

依据 WHO 消化系统肿瘤分类标准,囊性肿瘤分为浆液性囊性肿瘤(serous cystic neoplasm,SCN)、黏液性囊性肿瘤(mucinous cystic neoplasms,MCN)、导管内乳头状黏液瘤(intraductal papillary mucinous neoplasm,IPMN)、实性假乳头状瘤(solid pseudopapillary neoplasm, SPN)。按累及部位可将 IPMN 进一步分为主胰管型(MD-IPMN)、分支胰管型(BD-IPMN)及混合型(MT-IPMN)。SCN 多单发,常见于胰腺体尾部,囊内大量薄壁小囊肿,切面呈"蜂窝状"或"海绵状",组织学表现为囊壁衬覆单层上皮细胞,无核分裂象,胞质透明并富含糖原,间质内富含管状结构。MCN 多单发,常见于胰腺体尾部,呈单腔或多腔,上皮细胞层下的卵巢样间质为 MCN 特征表现。IPMN 多为单发,常见于胰头或钩突部,表现为弥漫性或节段性胰管扩张,扩张的胰管内充满黏液,典型的组织学特征为囊性扩张的胰管衬以高柱状黏液上皮细胞,形成具有纤维血管轴心的真性乳头结构。SPN 常单发,胰腺各部位均可发病,组织学表现为均匀一致的多边形细胞围绕纤维血管蒂呈复层排列,形成假玫瑰花结及假乳头结构。

四、临床表现

胰腺囊肿的临床表现大致相同,缺乏特异性表现,因而单从临床表现较难区分真性囊肿、假性囊肿和囊性肿瘤。临床上,胰腺囊肿多表现为腹痛、腹胀、腹部包块等非特异性临床症状或体征。部分患者随囊肿的增大,可以压迫邻近脏器,压迫胆总管,造成胆汁淤积、黄疸;压迫胰管,引起胰腺外分泌障碍、胰腺炎;压迫周围邻近血管可导致区域性门静脉高压、腹水;压迫胃、十二指肠出现恶心、呕吐、肠梗阻。

胰腺真性囊肿患者多以腹部包块就诊,囊肿较大者,可压迫胃、十二指肠、胆管,出现黄疸、恶心、呕吐等临床症状。胰腺纤维化囊性病为遗传性疾病,临床少见,常伴其他先天畸形,同时合并肾脏、肝脏、肺的多发囊肿。

假性囊肿最常见的临床症状为腹痛、早饱、恶心、呕吐、体重下降,为囊肿压迫胃、十二指肠影响进食所致。体检可发现腹部膨隆、上腹部压痛,可触及半球形、有囊感的肿物,合并感染时可有发热及触痛,少数病例由于囊肿压迫邻近脏器可引起梗阻性黄疸和肠梗阻。

胰腺囊性肿瘤患者常在体检、影像学检查时发现,多表现为非特异性临床症状,包括腹痛、腹胀、肿块、恶心、呕吐、腹泻和体重减轻等;IPMN 患者可以反复发作,急性胰腺炎为首发临床症状。

五、辅助检查

(一)影像学检查

影像学是诊断胰腺囊肿的重要依据,包括腹部超声、CT、MRI、正电子发射体层摄影术(positron-emission tomography,PET)等。

腹部超声为首选的检查方法,具有无创、经济、定位诊断准确率高、可重复的优点,可用于胰腺囊肿的筛查、囊实性病变的区分、肿瘤位置的确定,还可了解囊肿与邻近组织器官的关系。

CT、MRI 分辨率高,有助于发现较小的胰腺囊肿,可从囊肿形态、囊壁厚薄、囊腔内容物等方面初步辨别囊肿的性质,还可显示囊肿与周围组织结构的解剖关系,以及胰腺以外部位的病变。MRCP 可显示病变与胰管的交通情况、胰管内有无充盈缺损。SCN 的典型征象一种是呈现为单发的、多个薄壁小囊构成的囊性病变增强后可见囊壁及分隔强化,呈特征性的"蜂窝状"或"海绵状",另一种是由单个或多个较大囊腔(>2 cm)组成,无中央纤维瘢痕或钙化。MCN 多见于胰腺体尾部,单发或多发,囊腔可被分隔为多个小囊,呈"橘子样"切面。MD-IPMN 的 CT 典型征象为主胰管弥漫性或节段性扩张,周围胰腺实质萎缩;BD-IPMN 为分支胰管扩张,局部有多个相互交通的囊腔形成小叶状或葡萄串状;MT-IPMN 为分支胰管扩张延伸至主胰管。SPN 为单发、边界清晰、包裹良好、质地不均、血管密度低的占位病变,伴中央或散在坏死灶,囊壁多较厚并伴强化。

PET 在良恶性胰腺囊肿的诊断与鉴别诊断具有重要价值。

(二)超声内镜及超声内镜引导下细针穿刺活检

超声内镜(endoscopic ultrasonography,EUS)能更接近病变,可较好地显示囊腔内结构、分隔、多房性、血流情况,并可经超声内镜引导下细针穿刺活检(EUS-FNA)行细胞学及囊液检查,通过检测囊液性状、淀粉酶水平、肿瘤标志物及其他标志物,对胰腺囊肿的诊断与鉴别诊断具有重要意义。同时能够对胰腺囊肿定位,确定其与胃肠壁的位置关系,实时监测进针途径,以准确穿刺囊肿放置引流管,达到治疗的目的。

EUS-FNA 细胞学诊断特异性高,准确的穿刺取样、正确的标本处理、经验丰富的病理医师可提高诊断准确性,但部分患者因穿刺液中细胞成分稀少,无法获取足量细胞的样本行细胞学诊断。

(三)囊液的实验室检查

FNA 抽吸囊液有助于胰腺囊性肿瘤的鉴别诊断,部分学者使用拉线征来衡量囊液的黏稠度,测量黏液线拉伸至断裂时的最大长度,长度越长提示潜在恶性或恶性的可能大。

肿瘤标志物对诊断胰腺囊肿诊断价值有限。囊液肿瘤标志物检测主要包括癌胚抗原(CEA)、CA19-9、CA24-2、CA50、CA125 等,其中 CEA 对区别黏液性和非黏液性囊肿临床意义较大,但其表达水平与胰腺囊肿的良恶性无明显相关性。

囊液淀粉酶水平主要反映胰腺囊肿是否与胰管交通。囊液淀粉酶检测对胰腺假性囊肿的辅助诊断有重要价值,其敏感度高达 $94\%\sim100\%$。在胰腺假性囊肿中,囊液淀粉酶水平较高,通常 >250 U/L;而在 SCN 及 MCN 等囊性肿瘤中,囊液淀粉酶的水平大多较低。

此外,IL-1β、K-ras、p53、p16、DPC4、BRCA2、端粒末端转移酶、黏蛋白等一系列分子标志物被用于胰腺囊肿的良恶性鉴别,展现了良好的临床应用前景。

(四)ERCP

ERCP 对胰腺囊肿的诊断与鉴别诊断具有重要意义,ERCP 是了解胰腺囊肿是否与主胰管相交通的最敏感的方法,SCN 和 MCN 与骨髓增殖性疾病不交通,而胰腺假性囊肿和 IPMN 多与骨髓增殖性疾病交通,其中部分 IPMN 患者呈现黏液从扩张的"鱼嘴状"十二指肠乳头溢出的特异性表现。此外,ERCP 可收集胰液行细胞学及生物化学诊断,提高胰腺囊肿良恶性鉴别的准确性。

六、诊断与鉴别诊断

依靠病史、临床症状、体征结合影像学检查多不难作出胰腺囊肿的初步诊断,但进一步明确囊肿的类型(真性囊肿、假性囊肿和囊性肿瘤),尤其是囊性肿瘤,以及其进一步的分类则较为困难,通常需要 CT、MRI、EUS、ERCP、囊液的实验室检查乃至 PET 等多种化验检查联合诊断与鉴别诊断。此外,胰腺囊肿还需与胰腺囊肿、胰腺癌等疾病鉴别。

七、治疗

胰腺囊肿性质不同,恶性潜能不同,相应的治疗措施也不同。真性囊肿原则上手术治疗,在除外囊性肿瘤的前提下,针对囊肿可行内引流术,针对后天性胰管阻塞去除病因治疗;单发的孤立囊肿可行囊肿切除术,胰体尾多发囊肿可采用胰体、尾切除术。

胰腺假性囊肿的治疗时机目前仍存争议,缺乏统一认识。据报道,很大比例的(20%～68%)胰腺假性囊肿可自行吸收消退。因此,对于早期的胰腺假性囊肿,尤其是急性胰腺假性囊肿,病程<6 周,囊肿直径<6 cm,诊断明确,临床症状轻微者,可采用内科保守治疗结合严密的随访观察。通过早期使用生长抑素的类似物,抑制胰液、胰酶分泌,促进囊肿的闭合消退。

手术是治疗胰腺假性囊肿最重要、最有效的方法,根据囊肿位置、大小、性质及有无感染等情况选择内引流术、外引流术或囊肿切除术及胰腺部分切除术。内引流术适用于囊肿成熟、囊壁有足够的强度与厚度者,依据囊肿位置、大小可选择囊肿胃后壁吻合术、囊肿十二指肠吻合术、囊肿空肠 Roux-en-Y 吻合术,原则上要除外囊性肿瘤、于囊肿最低位吻合、吻合口要大(切除部分囊壁)、避免吻合口狭窄或引流不畅、去除囊肿内分隔以充分引流。外引流术简单、易行,但并发症发生率及病死率高,主适用于病情严重、囊肿体积巨大且增长迅速,并发感染、出血等并发症的患者。随着经皮穿刺置管引流术(percutaneous catheter drainage,PCD)的开展,单纯外引流为目的的手术已被取代。PCD 在达到外引流目的的同时,还具备简单安全、创伤小、可多次治疗并迅速改善患者状况等优点。囊肿及胰腺部分切除术多用于多发胰尾小囊肿。内镜治疗是近年来新兴的治疗方法,通过内镜在假性囊肿与胃肠道间造口并放置支架,使囊肿内容物通过支架流入胃肠道,包括经乳头囊肿引流、内镜囊肿胃引流和内镜囊肿十二指肠引流。

胰腺囊性肿瘤,对于临床症状明显、确诊或可疑恶性者推荐手术治疗;对无临床症状、肿瘤较小的患者应积极治疗还是密切随访观察,目前仍存争议。手术以明确诊断、提高长期生存率、缓解临床症状为目的,以完整切除病变、适当清扫局部淋巴结、尽可能保留胰腺实质,以及剩余胰腺的重建或引流为原则,依据病变位置、病灶多少、患者全身状况、术后生活质量,以及各种术式的并发症及病死率选择术式。常用术式包括保留胰腺的切除术、局部胰腺切除术及全胰腺切除术。SCN 无恶变倾向,为良性肿瘤,如有临床症状、>4 cm 及囊性病变性质不确定可手术治疗,但一般不需清扫胰周淋巴结。MCN 具有恶变倾向,建议采取肿瘤根治性切除术,可根据病变位置选择保留幽门的胰十二指肠切除术、节段性胰腺切除术或胰腺远端切除术等,通常不必清扫胰周淋巴结。MD-IPMN 及 MT-IPMN 均建议手术治疗,根据病变范围行胰十二指肠切除术、远端胰腺切除术等;BD-IPMN 的恶变倾向相对较低,对囊肿体积迅速增大、高级别异型增生的患者行手术治疗。SPN 主要采取手术治疗,根据病变位置可行局部切除术、保留十二指肠的胰头切除术、胰腺节段切除术、胰腺远端切除术。对周围组织结构有明显侵犯者,应当予以扩大切除范围,但不需要常规清扫胰周淋巴结。近年来,部分学者开始尝试应用非手术治疗胰腺囊性肿瘤,主要有 EUS 引导下注射消融术、光动力疗法,以及放化学治疗,取得了一定的临床疗效,但还有待于进一步研究探讨。

第五节 胰 腺 癌

近年来,胰腺癌的发病率逐年上升。目前,胰腺癌的发病率居常见癌症死因的第四位,居消化道疾病死因的第二位。导致胰腺癌的直接病因尚不清楚,根据流行病学方面的研究,考虑以下因素可能与胰腺癌的发生、发展有一定关系:吸烟、高蛋白及高胆固醇饮食、糖尿病、慢性胰腺炎、遗传因素、消化道手术史、长期酗酒及长期暴露于特殊的职业和环境因素。

关于胰腺癌的病因与发病机制仍不清楚。慢性胰腺炎被视为胰腺癌的癌前病变,在不健康的生活方式(吸烟、饮酒等),长期接触某些物理、化学致癌物质等多种因素长期共同作用下,导致一系列基因突变,包括肿瘤基因的活化、肿瘤抑制基因功能丧失、细胞表面受体配体系统表达异常等。遗传性胰腺炎常伴有高胰腺癌发病率,表明遗传因素与胰腺癌的发病有一定关系。

大多数(90%)胰腺癌为导管细胞癌。60%～70%的这种病理类型肿瘤位于胰头,常压迫胆道,侵犯十二指肠及堵塞主胰管致堵塞性慢性胰腺炎。肿瘤质地坚实,切面常呈灰黄色,少有出血及坏死。光镜下典型的组织结构类似胰管及胆管,含有致密的基质。

少数(5%)胰腺癌为腺泡细胞癌,肿瘤分布于胰腺的头、体、尾部概率相同。肉眼看肿瘤常呈分叶状,棕色或黄色,质地软,可有局灶坏死。光镜下的组织结构呈腺泡样,含有少量基质。其他还有胰腺棘皮癌、囊腺癌等。

通常胰头癌很难与起源于乏特腹壶、十二指肠乳头及肝外胆道下端的癌肿鉴别,由于胰头癌和这些肿瘤的临床表现很相似,常将胰头癌和这些肿瘤统称为乏特壶腹周围癌。胰腺癌生长较快,加之胰腺血管、淋巴管丰富,胰腺又无包膜,往往早期发生转移,或者在局部直接向周围侵犯。癌肿可直接蔓延至胃、胆囊、结肠、左肾、脾及邻近大血管。较多经淋巴管转移至邻近器官、肠系膜及主动脉周围等处的淋巴结。血循环转移至肝、肺、骨和脑等器官。

一、接诊要点

(一)病史

绝大多数的胰腺癌在早期没有任何自觉症状,只有在肿瘤发展增大到一定程度时才开始出现症状,所以绝大多数的胰腺癌在其就诊时已为晚期。其临床症状最初主要由肿块效应所产生,它的临床表现也主要取决于肿块的大小和部位,同时也与有无胆管和/或胰管梗阻、胰管破坏程度及是否存在远隔部位转移等有关。

1.腹痛

腹痛为胰腺癌的早期症状,约出现在 2/3 以上的患者中。疼痛位于上腹部、脐周或右上腹,性质为绞痛,阵发性或持续性、进行性加重的钝痛,大多向腰背部放射,卧位及晚间加重,坐、立、前倾位或走动时疼痛可减轻。

2.黄疸

胰腺癌患者在病程的某一阶段可有黄疸,一般以胰头癌患者黄疸较多见,且出现较早。大多是因为胰头癌压迫胆总管引起,少数是由胰体尾癌转移至肝内或肝(胆)总管淋巴结所致。黄疸多属阻塞性,呈进行性加深,伴有皮肤瘙痒,尿色如浓茶,粪便呈陶土色。胰腺癌黄疸出现的早晚与肿瘤的位置密切相关,无痛性黄疸提示靠近胆总管部位的体积较小的肿瘤,而胰体尾癌则未必出现黄疸表现。

3.消瘦

约 90% 患者有迅速而显著发展的体重减轻,在胰腺癌晚期常伴有恶病质。消瘦原因包括癌的消耗、食欲缺乏、焦虑、失眠、消化和吸收障碍等。

4.消化道症状

常见的消化道症状是食欲缺乏和消化不良,其他消化道症状包括恶心、呕吐、腹胀、腹泻、便秘等。晚期可出现脂肪泻。上述消化道症状是由胆管和胰管的阻塞导致胆汁和胰液不能进入肠道内,影响食物的消化吸收特别是造成脂类的吸收障碍有关。

5.糖尿病

胰腺癌与糖尿病的关系密切。在老年人中,突然发生的糖尿病可能是中晚期胰腺癌的信号,特别是糖尿病合并食欲下降和体重减轻者更高度提示可能存在有胰腺癌。

6.精神神经症状

部分胰腺癌患者表现有抑郁、焦虑、个性躁狂等精神神经症状,其中以抑郁最为常见。机制暂不明确。

有研究者认为 40 岁或 40 岁以上的有下列任何临床表现的患者应该怀疑有胰腺癌:①梗阻性黄疸;②近期出现的无法解释的体重下降超过 10%;③近期出现的不能解释的上腹或腰背部疼痛;④近期出现的模糊不清又不能解释的消化不良而钡餐检查消化道正常;⑤突发糖尿病而又没有使之发病的因素,如家庭史或者是肥胖;⑥突发无法解释的脂肪泻;⑦自发性的胰腺炎的发作。如果患者是嗜烟者应加倍怀疑。

(二)查体

体格检查早期一般无明显体征。典型者可见消瘦、黄疸、上腹部压痛。晚期可于上腹部触及结节状、质硬之肿块。如黄疸伴有胆囊肿大,则为胰头癌的重要依据。由于胆汁淤积,常可扪及肝大,如癌肿压迫脾静脉或脾静脉血栓形成时,可扪及脾大。部分胰腺体、尾部癌肿可见肢体静脉的血栓性静脉炎,而造成局部肢体水肿。晚期胰腺癌病例可出现腹水,并可在左锁骨上或直肠前陷凹扪及坚硬及肿大的转移淋巴结。

(三)辅助检查

1.生化检查

(1)血、尿、便常规:早期无明显异常。部分患者有贫血、尿糖升高、便潜血阳性。

(2)血淀粉酶、脂肪酶:此两项异常升高,对胰腺癌早期诊断有一定价值。但晚期由于胰腺组织萎缩,上述指标可降至正常。

(3)血糖:由于胰岛细胞被肿瘤破坏,约 40% 的患者可出现血糖升高,糖耐量异常。

2.肿瘤标志物

临床较为常用的胰腺癌肿瘤标志物包括 CA19-9、CA242、CA50、CA72-4、CEA 等。这类标记物在多数胰腺癌患者中明显增高,但受较多其他因素影响。因此,其敏感性及特异性不高,在胰腺癌的诊断过程中仅作为参考。

3.影像学检查

(1)CT:在胰腺癌的诊断和分期中,CT 是使用最为广泛、得到充分验证的影像学检查手段,胰腺专用规程 CT 包括使用多探头进行 3 期(动脉期、动脉晚期和静脉期)薄层断层扫描及螺旋 CT 扫描。除了可用于胰腺癌诊断,CT 还可用来区分术前可接受根治性切除和不可切除的患者。不同于其他许多肿瘤,CT 是胰腺癌分期判定的首要方式。CT 3 期扫描可选择性地显示一些重要的血管,因此,能用于评估肿瘤的血管浸润情况。研究显示,经 CT 判定为肿瘤可切除的患者中,有 70%～85% 最终能接受手术切除。

(2)MRI:对于无法接受 CT 或有禁忌证的患者(如造影剂过敏),增强 MRI 也能用于胰腺癌的诊断和分期,尽管在这种情况下并未显示 MRI 优于 CT。在胰腺癌分期方面,MRI 是 CT 的有益补充,尤其在检测高危患者中胰腺外病灶方面。

(3)超声检查:胰腺癌肿块<1 cm 时,超声较难发现;超过 1 cm 时,图像表现为肿块向外突起,或向周围呈蟹足样或锯齿样浸润。同时,胰管和胆道扩张及周围血管和脏器受压、浸润或转移,对胰腺癌的筛查有一定的帮助。

超声检查比 CT 费用低,易于得到,并可见到肝脏、肝内和肝外胆管肿瘤,其敏感性和特异性超过 90%。超声波诊断的准确性受到操作者的技术、患者肥大的体型和胃肠道气体的限制。通常,超声检查作为 CT 的补充检查来运用。

(4)内镜逆行胰胆管造影(ERCP):ERCP 检查能够发现主胰管狭窄、管壁僵硬、扩张、中断、移位及不显影或造影剂排空延迟等胰腺癌的影像学间接征象,其诊断准确性可达 90%。如发现有压缩或堵塞的情况(双管征),可诊断为小的胰头病变。此外,ERCP还能够直接观察十二指肠乳头及其周围情况,并可以收集胰液做脱落细胞学检查。

(5)选择性血管造影(SAG):SAG是一种损伤检查,但在肿瘤1 cm时即可做出诊断。能显示胰腺周围动脉的形态,对判断肿瘤有无血管侵犯意义重大。还可根据SAG所见判断手术的可行性和选择手术方式。在平常影像学结果不能明确诊断时选用,准确率高于90%。

(6)正电子发射型计算机断层成像(PET):胰腺癌PET表现为胰腺内局灶性异常放射性浓聚,明显高于周围正常组织。PET可显示早期的胰腺癌,并可显示肝脏及远处器官的转移,腹部可检测出小至0.5 cm的转移淋巴结,其鉴别肿瘤复发及手术后改变的能力优于CT,但在术前评估肿瘤可切除性方面不及CT。随着PET在肿瘤诊断中的重要作用,PET被认为是目前最具潜力的影像学技术。

(7)超声内镜(EUS):EUS可为一些胰腺癌患者提供有用的分期信息,尤其是在评估某些类型的血管浸润方面。EUS也可以用于评估壶腹周围肿块,区分浸润性或非浸润性病灶。另外,EUS还可以更好地描述胰腺囊性病灶的特征。尽管EUS评估某些静脉受累情况(如门静脉)的准确度较高,但在显示肿瘤浸润SAM方面不够准确。

(四)鉴别诊断

1.胃部疾病

胃部疾病也有腹部疼痛,但多与饮食有关,少有黄疸,胃镜检查可以进行鉴别。

2.黄疸型肝炎

黄疸型肝炎有肝炎接触史,早期肝酶明显增高,黄疸多在2~3周后逐渐消退,血清碱性磷酸酶多不高。

3.胆石症、胆囊炎

胆石症、胆囊炎有阵发性腹部绞痛,急性期伴发热及血中白细胞计数增高,无明显体重减轻。超声检查可发现胆囊内及胆囊壁异常改变。

4.原发性肝癌

原发性肝癌有肝炎或肝硬化病史、血清甲胎蛋白升高,病变后期可出现黄疸,腹痛不随体位改变而变化,超声等影像学检查可发现肝占位性病变。

5.急、慢性胰腺炎

急性胰腺炎多在酗酒后出现,急性起病,血中白细胞、尿淀粉酶明显升高。慢性胰腺炎可有胰腺肿块(假囊肿)和黄疸,表现易与胰腺癌相混淆。腹部 X 线片发现胰腺钙化点对诊断慢性胰腺炎有帮助,细针穿刺胰腺穿刺活检亦可帮助鉴别。

6.壶腹周围癌

壶腹周围癌亦有黄疸、消瘦、皮痒、消化道出血等症状。而壶腹癌本身质地软而有弹性,故引起的黄疸常呈波动性;腹痛不显著,常并发胆囊炎,反复寒战、发热较多见。但两者鉴别仍较困难,要结合超声和 CT 来提高确诊率。壶腹癌的切除率在 75% 以上,术后 5 年存活率较胰头癌高。

二、治疗

(一)新辅助治疗在可切除胰腺癌中的应用

可切除胰腺癌患者是否应行新辅助治疗仍然存在较大争议,虽有研究结果发现,新辅助治疗有望提高可切除胰腺癌患者 R_0 切除率及降低淋巴结阳性率,但普遍样本量有限,证据等级不高,各研究之间存在明显异质性。文献报道,约 20% 的可切除胰腺癌患者因新辅助治疗失败而出现疾病进展或体能状态下降,错失手术机会;术前穿刺明确病理学诊断及置管减黄为有创性操作,存在发生出血、胆管炎、胰瘘及肿瘤播散等潜在风险,因而对可切除胰腺癌患者常规开展新辅助治疗应持审慎态度。

目前,国内外指南多提倡针对病理学诊断明确且合并高危因素的可切除胰腺癌患者开展新辅助治疗。已知高危因素包括 CA19-9 水平显著增高、瘤体较大、区域淋巴结肿大疑似转移、体重显著降低和伴有明显疼痛等。针对合并上述高危因素的可切除胰腺癌患者，经 MDT 讨论并综合评估患者意愿、体能状态及实际情况后可开展新辅助治疗。目前针对可切除胰腺癌的上述高危因素，尚缺乏一致的量化标准，建议开展相关临床研究。

可切除胰腺癌新辅助治疗尚无标准化方案，对于体能状态好（美国东部肿瘤协作组评分 0~1 分）的患者推荐行改良 FOLFIRI-NOX 或清蛋白紫杉醇联合吉西他滨等多药联合方案，术前治疗 2~4 个周期后评估治疗效果。

（二）手术治疗（以胰头肿物为例）

1.手术指征

肿瘤位于胰头，无肝门、腹腔动脉周围、肠系膜根部及远处淋巴结转移，无肠系膜上动脉及下腔静脉侵犯，未侵及或仅局部侵及门静脉，无脏器的转移。

2.术前准备

（1）减黄：对以下情况应行 ERCP 检查：①并发胆道感染；②血清胆红素＞256 μmol/L；③黄疸时间超过 8 周。若 ERCP 不成功，可考虑行 PTCD。鉴于 PTCD 可能出现感染、胆瘘、出血等并发症，若黄疸不重，一般情况较好的患者可不必应用。

（2）保肝：口服保肝药物、B 族维生素等。

（3）纠正凝血：补充维生素 K，以免术中、术后发生出血及 DIC 事件。

（4）营养支持：对出现梗阻无法进食或局部炎症较重的患者，术前 10~14 天放置空肠营养管，给予肠内营养和 PTCD 回收的胆汁，同时纠正水电解质失衡、贫血、低蛋白血症。

3.手术方法

（1）常规探查：检查腹腔有无远处转移和癌瘤侵犯，如无进行血管切除的准备与条件时，一般应放弃进一步探查，行姑息性手术。离断胃结肠韧带，剪断横结肠系膜和胰头之间疏松组织，显露十二指肠降部和胰头部前面，此时可选用活检细针进行多点穿刺抽取组织标本送病理细胞学检查，要注意进针方向，尽量向胰腺前上方进针,以免损伤主胰管。

(2)分离探查:剪开十二指肠降部外侧腹膜,切开肝胃韧带及肝十二指肠韧带,延至十二指肠水平部乃至横结肠系膜根部,钝性分离胰腺后疏松组织,向左侧翻起十二指肠及胰头部,将十二指肠和胰头部从腹膜后充分地游离,检查癌瘤和腔静脉、肠系膜上动脉和静脉、腹腔动脉和肝动脉之间有无侵犯,尤其是门静脉的侵犯。应在胰腺后面无明显阻力分离出门静脉和肠系膜上静脉,此步是最终决定能否行根治性手术的关键。

(3)切除病变及周围组织:切除胆囊、切断胆总管,在肝总管下段离断胆管;切除远端胃,其范围取决于患者年龄及有无胃酸过多等,最多可达胃远端 1/2,大网膜应按胃癌根治术要求处理;切断胰腺,其范围一般在腹腔动脉左缘。在切断胰腺时,应边切开胰腺,边剥离胰管并仔细保护,插入与原胰腺管管径相适宜的硅胶管,并用可吸收线在胰腺管缝合 1～2 针来固定硅胶管,注意结扎胰腺背面的一些静脉血管。在肠系膜左侧根部确认出十二指肠悬韧带,在十二指肠悬韧带下10 cm处切断空肠,近端关闭,远端备与胰腺做套入式吻合。最后处理胰腺钩突,应将胰头钩突全部切除,同时廓清肠系膜上动、静脉周围的淋巴结。

(4)重建消化道:主要有以胰肠、胆肠和胃肠吻合顺序的 Child 法和以胆肠、胰肠及胃肠吻合的 Whipple 法。目前较流行的是 Child 法,其胰肠吻合采用胰腺与空肠端端嵌入吻合法,均行全层加浆肌层缝合。常规方法行胆肠吻合,最后行胃空肠吻合,一般距胰肠吻合口下 40～50 cm,于结肠前胃断端与空肠吻合。如需肠内营养,还需肠造瘘,其营养管应送入吻合口下输出段空肠内,胃管也要深入到输入段。

(5)放置引流:引流胆囊窝及胆肠引流者从右上腹部引出,引流胰肠吻合及胃后区者从左上腹部引出。

4.术后处理

(1)营养支持:术后一般禁食 2～3 天,静脉补充营养。待胃肠排气畅通后,才能拔除胃管,可以少量饮水,再逐渐过渡到正常饮食。

（2）引流管处理：术后 3 天和 7 天查血、引流液淀粉酶，若无明显升高，且引流量连续 3 天＜10 mL，可予逐渐退管，见到引流管侧孔后拔除。

（3）切口处理：无异常情况，7～10 天拆除伤口缝线。

5.术后常见并发症及处理

（1）胰瘘：胰十二指肠术后最常见的并发症，发生率为 5％～25％，致死率为 20％～50％。一般发生在术后 5～10 天，如术后 5～10 天腹腔引流液增多，淀粉酶升高，可能出现胰瘘。其处理方法必须保持腹腔引流通畅，充分引流，静脉输注生长抑素抑制胰液分泌，同时注意造口护理，防止胰液积存或腐蚀皮肤。

（2）胆瘘：主要表现为腹引管中引流液含有胆汁，严重者可出现化学性腹膜炎。需维持引流管通畅，以便充分引流胆汁，降低胆道内压力。

（3）腹腔出血：一般在术后一周或者两周内发生，表现为呕血、柏油便或从胃管内引出大量血性液，患者表现为面色苍白、脉细数、血压下降，应静脉扩容、给予止血药，并输血。保守治疗失败时，可行消化内镜明确出血部位并尝试止血，必要时，需二次手术。

（4）胃排空延迟：指术后 10 天仍不能规律进食或仍需胃肠减压。处理原则为祛除病因（如腹腔内感染或胰瘘）、保持内环境稳定、持续胃肠减压、应用胃肠动力药物及营养支持。多数患者经保守治疗 3～6 周可恢复。

（5）感染：是一种严重并发症，多由胰瘘、胆瘘或腹腔渗血所致。可有腹痛高热，身体消耗，发生贫血、低蛋白血症等。加强全身支持治疗，应用高效广谱抗生素。

（三）腹腔镜及机器人手术在胰腺癌外科治疗中的应用

目前，腹腔镜及机器人辅助下的各类型胰腺手术均有开展，手术安全性明显提高，技术方面趋于成熟。然而，腹腔镜或机器人辅助手术应用于胰腺癌外科治疗仍然存在较大争议，主要体现在治疗效果的肿瘤学评价及手术安全性等方面。我国学者进行的前瞻性多中心随机对照研究评价腹腔镜胰十二指肠切除术(LPD)的安全性,结果显示,对于完成学习曲线、技术成熟的术者,LPD组患者住院时间显著短于开放手术组,两组患者围手术期严重并发症发生率、术后90天内病死率等差异并无统计学意义。肿瘤学评价方面,有研究显示,LPD淋巴结清扫数目和R_0切除率与开放手术比较差异亦无统计学意义,而LPD患者术后住院时间更短,有利于术后早期进行辅助化疗。有Meta分析结果显示,LPD术后患者总生存期与开放手术差异无统计学意义,术后肿瘤无复发生存期长于开放手术,故认为微创技术可能为胰腺癌患者带来生存获益。然而,应特别注意学习曲线、术者经验及手术质量对胰腺癌患者围手术期并发症特别是远期预后的影响,微创手术技术应用于胰腺癌的外科治疗,其肿瘤学评价仍有待于高质量的临床研究验证。

参 考 文 献

[1] 苗秋实.现代消化内科临床精要[M].北京:中国纺织出版社,2021.

[2] 杜晓健.消化系统疾病临床诊断与治疗[M].昆明:云南科技出版社,2020.

[3] 沙金平.消化内科疾病临床诊治学[M].南昌:江西科学技术出版社,2020.

[4] 丁彦青,张庆玲.消化系统疾病[M].北京:人民卫生出版社,2020.

[5] 穆红.消化系统疾病诊疗[M].天津:天津科学技术出版社,2020.

[6] 王岩.实用消化系统疾病诊断与治疗[M].沈阳:沈阳出版社,2020.

[7] 张超.消化系统疾病诊治[M].北京:科学技术文献出版社,2020.

[8] 张国欣,张莉,柳朝晴.消化内科常见疾病治疗与护理[M].北京:中国纺织出版社,2021.

[9] 赵锋.实用临床消化病学[M].天津:天津科学技术出版社,2020.

[10] 田淇第,陈爱武,张其昌.消化系统慢性病诊断与治疗[M].郑州:河南科学技术出版社,2021.

[11] 时霞.消化系统疾病诊疗策略[M].北京:科学技术文献出版社,2020.

[12] 陈曦.消化系统疾病内科诊治要点[M].北京:科学技术文献出版社,2021.

[13] 张继红.消化系统疾病临床诊疗进展[M].北京:科学技术文献

出版社,2020.

[14] 谭松.消化系统疾病临床诊断与治疗[M].昆明:云南科技出版社,2020.

[15] 张萌.消化系统常见疾病诊治要点[M].北京:科学技术文献出版社,2020.

[16] 张慧.消化系统疾病诊断与治疗策略[M].成都:四川科学技术出版社,2021.

[17] 张春梅.消化系统疾病临床诊断与治疗[M].天津:天津科学技术出版社,2020.

[18] 孙圆满.消化系统疾病临床诊疗学[M].哈尔滨:黑龙江科学技术出版社,2020.

[19] 戴文玲.现代消化内科疾病诊治与护理[M].长春:吉林科学技术出版社,2020.

[20] 马玲玲.消化疾病治疗与内镜技术[M].天津:天津科学技术出版社,2020.

[21] 罗刚.实用消化科疾病诊疗与新进展[M].哈尔滨:黑龙江科学技术出版社,2020.

[22] 刘娜.消化系统疾病理论基础与实践[M].哈尔滨:黑龙江科学技术出版社,2021.

[23] 郭荣丹,赵宇红.奥美拉唑不同联用方案治疗急性胃炎效果对比研究[J].中国药物与临床,2021,21(2):269-271.

[24] 潘孟.胆道镜在胆石症患者中的应用现状及进展[J].微创医学,2020,15(2):210-212,225.

[25] 潘龙飞,王立明,牛泽群,等.乌司他丁联合奥曲肽对重症急性胰腺炎患者炎症风暴和肺损伤的作用及机制[J].肝胆胰外科杂志,2021,33(3):147-151.

[26] 刘恩惠.隐源性及非隐源性细菌性肝脓肿临床特征分析[J].医学理论与实践,2021,34(21):3798-3800.

[27] 练敏,郝理华,刘志峰,等.结节型十二指肠炎 21 例分析[J].实用医学杂志,2013,29(2):337-338.